全国高职高专临床医学专业“十三五”规划教材
（供临床医学、口腔医学、医学影像技术专业用）

预防医学

主　编　孙　静　江秀娟
副主编　顾　娟　范　敏　邹开庆
编　委　（以姓氏笔画为序）
王轶楠（漯河医学高等专科学校）
江秀娟（重庆三峡医药高等专科学校）
孙　静（漯河医学高等专科学校）
吴　飞（安庆医药高等专科学校）
邹开庆（雅安市第四人民医院）
陈媛玲（曲靖医学高等专科学校）
范　敏（襄阳职业技术学院）
顾　娟（江苏医药职业学院）
郭树榜（菏泽医学专科学校）

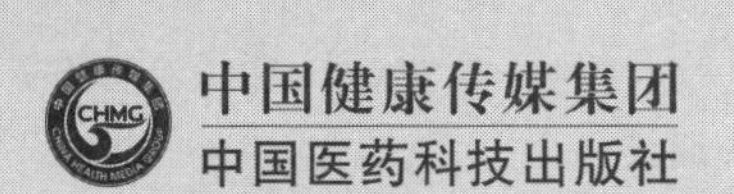

中国健康传媒集团
中国医药科技出版社

内容提要

本教材为“全国高职高专临床医学专业‘十三五’规划教材”之一，根据“全国高职高专临床医学专业‘十三五’规划教材”的编写指导思想和原则要求，结合《预防医学》教学大纲的基本要求和课程特点编写而成。本教材具有专业针对性强、紧密结合岗位知识和职业能力要求、理论与临床密切联系、对接执业助理医师资格考试要求等特点。每章设有“学习目标”“案例讨论”“考点提示”“知识链接”“本章小结”“习题”等模块。本教材为书网融合教材，即纸质教材有机融合电子教材、教学配套资源（PPT、微课、视频、图片等）、题库系统、数字化教学服务（在线教学、在线作业、在线考试），使教材内容生动立体化，易教易学。内容主要包括绪论等九个章节。第一章绪论主要阐明预防医学的概念、特点、发展简史与发展趋势，健康的概念与影响因素及学习预防医学的意义；第二章介绍环境卫生与健康；第三章介绍食物营养与健康；第四章介绍食品安全与食物中毒；第五章介绍职业卫生与健康；第六章介绍人群健康研究的统计学方法；第七章介绍人群健康研究的流行病学方法；第八章介绍疾病的预防与控制；第九章介绍突发公共卫生事件及其应急策略。

本教材主要供高职高专类医学院校临床医学、口腔医学、医学影像技术等专业师生使用，也可作为从事医学类相关工作的从业人员、管理工作者的自学、培训、进修教材。

图书在版编目（CIP）数据

预防医学/孙静，江秀娟主编．—北京：中国医药科技出版社，2018．8

全国高职高专临床医学专业“十三五”规划教材

ISBN 978－7－5214－0106－6

Ⅰ．①预…　Ⅱ．①孙…　②江…　Ⅲ．①预防医学—高等职业教育—教材　Ⅳ．①R1

中国版本图书馆CIP数据核字（2018）第060745号

美术编辑　陈君杞
版式设计　麦和文化

出版　**中国健康传媒集团**｜中国医药科技出版社
地址　北京市海淀区文慧园北路甲22号
邮编　100082
电话　发行：010－62227427　邮购：010－62236938
网址　www.cmstp.com
规格　889×1194mm 1/16
印张　17 1/4
字数　364千字
版次　2018年8月第1版
印次　2022年8月第5次印刷
印刷　三河市万龙印装有限公司
经销　全国各地新华书店
书号　ISBN 978－7－5214－0106－6
定价　39.00元

获取新书信息、投稿、为图书纠错，请扫码联系我们。

数字化教材编委会

主　编　孙　静　江秀娟

副主编　顾　娟　范　敏　邹开庆

编　委　(以姓氏笔画为序)

王轶楠(漯河医学高等专科学校)

江秀娟(重庆三峡医药高等专科学校)

孙　静(漯河医学高等专科学校)

吴　飞(安庆医药高等专科学校)

邹开庆(雅安市第四人民医院)

陈媛玲(曲靖医学高等专科学校)

范　敏(襄阳职业技术学院)

顾　娟(江苏医药职业学院)

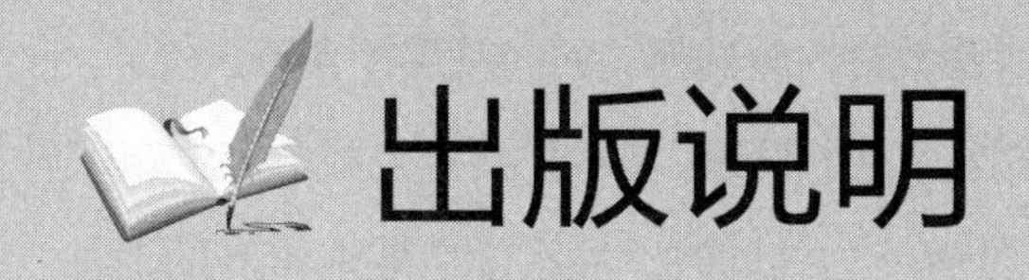

出版说明

为贯彻落实国务院办公厅《关于深化医教协同进一步推进医学教育改革与发展的意见》（〔2017〕63号）等有关文件精神，不断推动职业教育教学改革，推进信息技术与医学教育融合，加强医学人才培养，使职业教育切实对接岗位需求，教材内容与形式及呈现方式更加切合现代职业教育需求，适应“3+2”等多种临床医学专科教育人才培养模式改革要求，大力提升临床医学人才培养水平和教育教学质量，培养满足基层医疗卫生服务要求的临床医学专业人才，在教育部、国家卫生健康委员会、国家药品监督管理局的支持下，在本套教材建设指导委员会和评审委员会顾问、华中科技大学同济医学院文历阳教授，主任委员、厦门医学院王斌教授等专家的指导和顶层设计下，中国健康传媒集团·中国医药科技出版社组织全国80余所以高职高专院校及其附属医疗机构为主体的，近300名专家、教师历时近1年精心编撰了“全国高职高专临床医学专业‘十三五’规划教材”，该套教材即将付梓出版。

本套教材包括高职高专临床医学专业理论课程主干教材共计20门，主要供全国高职高专临床医学专业教学使用，也可供预防医学、口腔医学等专业教学使用。

本套教材定位清晰、特色鲜明，主要体现在以下方面。

一、紧扣培养目标，满足培养基层医生需要

本套教材的编写，始终坚持“去学科、从目标”的指导思想，淡化学科意识，遵从高职高专临床医学专业培养目标要求，对接职业标准和岗位要求，培养从事基层医疗卫生服务工作（预防、保健、诊断、治疗、康复、健康管理）的高素质实用型医学专门人才，并适应“3+2”等多种临床医学专科教育人才培养模式改革要求。教材内容从理论知识的深度、广度和技术操作、技能训练等方面充分体现了上述要求，特色鲜明。

二、密切联系应用，强化培养岗位胜任能力

本套教材理论知识、方法、技术等与基层医疗卫生服务实际紧密联系，体现教材的先进性和适用性，满足“早临床、多临床、反复临床”的培养要求。教材正文中插入编写模块（课堂互动、案例讨论等），起到边读边想、边读边悟、边读边练，做到理论知识与基层医疗实践应用结合，为学生“早临床、多临床、

反复临床”创造学习条件，提升岗位胜任能力。

三、人文融合医学，注重培养人文关怀素养

本套教材公共基础课、医学基础课、临床专业课、人文社科课教材内容选择，面向基层（乡镇、村）、全科导向（全科医疗、全民健康），紧紧围绕基层医生岗位（基本医疗卫生服务、基本公共卫生服务）对知识、能力和素养的基本要求。在强化培养学生病情观察能力和应急处置能力的同时，注重学生职业素养的训练和养成，体现人文关怀。

四、对接考纲，满足医师资格考试要求

本套教材中，涉及执业助理医师资格考试相关课程教材的内容紧密对接执业助理医师资格考试大纲，并插入了执业助理医师资格考试“考点提示”，有助于学生复习考试，提升考试通过率。

五、书网融合，使教与学更便捷、更轻松

全套教材为书网融合教材，即纸质教材与数字教材、配套教学资源、题库系统、数字化教学服务有机融合。通过“一书一码”的强关联，为读者提供全免费增值服务。按教材封底的提示激活教材后，读者可通过 PC、手机阅读电子教材和配套课程资源（PPT、微课、视频、动画、图片、文本等），并可在线进行同步练习，实时反馈答案和解析。同时，读者也可以直接扫描书中二维码，阅读与教材内容关联的课程资源（“扫码学一学”，轻松学习 PPT 课件；“扫码看一看”，即刻浏览微课、视频等教学资源；“扫码练一练”，随时做题检测学习效果），从而丰富学习体验，使学习更便捷。教师可通过 PC 在线创建课程，与学生互动，开展在线课程内容定制、布置和批改作业、在线组织考试、讨论与答疑等教学活动；学生通过 PC、手机均可实现在线作业、在线考试，提升学习效率，使教与学更轻松。此外，平台尚有数据分析、教学诊断等功能，可为教学研究与管理提供技术和数据支撑。

编写出版本套高质量教材，得到了全国知名专家的精心指导和各有关院校领导与编者的大力支持，在此一并表示衷心感谢。出版发行本套教材，希望受到广大师生欢迎，并在教学中积极使用本套教材和提出宝贵意见，以便修订完善。让我们共同打造精品教材，为促进我国高职高专临床医学专业教育教学改革和人才培养做出积极贡献。

中国医药科技出版社

2018 年 5 月

全国高职高专临床医学专业“十三五”规划教材

建设指导委员会

刘圆月（益阳医学高等专科学校）
江秀娟（重庆三峡医药高等专科学校）
孙　静（漯河医学高等专科学校）
苏衍萍［山东第一医科大学（山东省医学科学院）］
杨林娴（楚雄医药高等专科学校）
杨留才（江苏医药职业学院）
杨智昉（上海健康医学院）
李士根（济宁医学院）
李济平（安庆医药高等专科学校）
张加林（楚雄医药高等专科学校）
张兴平（毕节医学高等专科学校）
张爱荣（安庆医药高等专科学校）
陈云华（长沙卫生职业学院）
罗红波（遵义医药高等专科学校）
周少林（江苏医药职业学院）
周鸿艳（厦门医学院）
庞　津（天津医学高等专科学校）
郝军燕（江苏医药职业学院）
秦红兵（江苏医药职业学院）
徐宛玲（漯河医学高等专科学校）
海宇修（曲靖医学高等专科学校）
黄　海（江苏医药职业学院）
崔明辰（漯河医学高等专科学校）
康红钰（漯河医学高等专科学校）
商战平［山东第一医科大学（山东省医学科学院）］
韩中保（江苏医药职业学院）
韩扣兰（江苏医药职业学院）
蔡晓霞（红河卫生职业学院）

全国高职高专临床医学专业“十三五”规划教材

评审委员会

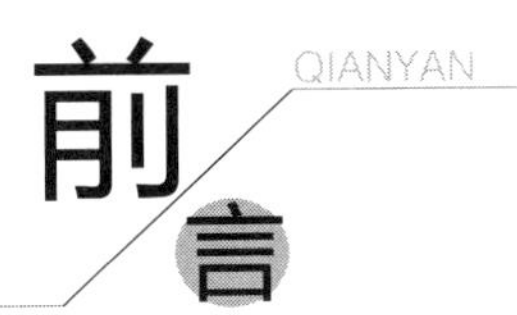

前言

《预防医学》是“全国高职高专临床医学专业‘十三五’规划教材”之一。本教材是为适应我国医学高等专科教育改革和基层卫生工作改革发展的需要，满足社会对医药卫生人才的需求，在贯彻落实国务院办公厅印发《关于深化医教协同进一步推进医学教育改革与发展的意见》（［2017］63号）、《国家中长期改革和发展规划纲要（2010—2020年）》《教育部关于全面提高高等职业教育教学质量的若干意见》等有关教育教学改革重要文件精神的新形势下，在中国医药科技出版社广泛调研的基础上组织编写的。本教材按照“三基、五性、三特定”的要求，以预防医学思想为核心，以高职高专院校临床医学专业培养目标为导向，以职业技能的培养为根本，以“面向基层，全科导向”为基准，对接临床执业助理医师资格考试，围绕人群－环境－健康进行整体设计，由全国八所高职高专院校从事教学和临床一线的教师悉心编写而成。

本教材系临床医学专业的核心课教材。在内容选择方面，本教材注重突破学科体系，体现培养目标要求，紧紧围绕基层医生岗位对知识、能力和素养的基本要求，在编写过程中对一些跨学科的内容根据分工编写，避免学科间不必要的重复，特做出以下调整：将环境与健康、生活环境与健康、社会心理环境与健康合并为一个章节；因卫生保健策略与措施编写在《社区卫生服务》教材中，临床预防服务在《全科医学导论》教材中，为避免重复，《预防医学》教材删去以上内容。

本教材共9章，其中郭树榜老师负责编写第一章绪论，第五章职业卫生与健康，王铁楠老师负责编写第二章环境卫生与健康的第一至第五节，邹开庆老师负责编写第二章第六节，范敏老师负责编写第三章食物营养与健康，顾娟老师负责编写第四章食品安全与食物中毒，陈媛玲老师负责编写第六章人群健康研究的统计学方法第一节和第四节，孙静老师负责编写第六章第二、三节，吴飞老师负责编写第七章人群健康研究的流行病学方法，江秀娟老师负责编写第八章疾病的预防与控制和第九章突发公共卫生事件及其应急策略。

在编写过程中，各位编者对编写大纲、编写内容和平时授课中发现的教学问题进行了商讨，力求既要体现教材编写的基本要求，又要显现专业和层次的特殊性，突出基层医学人才培养的针对性、灵活性和开放性，使毕业生掌握医学基本技能的同时，具备预防为主，防治结合的意识，更好地适应新时期基层的医疗卫生工作。

本教材的编写特点如下：参考2017年临床执业助理医师《预防医学》考试大纲，优化教材结构，体现双证要求；以维护健康，控制疾病为主线，突出常见病、多发病的预防，体现预防为主，防治结合的思想；以岗位任务和工作过程为主线整合教学内容，注重职业能力的培养，体现“工学结合”的职业教育培养模式；注重人文素质教育，培养学生创新精神，各章节均有知识链接和思考练习题，为学生留下自学和独立思考的空间。本教材为书网融合教材，即纸质教材有机融合电子教材教学配套资源（PPT、微课、视频和图片等）、题库系统、数字化教学服务（在线教学、在线作业、在线考试），使教材内容生动立体化，易教易学。

本教材主要供高职高专类医学院校临床医学、口腔医学、医学影像技术等专业师生使用，也可作为从事医学类相关工作的从业人员、管理工作者的自学、培训、进修教材。

在编写过程中，各参编学校大力支持，每位编者认真敬业、团结协作，使本书能够顺利完稿，在此一并表示敬意和感谢。

由于编者水平和经验有限，本书在结构、内容及文字上难免存在不足之处，恳请各位专家、学者不吝指教，并希望广大读者多提宝贵意见。

编　者

2018年3月

目录

MULU

第一章　绪　　论

学习目标

1. **掌握**　预防医学的定义、内容、特点、意义；健康及其影响因素；三级预防策略。
2. **熟悉**　预防医学发展史及我国的卫生工作方针。
3. **了解**　预防医学发展趋势、学习预防医学的目的和意义。
4. 学会运用三级预防策略进行疾病预防控制。
5. 具有正确的健康观、预防为主的思想及社会大卫生观。

随着医学科学与技术的快速发展和社会的进步，现代人对生命健康以及医学模式的认识发生了很大变化，对医疗卫生服务的需求已经不再满足于有病就医，而是追求健康长寿。医学目标也已从治疗疾病发展到预防疾病，从保护人群健康发展为更主动地促进健康以实现身体最佳健康状态、延年益寿。

现代医学根据其研究对象和任务不同主要分为基础医学、临床医学、预防医学等部分。在整个医学科学的发展中，虽然每个学科有各自的研究对象和任务，但又相互联系，彼此渗透，有机融为一体，不可分割。预防医学是在“防患于未然”思想指导下，集人类高瞻远瞩和未雨绸缪的谋略与智慧，通过医学实践不断积累起来的理论、技能与方法体系。

一、预防医学概述

1. 概念　预防医学是以人群为研究对象，应用宏观与微观的技术手段，研究健康影响因素及其作用规律，阐明外界环境因素与人群健康的相互关系，制定公共卫生策略与措施，以达到预防疾病、增进健康、延长寿命、提高生命质量为目标的一门医学科学。预防医学作为医学的重要分支，在防治疾病、保护人民健康方面起到了不可替代的作用。现代预防医学的概念越来越完善，研究手段突飞猛进，研究范围更加广泛，并向着社会化、国际化、多元化的方向发展。

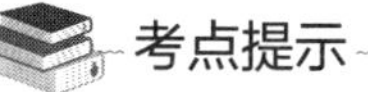

考点提示

预防医学的研究对象是整个人群，不是只针对病人。

2. 性质和任务　预防医学是现代医学的重要组成部分，也是现代医学中发展比较快并且具有方向性意义的学科群。预防医学是从预防的观点出发，研究人群健康、疾病与自然环境、社会环境之间的关系，运用公共卫生学、环境医学、社会医学、行为医学等措施保护和增进健康，预防和控制疾病，以提高生命和生活质量及延长寿命为目的的一门课程。其任务包括：阐明健康的新观念，确立整体论的健康观以及充分认识健康对人的重要性；阐述人与环境的平衡观、健康和疾病的连续观，认识自然环境、社会环境因素对健康和疾病的影响，认识健康和疾病的相对关系，认识健康与疾病的动态连续过程；研究环境与健康的关系，认识公共卫生措施对提高环境质量和生活质量的重要性；叙述人群健康调查的流行病学方法和统计学方法，为开展人群健康状况的调查研究做准备；阐述三级预防的原则，心脑血管疾病、恶性

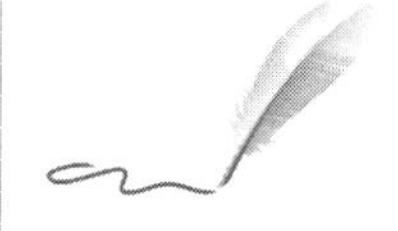

肿瘤、糖尿病、传染病、地方病、性传播疾病和突发公共卫生事件的预防与控制措施，提供疾病预防与控制的基本知识和技能以开展预防性服务工作。

3. 研究内容与方法 预防医学研究的内容和涉及的范围十分广泛。其二级学科包含：营养学、毒理学、消毒学、流行病学、传染病学、媒介生物控制学、环境医学、职业病学、地方病学、社会医学、卫生检验学、食品卫生学、儿少卫生学、妇幼卫生学、环境卫生学、卫生工程学、卫生经济学、卫生统计学、计划生育学、优生学、健康促进与健康教育学、卫生管理学、预防医学与卫生学其他学科等。归纳起来主要研究内容有如下几个方面。

（1）描述疾病分布与健康水平的动态变化 采用人群健康研究的医学统计学和流行病学方法，描述和分析特定人群的疾病谱、死亡谱的变化趋势，了解疾病的分布、发生条件和消长规律，阐明并评价健康危险因素。

（2）探讨健康影响因素 采用宏观与微观相结合的研究方法，阐明人类生活环境、工作环境、社会环境、心理行为及生物遗传因素对人群健康和疾病的作用规律，改善和利用有益的环境因素，控制和消除有害的环境因素。

（3）制定预防疾病、促进健康的策略和措施 针对健康危险因素制定防治对策，提出有效的个体和群体预防策略及控制危险因素的具体措施，并对其效果进行考核与评价。

（4）研究卫生保健和疾病防治工作的组织和管理方法 探究如何充分利用、合理配置卫生资源和科学管理卫生服务系统，为卫生工作决策提供科学依据和咨询建议，通过临床预防服务和社区预防服务，达到预防疾病、促进健康、防止残疾和早逝、提高生命质量和延年益寿的目的。

预防医学既运用常规性的科学研究方法，又运用基础医学、临床医学、环境卫生学、卫生经济学、卫生管理学以及现代科学技术和医学信息等方法，但主要应用的是医学统计学方法和流行病学方法。医学统计学方法包括统计描述和统计推断，为健康影响因素研究提供了量化指标、效果差异比较的假设检验、多因素分析系列方法及高效率统计软件应用等方法。流行病学方法包括观察法、实验法、理论与方法研究，为探讨危险因素和病因提供了严密的逻辑思维路径、系统的方法和评价的标准。

二、健康及其影响因素

1. 健康观 是人们在特定医学模式指导下对健康的整体性认识。1948 年世界卫生组织（WHO）对健康提出的定义是：“健康不仅是没有疾病或不虚弱，而是保持身体的、精神的和社会适应的完美状态。”1978 年 WHO 又提出了衡量一个人是否健康的十项标准：①精力充沛，能从容不迫地应付日常生活和工作的压力而不感到过分紧张；②处事乐观，态度积极，乐于承担责任，事无巨细不挑剔；③善于休息，睡眠良好；④应变能力强，能适应各种环境变化；⑤能够抵抗一般性感冒和传染病；⑥体重得当，身材均匀，站立时头、肩、臂位置协调；⑦眼睛明亮，反应敏锐，眼睑不发炎；⑧牙齿清洁，无空洞，无痛感，齿龈颜色正常，不出血；⑨头发有光泽，无头屑；⑩肌肉、皮肤富有弹性，走路轻松有力。1990 年，WHO 又重新颁布了健康的定义：一个人只有在躯体、心理、社会适应和道德的各个方面都健康，才算是完全健康。

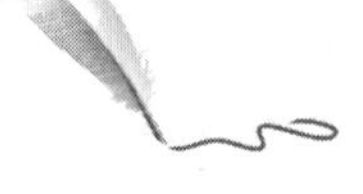

现代健康的概念涵盖了生理、心理、社会、道德四个层面。躯体和器官的健康是生理意义上的健康，是健康的基础，生理功能正常也就是无伤残、无病痛；精神与智力的正常

是心理意义上的健康；良好的人际关系和社会适应能力是社会意义上的健康；不损人利己，有良好的自律能力是道德意义上的健康，只有在这四方面均衡发展的人，才是一个健康的人。

2. 影响健康的主要因素　健康是一个动态过程，从健康到疾病是一个连续谱，影响此连续谱的因素可以归纳为四大类：环境因素；心理、行为及生活方式；医疗卫生服务；人类生物学因素。

（1）环境因素　包括自然环境（物理、化学、生物因素）和社会环境（社会经济、职业、教育、文化等因素）。

（2）心理、行为及生活方式　心理包括智力、情绪和精神；行为及生活方式主要包括个人的卫生习惯、个人的能力和技能等。

（3）医疗卫生服务　包括医疗、预防、康复等机构和社区卫生服务等医疗卫生设施的分配和利用，医疗卫生制度等。

（4）人类生物学因素　人体的生物学特征是健康的基本决定因素。遗传的素质影响不同个体的健康问题和疾病状况。

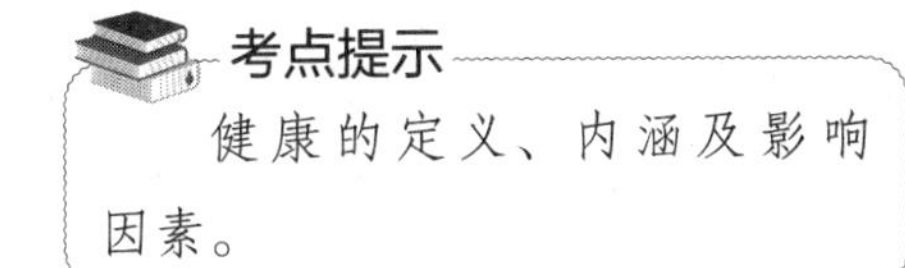

健康的定义、内涵及影响因素。

研究表明，导致死亡的四大类危险因素比重依次由高至低约为：心理、行为及生活方式（40%），人类生物学因素（30%），环境因素（20%），医疗卫生服务（10%）。

三、三级预防策略与措施

1. 疾病自然史　是指疾病从发生、发展到结局（死亡或痊愈等）的自然全过程。按时间顺序、有无临床症状和体征分为四个明显的阶段：①病理发生期；②临床前期，即从机体失代偿到出现最初症状和体征；③临床期，即从疾病初发症状到出现典型临床表现；④结局，即疾病可发展至缓解、痊愈、伤残或死亡。由健康危险因素作用于机体到出现临床症状有一个时间过程，危险因素的性质和接触剂量（或浓度）的多少可使疾病发生的时间有长有短，这样就为疾病的预防提供了机会。在疾病自然史的不同阶段，通过有效的早期诊断、预防和治疗可改变疾病的自然史直至向健康转归。

2. 三级预防策略与措施　三级预防是根据健康决定因素、疾病自然史、疾病和健康状态的分布，结合医疗卫生工作实际，贯彻预防为主方针，达到防治疾病、促进健康的目的，把预防策略及措施相对分为三个等级。

（1）第一级预防　又称病因预防或初级预防。它是针对病因，结合全球性预防战略和国家性预防策略，建立和健全社会、经济、文化等方面的机制。如以国家法令或规程的形式，颁发一系列法规或条例，预防有害健康的因素进入国民的生活环境；同时，把个体预防和社会性预防相结合，把全人群的普遍预防和高危人群的重点预防相结合。

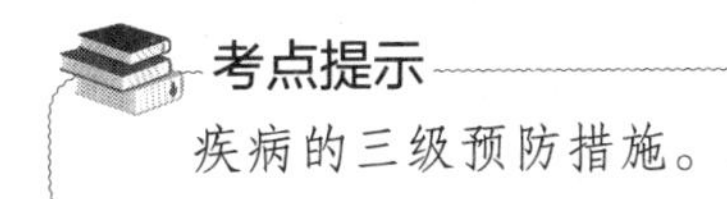

疾病的三级预防措施。

（2）第二级预防　亦称临床前期预防，即在疾病的临床前期做好早期发现、早期诊断、早期治疗的“三早”预防工作，从而使疾病能够得到早期治疗而不致加重和发展。对于慢性病，一方面要利用普查、筛检、定期健康检查、高危人群重点项目检查等形式及早发现

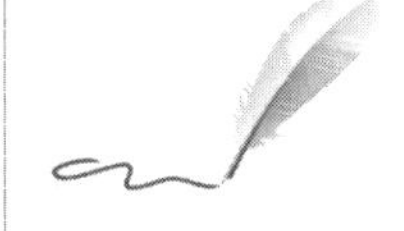

和诊断临床患者；另一方面要大力研制高敏感性的诊断技术和方法，发现早期损害，大力提高临床治疗方案的有效性。对于传染病，要做到早发现、早隔离、早治疗。防止扩散蔓延，并及时做好传染病报告。

（3）第三级预防　即临床预防，是在疾病发生后对患者实施及时治疗、促进康复、防止恶化、预防并发症和伤残的工作。包括对症治疗和康复治疗。通过对症治疗和医学监护，减少疾病的不良作用，预防并发症和伤残；对于丧失劳动力或残疾者则通过康复治疗，促进其身心康复和延长寿命，以达到“病而不残，残而不废”的目的。

四、预防医学发展简史

1. 古代预防思想　《易经》中有“君子以思患而豫（预）防之”，这是人类预防思想的最早记载；《黄帝内经》首篇《素问・上古天真论》阐发了养生防病措施；《素问・四气调神大论》进一步指出：“圣人不治已病治未病，不治已乱治未乱……夫病已成而后药之，乱已成而后治之，譬犹渴而穿井，斗而铸锥，不亦晚乎。”《备急千金要方》中有“上医治未病之病，中医治欲病之病，下医治已病之病”的记载，这是古代预防策略和措施的体现。

希波克拉底（公元前460—前370）的《气候水土论》首次阐述环境因素与疾病的关系，并强调：知道什么样的人患病，比知道这个人患的什么病更重要。盖伦（129—199）继承并发展了四体液说，形成了四种气质说。埃德温・查德威克（1800—1890）于1842年发表《关于英国工人阶级的卫生状况报告》，促使英国政府制定《公共卫生法》。维勒梅于1828年指出：法国人口死亡率的研究证明了疾病与贫困有着明显的联系，为现代预防医学的形成奠定了基础。

2. 第一次卫生革命　19世纪下半叶到20世纪上半叶，传染病是当时造成人类死亡的重要原因。人类在战胜天花、霍乱、鼠疫、白喉等烈性传染病的经验中，逐渐认识到只从个体预防疾病收效不高，必须对社会人群实施预防。其方法除个人养生、保健外，还需通过采取免疫接种、检疫监测、消毒隔离、消灭病媒动物、垃圾粪便无害化处理、食物和饮用水安全等措施达到预防疾病的目的。于是着重于个人养生防病的卫生学就扩大为着重于社会性预防措施的公共卫生（public health）。这是医学史上著名的第一次卫生革命，确立了预防医学的主导地位，其特点是把人群预防作为解决卫生问题的主要措施，其标志是以防治传染病和寄生虫病为主要目标，实施大规模公共卫生措施，进行群体预防。

3. 第二次卫生革命　第二次世界大战结束至20世纪60年代，伴随着工业的快速发展，人口数量也快速增长，能源需求增加，环境污染、生态破坏严重，社会竞争激烈，工作紧张，体力劳动减轻，摄入能量过剩，运动减少，吸烟、酗酒等不良生活方式流行，心脑血管病、恶性肿瘤等慢性病发病率显著上升，而传染病则降低。这种变化使人们清楚地认识到，疾病预防不能只靠生物医学手段，还要靠改善社会环境、社会行为、生活方式等措施，才能有效防治这些慢性疾病。疾病的发生由过去的生物医学模式转变为生物－心理－社会医学模式（即现代医学模式），这就是医学史上的第二次卫生革命。

4. 第三次卫生革命　进入20世纪90年代，随着医学模式的转变，人类对健康的要求不断提高，社区对卫生保健服务需求不断增长，从而提出了一个全新的定义，即社区卫生，以社会生态模式的综合干预措施来促进人群健康和生活质量的改善和提高。有人把这一变革称为第三次卫生革命。1999年Breslow教授在美国医学会杂志（JAMA）刊文中提出了第三次公共卫生革命的概念，美国预防医学杂志在2004年以“主编的话”进一步明确了第三次公共卫生革命的提法。

5. 医学模式的演变 医学模式指一定时期内人们对疾病和健康总体的认识，并成为当时医学发展的指导思想，也是一种哲学观在医学上的反映。在医学的发展进程中大体经历了四种医学模式。

（1）神灵主义的医学模式 起源于原始社会，由于当时的生产力水平极为低下，人们相信“万物有灵”，将疾病看作是神灵的惩罚或恶魔作祟所致。人们治疗疾病的手段或者祈祷神灵的保佑、宽恕，或者采取驱鬼、避邪的方式免除疾病。

（2）自然哲学的医学模式 以中国古代中医提出的“天人合一”的思想及古希腊希波克拉底等人提出的“体液学说”等为代表。这一模式的哲学观以朴素的唯物论、整体观和心身一元论为基础。

（3）生物医学模式 运用生物学观点认识健康和疾病，认为环境、病因和宿主三者之间的动态平衡受到破坏即产生疾病。

（4）生物－心理－社会医学模式 人们发现除了生物因素外，心理因素、生活方式、饮食习惯、环境污染等社会因素在疾病、特别是慢性非传染性疾病的发生发展中占据了越来越重要的位置。从生物、心理、社会因素的角度考虑健康和疾病的作用，以指导医学研究和临床实践。

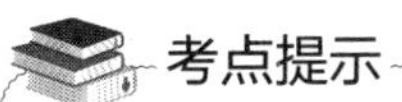
考点提示
现代医学模式是生物－心理－社会医学模式。

五、我国的卫生工作方针

1. 我国卫生工作方针的沿革 新中国成立初期，我国卫生工作的三大方针是：“面向工农兵，预防为主，团结中西医”。1952年根据周恩来总理的提议，又将“卫生工作与群众运动相结合”列入卫生工作方针。1983年全国第六届全国人民代表大会一次会议确定“预防为主、城乡兼顾、中西结合”为当时的卫生工作方针。1991年我国在《国民经济和社会发展十年规划和“八五”计划》中对卫生工作方针进行了如下调整：“贯彻预防为主，依靠科技进步，动员全社会参与，中西医并重，为人民健康服务”。1997年1月通过了《中共中央国务院关于卫生改革与发展的决定》，指出了新时期卫生工作方针是“以农村为重点，预防为主，中西医并重，依靠科技与教育，动员全社会参与，为人民健康服务，为社会主义现代化建设服务”。这个指导方针的核心是为人民健康服务，为社会主义现代化建设服务，这是党和政府对卫生事业改革和发展的基本要求，也是卫生工作必须坚持的方向。2012年中国共产党十八次会国代表大会提出新时期中国卫生工作的方针是：“坚持预防为主，以农村为重点，中西医并重，围绕人人享有基本医疗卫生服务的目标，积极推进新型农村合作医疗、公共卫生和基层医疗卫生，努力为群众提供安全有效、方便价廉的医疗卫生服务”。

2. “健康中国2030” 2016年8月19—20日，全国卫生与健康大会在北京召开。习近平总书记出席会议并主持审议通过了《“健康中国2030”规划纲要》，提出新时期我国卫生与健康工作新方针：“要坚持正确的卫生与健康工作方针，以基层为重点，以改革创新为动力，预防为主，中西医并重，将健康融入所有政策，人民共建共享。”《“健康中国2030”规划纲要》是今后15年推进健康中国建设的行动纲领。在推进健康中国建设中，要坚持预

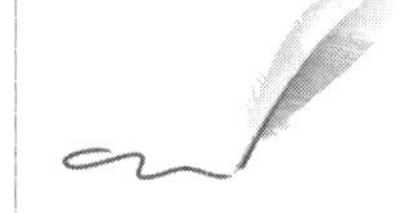

防为主，推行健康文明的生活方式，营造绿色安全的健康环境，减少疾病发生。要坚持以人民为中心的发展思想，牢固树立和贯彻落实创新、协调、绿色、开放、共享的发展理念，坚持正确的卫生与健康工作方针，坚持健康优先、改革创新、科学发展、公平公正的原则，以提高人民健康水平为核心，以体制机制改革创新为动力，从广泛的健康影响因素入手，以普及健康生活、优化健康服务、完善健康保障、建设健康环境、发展健康产业为重点，把健康融入所有政策，全方位、全周期保障人民健康，大幅提高健康水平，显著改善健康公平。

六、预防医学发展趋势

1. 向社会预防为主的方向发展 随着生产力的提高和社会的进步，医学模式从生物－医学模式向生物－心理－社会医学模式转变，人们认识到预防疾病、促进健康在更大程度上依赖于社会。要实现“人人享有卫生保健”的目标，必须是医学更加社会化。所谓社会化，是指全社会都把健康作为社会目标和人的基本权利，把对健康的投资作为基本建设投资，把卫生建设与物质文明和精神文明结合起来。事实说明，许多疾病如高血压、糖尿病、肿瘤等慢性病，只有通过广泛深入的健康教育和个人合理的生活方式，以及公平合理的社会医疗保险制度，才能达到减少发病和早期发现、早期治疗，确保人人健康的目的。

2. 防治结合，向促进健康、提高生活质量和人口素质的方向发展 预防医学和临床医学本是同一医学群体，但当前预防医学和临床医学处于分裂和脱节的状态。随着国民经济和文化水平的提高，群众不仅要求有病能及时得到治疗，而且要求懂得防病和保健的知识，以提高自我保健能力。群众需要防治结合的全科医生和专科医生，因此预防医学和临床医学的结合是医学发展的必然趋势。

3. 环境与健康问题将成为预防医学的热点 21 世纪人类面临四大问题，即人口爆炸、环境污染、能源匮乏、疾病控制。环境污染问题已引起各级政府和广大群众的关心，但治理和保护环境却是十分艰巨、长期的工作，既需要高新技术，也需要全社会的积极参与。预防医学应积极参与对环境与健康问题的解决，特别是对环境中有害因素的允许量和消除方法，以及环境中微量有害因素长期危害性的研究尤为迫切。

4. 将更加重视心理、精神和行为因素对健康的影响 心理应激对健康影响很大，而且现代化社会的特点是：节奏快，竞争激烈，经济和生活压力加重，精神压力大。随之而来的是一系列心理、情绪问题增多。家庭破裂造成儿童心理障碍，社会变革下的就业环境、人际关系的心理适应能力，家庭、婚姻、性观念和现实的应对能力，还有吸毒、酒瘾、赌博等社会恶习带来的心理、精神问题等，都需要心理卫生教育、社会的关心和政府的政策支持。我国是世界上自杀发生率较高的国家，而我国社区精神卫生服务网络建设还远远不能适应社会、群体的需求。

七、学习预防医学的目的和意义

21 世纪，我国的卫生服务属于卫生保健型体制，突出预防为主和群众性自我保健。这种体制要求医务工作者不仅要懂医疗知识，还应具备预防保健的知识和技能，能够指导群众开展预防疾病和自我保健工作，提高疾病的预防和治疗效果。因此，对于医学生来说，掌握预防医学的基本知识和技能具有现实及深远意义。

通过对预防医学课程的学习，应达到的目的有：①掌握现代医学模式和健康观，树立

预防为主的思想、人与环境的整体观及社会大卫生观，充分认识公共卫生措施在预防疾病、促进健康方面的作用。②掌握预防医学的基本理论、基本知识和基本技能，在临床医疗服务中能开展健康教育和三级预防工作。③学习预防医学的科研思维方法，运用医学统计学和流行病学知识，结合医学专业知识开展社区居民健康状况调查，摸清社区居民健康水平，搞好社区常见病的预防工作。

本章小结

医学是人类为求生存和发展而在与危害健康的各种因素斗争的过程中产生和发展起来的。随着人类的进步，医学日渐具有更丰富的内涵，从治疗疾病发展到预防疾病；从保护人群健康进入到更主动地促进健康、延年益寿。本章阐述了预防医学的定义、内容、特点、意义，预防医学的研究对象是整个人群，健康效益高于临床医学，以生物－心理－社会医学模式作为指导，运用三级预防策略对疾病自然史的不同阶段采取防制措施。让学生树立预防为主的思想、人与环境的整体观及社会大卫生观，做好医疗卫生保健服务工作。

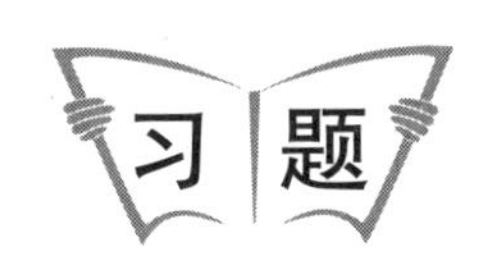

习 题

一、选择题

【A1/A2 型题】

1. 预防医学的研究对象是
   A. 病人　B. 健康人　C. 亚健康群体　D. 全人群　E. 高危人群
2. 健康的内涵不包括
   A. 身体健康　B. 心理健康　C. 社会适应良好　D. 道德健康　E. 精神良好
3. 健康影响因素不包括
   A. 心理、行为及生活方式　B. 人类生物学因素　C. 环境因素　D. 道德因素　E. 医疗卫生服务
4. 第一次卫生革命的主要任务是预防
   A. 传染病　B. 急性病　C. 常见病　D. 慢性病　E. 寄生虫病
5. 以下属于第一级预防措施的是
   A. 疫苗接种　B. 普查　C. 筛检　D. 定期健康检查　E. 高危人群重点项目检查

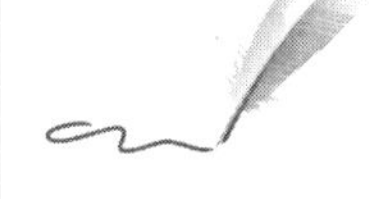

6. 以下属于第二级预防措施的是

A. 健康教育
B. 体育锻炼
C. 环境保护
D. 职工健康体检
E. 糖尿病治疗

7. 现代医学模式为

A. 生物医学模式
B. 机械医学模式
C. 神灵主义医学模式
D. 生物－心理－社会医学模式
E. 自然哲学的医学模式

二、思考题

1. 简述预防医学的定义、内容及特点。
2. 简述三级预防策略。

（郭树榜）

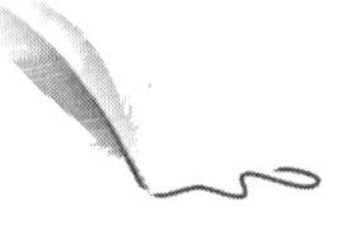

第二章　环境卫生与健康

学习目标

1. **掌握**　环境的概念；环境污染对健康的危害；生活饮用水的基本卫生要求；住宅的基本卫生要求及室内空气污染的危害；土壤污染对健康的危害；碘缺乏病和地方性氟中毒的流行病学特征、病因、主要临床表现、预防措施及治疗原则。

2. **熟悉**　介水传染病的特点、水源选择与卫生防护措施；饮用水的常用消毒方法；垃圾及粪便的无害化处理；室内空气污染的来源及特点。

3. **了解**　环境污染的防治措施；生活饮用水的卫生学评价；室内空气污染的防治措施。

4. 会运用环境卫生学基本知识进行环境中有害因素的分析及预防。

5. 具有保护环境、促进环境可持续发展的意识。

人类的生存和健康离不开其周围的环境。环境与健康是人类永恒的主题。在人类漫长的发展进化过程中，人类与空气、水、土壤等环境因素间保持着密切的联系。随着自然环境和人类社会的发展演变，环境对人的影响越来越深刻、复杂。环境问题是一个世界性的问题，环境问题的出现有自然演化的因素，也与人类文明进步的发展进程相关。近代工业革命以来，人类的活动深刻地影响了生态环境的变迁，从而成为环境问题变得突出的决定性因素。工业文明带来了科技的巨大进步，推动了城市的飞速发展，大大提高了人们的生活水平。然而，当人们还陶醉在工业化的巨大胜利时，生态环境破坏和污染问题已经不期而至，随着工业化的不断深入而加剧，甚至形成了大范围的乃至全球性的公害。从20世纪30年代开始，在一些工业发达国家，环境公害事件层出不穷，致使成千上万的人身陷病魔，甚至死于非命。20世纪后半叶，全球性环境问题日益凸显，全球变暖、臭氧层破坏和酸雨沉降对人类赖以生存的整个地球环境造成了巨大威胁。近年来，随着环境污染的加剧，人们注意到环境对人类健康的影响，并越来越重视环境与健康相互关系的研究。临床医生是最早发现环境有害因素导致疾病的人，因此临床医生更应该懂得环境与健康的基本知识，从而达到保护人民健康的目的。

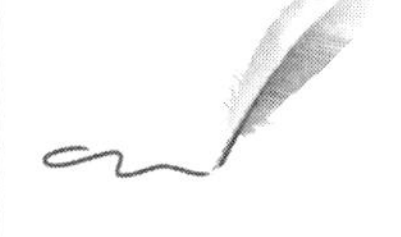

第一节 环境卫生概述

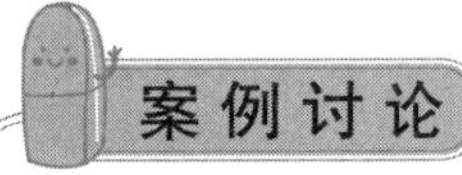

[案例] 2003年，湖南省浏阳市镇头镇双桥村通过招商引资引进长沙湘和化工厂，次年4月，该厂未经审批建设了1条炼铟生产线，并长期排放工业废物，在周边形成了大面积的镉污染，进而导致植被大片枯死。部分村民因体内镉超标出现头晕、胸闷、关节疼痛等症状，两名村民因此死亡。2009年7月29日、30日，当地上千名村民因不堪污染之害，围堵镇政府、派出所。事后，与制造污染有关的企业负责人、政府官员等受到刑事追究、停职等处理。

[讨论]

1. 为什么会发生这样的事件？
2. 应怎样减少此类事件的发生？

一、人类的环境

（一）环境的概念

环境是指围绕着某一事物并对该事物产生某些影响的所有外界事物，即环境是指相对并相关于某项中心事物的周围事物。对于人类而言，环境是指围绕人群的空间及能够影响人类生存和发展的各种因素的总体。

（二）环境的组成

环境按其要素的属性分为自然环境和社会环境。

自然环境是指天然形成的自然界的各种事物，构成自然环境的因素有大气、水、土壤、生物和各种矿物资源等。自然环境是人类赖以生存和发展的物质基础。自然环境按人类对环境的影响程度分为原生环境和次生环境。原生环境是指自然环境中未受或少受人类活动干扰的环境。原生环境中的健康问题按其形成的原因，可分为自然灾害的健康问题和地方病问题。次生环境是指自然环境中受人类活动影响而形成的环境。人类在改造自然环境及开发利用自然资源的过程中，一方面为人类的生存和健康提供了良好的物质条件，但在另一方面也对原生环境施加了影响，在不断向自然索取中破坏了生态系统的平衡，在不断向环境的排泄中造成了严重的环境污染、资源枯竭等一系列难以克服的问题。

社会环境是指人类在自然环境的基础上为不断提高物质和精神生活水平，通过长期有计划、有目的的发展，逐步创造和建立起来的人工环境，如城市、农村、工矿区等。社会环境的发展和演替受自然规律、经济规律以及社会规律的支配和制约，其质量是人类物质文明建设和精神文明建设的标志之一。

二、环境污染及其对健康的影响

（一）环境污染的概念

环境污染是指由于自然或人为的原因，直接或间接地向环境排放超过其自净能力的物质或能量，从而使环境质量下降，影响到人类和其他生物生存、发展的现象。引起环境污

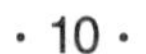

染的物质称为环境污染物。严重的环境污染和破坏对公众造成的危害称为公害。由环境污染引起，并由政府认定的地区性疾病称为公害病。

（二）环境污染的来源

1. 生产性污染　工业生产中产生的工业“三废”（废水、废气、废渣）没有处理或处理不当，就可能造成空气、水、土壤、食物等的污染。生产环境中的噪声可对人体产生危害。农业生产中农药（杀虫剂、杀菌剂、除草剂、植物生长调节剂等）和化肥的长期广泛使用，破坏生态系统和土壤结构，造成农作物、动物及人体内的农药残留，空气、水、土壤也可受到不同程度的污染。生产性污染是环境治理的重点。

2. 生活性污染　生活“三废”（垃圾、粪便、污水）已成为城市污染的主要来源。建筑物本身及现代建筑装饰材料、化妆品、烹调油烟及家用电器已成为室内空气污染的重要来源。

3. 交通污染　交通废气和噪声在许多国家与地区已取代工业排放物成为城市环境的主要污染源，船舶往来和海上事故可造成水体的油污染。

4. 其他　某些意外事故如工厂爆炸、火灾、油田失火、化学战争、核战争等都能严重污染大气。大量秸秆焚烧所产生的烟雾、电磁波通信设备产生的微波和其他电磁辐射、医用垃圾及一些电子垃圾拆解物已成为某些地方污染的重要来源。

（三）环境污染物的转归

环境污染物的转归是指污染物进入环境后，在物理、化学、生物学因素作用下，发生自净、转化、迁移的全过程。

1. 环境的自净作用　污染物进入环境后，由于物理、化学和生物学的作用，使污染成分不断稀释、扩散、分解破坏，环境又恢复到污染前的状态。环境的这种功能称为自净作用。自净作用是通过以下方式完成。

（1）物理作用　包括扩散、稀释、沉降、吸附和蒸发等作用。

（2）化学作用　进入环境中的污染物，可以通过氧化、还原、中和和水解作用，使其化学结构和物理性状发生改变，大部分有机物可分解为简单化合物达到自净。

（3）生物作用　进入环境中的污染物，尤其是有机污染物，在微生物的作用下可以分解成简单化合物使其净化。

环境的自净能力是有限的，当污染超过了环境的自净能力，就会造成严重的环境污染。

2. 环境的转化作用　环境污染物排放到环境中后，一方面发生自净作用，另一方面可通过环境转化作用，化学结构产生改变，形成二次污染物。例如，汽车尾气中的氮氧化合物、碳氢化合物经日光紫外线的照射，发生光化学反应，可形成臭氧、过氧酰基硝酸酯、醛类等组成的光化学烟雾，刺激性和毒性大大增强。污染物经生物转化后，大部分有机物毒性降低称为解毒，但也有些化学物经过生物转化后使其毒性增强称为增毒。

3. 污染物的迁移作用　污染物的迁移是指污染物进入环境后从一种介质迁移到另一种介质的过程。污染物在环境中的迁移，尤其是向生物体内转移往往使生物体内污染物浓度逐级提高，这种现象称为生物富集作用。通过生物富集作用可使生物体内的污染物浓度比环境中的浓度提高千万倍。

（四）环境污染对健康的损害

1. 急性危害　环境污染物在短时间内大量进入环境，使暴露人群在较短时间出现不良

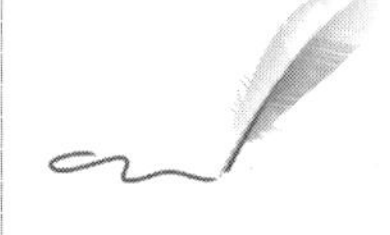

反应、急性中毒甚至死亡。环境污染引起的主要包括以下类型。

（1）大气污染的烟雾事件 1952年伦敦烟雾事件，由于多雾、逆温等不利气象条件，燃煤排放的大量烟尘和二氧化硫浓度急剧增加、扩散不开，结果造成数千居民中毒死亡。洛杉矶、纽约、东京及我国兰州市曾发生光化学烟雾事件。现在光化学烟雾主要是由于汽车尾气在强烈紫外线作用下，发生光化学反应而产生，具有强烈刺激作用，多在气温高、阳光强的夏秋季中午发生，对眼有强烈的刺激与催泪作用，污染严重时还可引起肺水肿，患者多死于心肺功能衰竭。

（2）过量排放和事故性排放引起的急性危害 1984年印度博帕尔农药厂发生异氰酸甲酯泄漏，造成严重污染，导致该市80万人口中有52万人发生不同程度的中毒，5万人失明，2.5万人直接致死。1986年苏联曾发生切尔诺贝利核电站核泄漏事件，当地放射性污染水平达正常允许量的1500倍。数十人因急性放射病死亡，共有25万人不得不从周围污染区紧急撤离。2003年的重庆开县天然气井喷事故，造成大量有害气体排出（含甲烷、硫化氢等），使当地9万多居民受害，243人死亡。2005年12月，广东一企业排放超标含镉废水，导致其下游10万多人无法饮用北江水。

（3）环境的生物因素污染引起的急性危害 1988年，我国上海市民因生食污染毛蚶，3个月有30万人患甲型病毒性肝炎。2003年春季世界范围内的严重急性呼吸道综合征（SARS）流行。自从1997年在香港发现人感染高致病性禽流感以来，该病一直在各地呈零星暴发。

2. 慢性危害 环境中的有害因素低浓度、长期反复作用于机体时所产生的危害称为慢性危害。这类危害是由于毒物在体内的蓄积（物质蓄积）或毒物对机体微小损害的逐渐累积所致。

（1）慢性中毒 是指机体长时间少量、反复或持续接触某种污染物引起功能性或器质性改变后出现的疾病状态。例如，在磷肥厂、炼铝厂周围的大气受氟化氢污染，居民长期吸入而引起慢性氟中毒。

（2）公害病 公害病是指由于人类活动造成的严重环境污染引起的地区性中毒性疾病。如发生在日本的水俣病、痛痛病是经典例证。水俣病由汞污染引起。工业废水中无机汞污染水体，经水底淤泥中微生物的转化而成甲基汞，甲基汞经食物链的生物富集在鱼体内浓集，造成食用人群的中毒。甲基汞进入人体后经肠道吸收，与血红蛋白中的巯基结合产生毒作用，以神经系统病变为主要特征，其典型表现为指端感觉麻木、共济失调、中心视野缩小、运动失调、语言和听力障碍等。痛痛病则是由于长期食用被含镉工业废水灌溉而污染的稻米和饮用镉污染水引起的，以肾脏受损、骨质疏松及全身骨关节疼痛为主要临床特点的慢性中毒。

（3）非特异性损害 由于环境污染物的长期作用，导致机体生理功能、免疫功能、抵抗力下降。主要表现为某些多发病、常见病的发病率与死亡率增高。环境有害因素是此类疾病的诱因和加重因素，而非直接的致病因素。例如，二氧化硫（SO_2）、NOx、烟尘等空气污染物，能长期反复刺激呼吸道黏膜诱发炎症，引起鼻炎、咽炎、喉炎和气管炎，特别是慢性支气管炎、支气管哮喘和肺气肿等慢性阻塞性肺部疾病的高发。许多环境污染物如铅、镉、汞、苯、CO、SO_2、O_3、三氯乙烯、多氯联苯等均有不同程度的免疫抑制作用，从而使机体对其他环境有害因素的敏感性增加，抗病力下降。近些年来，一类能在环境中长期残留、在生物体内成持续性蓄积的持久性有机污染物对机体的危害日益受到关注。

3. 远期作用　某些毒物可使人体遗传物质发生变化，成为某些先天性疾病、肿瘤、畸胎等发生的原因，由于此种后果在数年、数十年甚至下一代才显现，故称为远期作用。

（1）致突变作用　致突变作用是指污染物或其他环境因素引起生物体细胞遗传信息发生突然改变的作用。这种变化的遗传信息或遗传物质在细胞分裂繁殖过程中能够传递给子代细胞，使其具有新的遗传特性。突变可能是原因尚未阐明的自发突变，但大多数是指明确的环境因素引起的诱发突变。一般认为诱发突变是一种损害作用，突变对健康的影响与诱变物作用的靶细胞类型有关。突变发生在体细胞可导致细胞死亡、癌变；突变发生在生殖细胞，则可以传递给下一代。生殖细胞突变可导致妊娠障碍，因影响程度不同而出现不孕、早期流产、死胎，或引起包括畸形在内各种缺陷的遗传性疾病。

环境中常见的诱变因素有电离辐射（γ 射线、χ 射线）、紫外线，苯并芘等多环芳烃类化合物，苯、甲醛、铬酸盐等工业毒物，食品中的亚硝胺类，某些有机磷杀虫剂，烷化剂，某些真菌毒素及病毒等。

（2）致癌作用　据估计，人类癌症 80% ~90% 与环境因素有关，而其中化学因素又占 90%。环境因素引起正常细胞的恶性转化、异常增殖，并发展成肿瘤的过程称致癌作用。目前已有大量的流行病学资料证实环境有害因素导致肿瘤的高发，如大气污染与肺癌的发生、职业致癌物引发的职业肿瘤等。

国际癌症研究机构（IARC）2016 年 2 月对已有资料报告的 989 种物质根据其对人的致癌危险分为 4 级。

1 级：对人致癌，118 种。确证人类致癌物的要求是：①有设计严格、方法可靠、能排除混杂因素的流行病学调查；②有剂量 - 反应关系；③另有调查资料验证，或动物实验支持。

2A 级：对人很可能致癌，79 种。此类致癌物对人类致癌性证据有限，对实验动物致癌性证据充分。

2B 级：对人可能致癌，290 种。此类致癌物对人类致癌性证据有限，对实验动物致癌性证据并不充分；或对人类致癌证据不足，对实验动物致癌性证据充分。

3 级：对人的致癌性尚无法分类，即可疑对人致癌，501 种。

4 级：对人很可能不致癌，仅 1 种。

（3）致畸作用　致畸作用是指能作用于妊娠母体，干扰胚胎的正常发育，导致先天畸形的毒作用。人类先天性畸形发生的原因较为复杂，约 10% 的先天性畸形是由确定的环境因素引起。器官形成期是对致畸物最为敏感的时期，人类致畸的敏感期为妊娠的第 3 ~8 周（即胚胎形成期）。人群流行病学调查确认的人类致畸物中，化学因素有铅、甲基汞、一氧化碳、多氯联苯、甲氨蝶呤、环磷酰胺、沙利度胺（反应停）、四环素、己烯雌酚等，生物因素如风疹病毒、弓形虫、巨细胞病毒等，物理因素如电离辐射等。20 世纪 60 年代初的“反应停”事件造成 28 个国家和地区中出生 8000 名多短肢畸形儿（海豹儿）。近些年来，一类具有类似激素作用能够干扰体内内分泌功能的物质日益引起人类关注。已被证实或疑为内分泌干扰物的环境化学物有上百种，包括邻苯二甲酸酯类、多氯联苯类、有机氯杀虫剂、双酚化合物、金属类等。

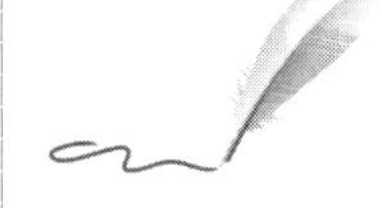

4. 间接危害

（1）温室效应　由于燃料大量燃烧，产生大量 CO_2，使大气中 CO_2 增加，它能吸收红外线等长波辐射，使气温变暖，并在空间起到温室保护层的作用，直接妨碍地面热量向大气层中散发，致使地球表面气温上升，这种现象称为温室效应。本来天然的温室效应造成适宜的环境温度，并因而使生命得以在地球上生存繁衍。但由于过度使用矿石燃料，另外对森林无节制的砍伐，缺乏足够的植物来吸收 CO_2，以及其他温室气体如甲烷、臭氧、氧化亚氮和氯氟烃的共同作用，造成温室效应异常强化，全球气温上升。自 1979 年开始，陆地温度上升幅度约为海洋温度上升幅度（陆地温度上升 30.25℃，而海洋温度上升 30.13℃）。在 20 世纪，全球变暖的程度超过过去 400 ~ 600 年中任何一段时间。温度上升，会使冰川融化，全球海平面上升；气候反常，极端天气增多；同时有利于病原体及有关虫媒的繁殖，造成某些传染病发病率的增加。气候变暖还会使空气中一些有害物质如真菌孢子、花粉等浓度增高，导致人群中过敏性疾病的发病率增加。

（2）臭氧层的破坏　在距地球表面 20km 以上平流层的大气中，有天然形成的臭氧层，可有效地吸收来自太阳光中的短波紫外线，使人类和其他生物免受紫外线的伤害。人类大量生产用作固体制冷剂、气溶胶推进剂的含氯氟烃（又称氟利昂），进入大气光解产生游离氧，破坏臭氧分子，致使臭氧层形成空洞。结果削弱臭氧层遮挡吸收短波紫外线的功能，造成人群皮肤癌和白内障等发病率的增加。

（3）酸雨　酸雨是指 pH 值小于 5.6 的降水（包括雨、雪、雹、雾等）。大气中的 SO_2、NOx 等酸性气态污染物溶于水气，经氧化凝结形成酸雨。酸雨可使湖泊水体酸化，影响水生生物正常生存，甚至使鱼类绝迹，破坏植被，腐蚀建筑物；促使土壤中重金属水溶性增加，加速向农作物、水产品中转移和污染。

（4）影响小气候和太阳辐射　大气中的烟尘能促使云雾形成，从而吸收太阳的直射或散射光，影响紫外线的生物学活性。因此，在大气污染严重的地区，儿童佝偻病发病率增高；大气污染还能降低大气能见度，使交通事故发生率增加。另外，由于室外大气污染严重，居民不愿经常开窗换气，导致室内污染加重，使普通感冒、慢性气管炎等的发病率增加。

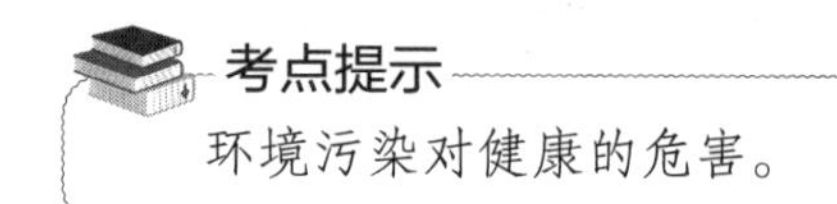

三、环境污染的防治措施

防止环境污染对人群健康的危害，是需要全社会广泛参与的一项伟大事业。为此我国在 1994 年制定了《中国 21 世纪议程》，阐明了中国可持续发展的战略和对策。可持续发展指的是满足当代人的需求，又不损害后代人满足其需要能力的发展。

为促进经济社会可持续发展，卫生部、环境保护总局、国家发展和改革委员会等 18 个部门在 2007 年联合制订了《国家环境与健康行动计划（2007—2015 年）》。行动计划的总体目标是控制有害环境因素及其对健康的影响，减少环境相关性疾病的发生，维护公众健康。

根据行动计划，我国将完善环境与健康法律法规及相关标准，开展实时、系统的环境污染及其健康危害监测，建立饮水安全、空气污染、土壤环境、极端天气气候及公共场所卫生等监测网络，及时有效地分析环境因素导致的健康影响和危害结果，掌握环境污染与健康影响发展趋势。

（一）环境规划措施

环境规划首先是要把环境保护的内容和要求纳入国民经济和社会发展的总体规划之中。在城市和区域规划中则要注意实行功能分区、合理布局，排放“三废”的企业应布置在当地夏季最小频率风向的城镇上风侧和水源的下游，工业区原则上应远离居民区。要种植树木草地，加强绿化。规划中不应忽视对众多的小型工业企业，如乡镇企业、街道工业的污染控制。

（二）环境立法与管理

我国于1972年开始试行，并于1989年正式颁布了《中华人民共和国环境保护法》。20多年来相继制定了有关的一系列法律法规，如《水污染防治法》《大气污染防治法》《食品卫生法》《农药安全使用规定》《传染病防治法》等；卫生部门还制定了与防治污染及其健康危害直接相关的一系列卫生标准，如《工业企业设计卫生标准》《生活饮用水水质卫生规范》《食品卫生标准》《城市区域噪声标准》等。一个符合国情的、完整的环境管理法规体系，在我国已逐步形成。

为了更好地贯彻执行环境法规，还制定了相应的政策与制度。例如，环境健康影响评价制度，即规定拟建的重大工程建设规划和开发项目，事先必须就其对环境及人群健康造成的影响进行预测和评价，以便优化选址、设计方案，将其不良影响减少到最低程度。又如我国独创的“三同时”制度，要求一切新建、改建和扩建项目的防治污染设施，必须与主体工程同时设计、同时施工、同时投产。

（三）技术措施

采用工程技术措施来消除和减少污染物排出，净化、利用和治理污染物是环境保护的一项基本建设，也是落实可持续发展战略的根本性措施。

1. 清洁生产　清洁生产首先是使用低杂质的无毒或低毒的原材料，改革生产工艺或更新设备，研究和开发无公害、少污染的生产技术，发展绿色产品，减少废弃物排出量。研制和使用能耗低或采用清洁能源的交通运输工具，逐步淘汰和限制使用落后的交通运输工具。

2. 合理利用能源与资源　一方面要把环境保护纳入企业生产经营管理轨道。采用节能降耗，减少物料流失，回收利用可燃气体、余热、余压等多种举措，实现生产过程的机械化、自动化、密闭化，提高设备运行完好率，防止跑、冒、滴、漏和事故排放。另一方面要积极改进燃煤技术，提高燃烧效率。开发采用无污染、少污染的能源，改革燃料构成，逐步实现燃气化和电气化，扩大联片或集中供热。

3. 废弃物处理　对暂无综合利用价值的工业“三废”要进行净化处理，如采用废气净化和除尘技术来控制烟尘、废气，达到国家排放标准后排放。城市生活垃圾、人畜粪便、污水等应集中进行无害化处理，医院污水可能含多种病原微生物、放射性废物，必须经专门的消毒处理方可排放。

4. 发展生态农业　要合理调整农业生产的结构和布局，实行农、林、牧、渔全面发展多种经营，促进农业生态体系中资源的多层次利用，形成良性循环；防止农业污染，要适量施用有机肥、农家肥，实行秸秆还田，采用生物防治病虫害，研制高效、低毒、低残留的农药，限制使用毒性大、易残留的农药。作物收获后要及时晾晒，保持干燥，保藏注意

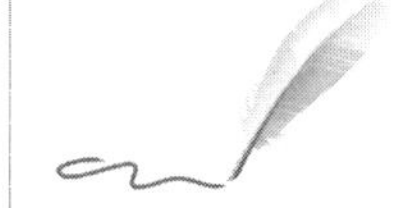

通风、控温，以防止食品被霉菌毒素污染。

（四）加强卫生监督

卫生监督是国家授权卫生监督部门对所辖区的企业、事业单位及个人贯彻执行卫生法规及卫生标准而进行监督和管理。

1. 预防性卫生监督 对新建、扩建、改建的工矿企业，城乡建筑，公共设施、大型水利工程的设计、施工、投产及验收等环节，都要直接参与检查监督卫生法规、卫生标准的执行情况。

2. 经常性卫生监督 主要对企业、事业单位及个人进行定期巡回监督检测，有计划、有重点地通过现场调查及技术资料的审查进行卫生评价，以便及时发现问题，查明情况，找出原因，及时采取措施纠正。

3. 紧急事故的调查处理 在发生紧急事故时（如重大环境污染事故），事故单位应及时向卫生监督机构报告。卫生监督部门在接到报告后，应立即组织力量进行现场调查、检测和处理。

第二节 生活饮用水与健康

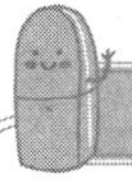

案例讨论

［案例］2005年11月13日，中国石油吉化集团公司双苯厂苯胺车间发生爆炸事故。截至11月14日，共造成5人死亡、1人失踪，近70人受伤。爆炸发生后，约100吨苯类物质（苯、硝基苯等）流入松花江，造成了江水严重污染，沿岸数百万居民的生活受到影响。爆炸导致松花江江面上产生一条长达80公里的污染带，主要由苯和硝基苯组成。苯类污染物是对人体健康有危害的有机物，因而导致松花江发生重大水污染事件。同年11月23日，国家环境保护总局向媒体通报，受中国石油吉化集团公司双苯厂爆炸事故影响，松花江发生重大水污染事件。

［讨论］

1. 此次水污染事件对人类产生什么危害？
2. 如何预防此类污染事件的发生？

一、水资源的种类及其卫生学特征

水资源是指全球对人类生存、发展可用的水量，主要是指逐年可以得到更新的那部分淡水量。地球上的天然水资源分为降水、地表水和地下水三类。

1. 降水 是指雨、雪、雹，水质较好、矿物质含量较低，但水量无保证。在降水过程中，水首先与大气接触，大气中的一些物质就会进入雨水中。大气受SO_2、NOx等污染的地区降水中因含硫酸等物质而形成酸雨。

2. 地表水 是降水在地表径流和汇集后形成的水体，包括江河水、湖泊水、水库水等。地表水以降水为主要补充来源，此外与地下水也有相互补充关系。地表水的水量和水质受流经地区地质状况、气候、人为活动等因素的影响较大。地表水水质一般较软，含盐量较少。河水流经地表，能将大量泥沙及地表污染物冲刷携带至水中，故其浑浊度较大，细菌含量较高，且因其暴露于大气，流速快，故水中溶解氧含量也较高。

3. 地下水　是由于降水和地表水经土壤地层渗透到地面以下而形成。地层是由透水性不同的黏土、砂石、岩石等构成。透水层是由颗粒较大的砂石、砾石组成，能渗水与存水；不透水层则由颗粒细小致密的黏土层和岩石层构成。

地下水可分为浅层地下水、深层地下水和泉水。浅层地下水是指潜藏在地表下第一个不透水层上的地下水，是我国广大农村最常用的水源，水质物理性状较好，细菌数较地面水少，但在流经地层和渗透过程中，可溶解土壤中各种矿物盐类使水质硬度增加，水中溶解氧因被土壤中生物化学过程消耗而减少。

深层地下水是指在第一个不透水层以下的地下水，其水质透明无色，水温恒定，细菌数很少，但盐类含量高，硬度大。深层地下水水质较好，水量较稳定，常被用作城镇或企业的集中式供水水源。

泉水是地下水通过地表缝隙自行涌出的地下水。浅层地下水由于地层的自然塌陷或被溪谷截断而使含水层露出，水自行外流即为浅水泉；深层地下水由不透水层或岩石的天然裂隙中涌出，称自流泉。两者的水质、水量的特点分别与浅层、深层地下水相似。

二、生活饮用水的卫生要求及卫生学评价

（一）生活饮用水的卫生要求

1. 感官性状良好　无色、无臭、无味，无肉眼可见物。

2. 流行病学上安全　无病原微生物和寄生虫卵，无介水传染病发生的可能。

3. 化学组成和放射性物质对人体无害　所含化学物和放射性物质不超过最高允许浓度，不影响人体健康。

4. 水量充足，取用方便。

（二）生活饮用水的卫生学评价

生活饮用水水质标准是保证饮用水安全，保护人民身体健康的一项标准，是卫生部门开展饮水卫生工作、监测和评价饮用水水质的依据。2006 年底，国家出台了《生活饮用水卫生标准》（GB5749－2006），该标准属强制性国家标准，主要适用于城乡各类集中式供水的生活饮用水，也适用于分散式供水的生活饮用水。在此标准中，根据各项指标的卫生学意义，将 106 项饮用水水质指标分为常规指标和非常规指标。常规指标分为 4 组 42 项，即微生物指标、毒理指标、感官性状和一般化学指标、放射性指标。其中微生物指标是为了保证水质在流行病学上安全而制定的，感官性状和一般化学指标主要是为了保证水的感官性状良好，毒理和放射性指标是为了保证水质对人体健康不产生毒性和潜在危害。非常规指标有 64 项，是根据地区、时间或特殊情况需要确定的检验指标。在对饮用水水质评价时，均属于强制执行的项目。

三、水体污染及其危害

水是人体构成的主要成分。水占体重的比例，成人为 65%，胎儿可达 90%。水是主要的营养素之一。人体内几乎所有的生化过程与生理活动，如体温调节、营养输送、废物排泄等都需要水的参加，成人每日生理需要量为 2～3L。据世界卫生组织调查，80% 的疾病和

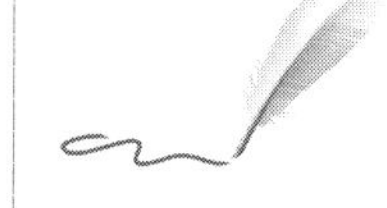

50%的儿童死亡都与饮用水水质不良有关。

我国是一个水资源缺乏的国家，人均水量不足世界人均水量的1/4。据报道，全国约有4700万人严重缺水，每日人均水量不足10L。此外，工农业生产排放的大量废水、城镇居民排放的生活污水污染水体，使水源水质受到很大影响。因此，供给足量优质的饮用水对防止疾病的发生、促进健康及提高生活质量都具有重要意义。

（一）常见水体污染对健康的危害

1. 介水传染病 通过饮用或接触受病原体污染的水而传播的疾病，又称水性传染病。据报道，有40多种传染病是通过水而传播的，介水传染病的病原体主要有三类。

（1）细菌 如伤寒杆菌、霍乱弧菌、痢疾杆菌等。

（2）病毒 如甲型肝炎病毒、脊髓灰质炎病毒、柯萨奇病毒和腺病毒等。

（3）原虫 如溶组织内阿米巴、血吸虫等。它们主要来自于人类粪便，生活污水，医院以及畜牧屠宰、皮革和食品工业等废水。

介水传染病发生的原因主要有：①水源受病原体污染后，未经妥善处理和消毒即供居民饮用；②处理后的饮用水在输配水和贮水过程中重新被病原体污染。

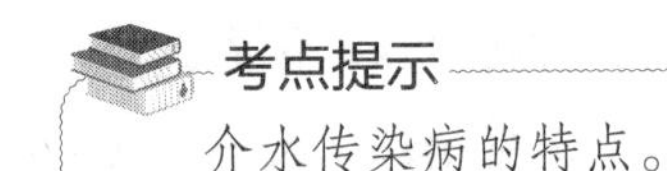

介水传染病的特点。

介水传染病来势凶猛，危害较大，一般以肠道传染病多见，并且发病人数多，影响范围大。如印度新德里暴发的传染性肝炎流行，1个月中有30,000个病例。近几十年来，我国介水传播性疾病的暴发有数百起，患者数量达百万之多。有报道称介水传播的疾病可通过呼吸道进入人体，如军团菌病。1976年美国费城的退伍军人年会上，与会者暴发了一种以发热、咳嗽及肺部炎症为主要症状的疾病，称此为军团病，半年后检出病变组织中有一种小杆菌，称为军团杆菌，因此，正式称此病为“军团菌病”。1993年美国威斯康星州的供水受隐孢子虫污染使40.3万人患病，4000多人接受治疗，112人死亡，引起全世界的关注。近年来水体富营养化的危害已引起人们的广泛关注。在富营养化水体中藻类大量繁殖聚集在一起，浮于水面可影响水的感官性状，使水质出现异臭异味，有些藻类能产生毒素，而贝类能富集这些毒素，人食用毒化了的贝类后可发生中毒甚至死亡。

知识拓展

水体富营养化

当湖泊、水库水接纳过多含磷、氮的污水时，可使藻类等浮游生物大量繁殖形成水体富营养化。由于占优势的浮游生物的颜色不同，水面往往呈现蓝色、红色、棕色、乳白色等，这种情况出现在淡水中时称为水华，在海洋中则叫作赤潮。

藻类繁殖迅速、生长周期短，死亡后通过细菌分解，不断消耗水中溶解氧使水质恶化，危及鱼类及其他水生物的生存。藻类及其他生物残体在腐烂过程中，又把生物所需的磷、氮等营养物质释放到水中，供新一代藻类利用。水体富营养化是湖泊、水库污染的主要现象。我国的太湖、滇池等大型湖泊都发生过较严重的水体富营养化，我国的近海部分水域也曾发生多次赤潮。控制水体富营养化的根本措施在于防止封闭型湖泊的水污染，特别是含磷、氮的污水污染。

2. 生物地球化学性疾病　如地方性氟中毒、碘缺乏病等。

3. 化学性污染对健康的影响　引起机体发生急、慢性中毒及远期危害，如汞污染引起的慢性甲基汞中毒（水俣病）、镉污染引起的慢性镉中毒（痛痛病）、砷污染造成的砷中毒（黑脚病）；再如硝酸盐在胃肠菌作用下还原成亚硝酸盐，后者与血红蛋白结合形成高铁血红蛋白造成缺氧引起的高铁血红蛋白症（特别是三个月以内的婴儿）；亚硝酸盐还可与仲胺等形成亚硝胺，与食道癌发病有关。

4. 饮水氯化副产物与健康的关系　氯化副产物是指在氯化消毒过程中所产生的卤代烃类化合物，包括三氯甲烷类、卤代乙酸类、水合氯醛、氯代酚、氯化氰、甲醛等。近几年有报道指出，它们与神经管缺陷、先天性心脏病、泌尿系统畸形、头面部缺陷等有相关性。

我国常用饮水消毒方法为氯化消毒，虽然目前尚不能确定饮水氯化消毒与人群癌症发病率之间的因果关系，但在氯化消毒水中已检出三卤甲烷化合物，且致突变试验为阳性；动物试验证明很多氯化副产物具有致突变性和（或）致癌性。因此，在氯化消毒时，应尽可能减少氯化副产物的产生。

目前减少氯化副产物的措施有：采用生物活性炭法除去或降低有机前体物含量；通过颗粒活性炭过滤来降低或除去氯化副产物；改变传统氯化消毒工艺，如避免预氯化，采用中途加氯法；采用其他消毒方法如臭氧、二氧化氯法等，减少氯化副产物的形成。

四、水源的选择及卫生防护

（一）水源选择

集中式给水水源选取时，必须综合考虑以下原则。

1. 水量充足　应能满足城镇或居民点的总用水量。

2. 水质良好　水源水经净化消毒处理后，全面符合饮用水卫生标准的要求。

3. 便于防护　取水点设在城镇和工矿企业的上游，水源周围环境卫生状况良好，易于防护。

4. 技术经济合理　综合考虑基本建设投资费用最小的方案。

（二）水源卫生防护

1. 地表水水源卫生防护　地表水水源卫生防护必须遵守下列规定：取水点周围半径100米的水域内，严禁捕捞、网箱养殖、停靠船只、游泳和从事其他可能污染水源的任何活动。

取水点上游1000米至下游100米的水域不得排入工业废水和生活污水；其沿岸防护范围内不得堆放废渣，不得设立有毒、有害化学物品仓库、堆栈，不得设立装卸垃圾、粪便和有毒有害化学物品的码头，不得使用工业废水或生活污水灌溉及施用难降解或剧毒的农药，不得排放有毒气体、放射性物质，不得从事放牧等有可能污染该段水域水质的活动。

2. 地下水水源卫生防护　地下水水源卫生防护必须遵守下列规定：生活饮用水地下水水源保护区、构筑物的防护范围及影响半径的范围，应根据生活饮用水水源地所处的地理位置、水文地质条件、供水的数量、开采方式和污染源的分布，由供水单位及其主管部门会同卫生、环保及规划设计、水文地质等部门研究确定。

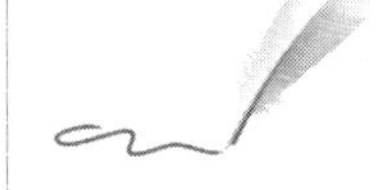

在单井或井群的影响半径范围内，不得使用工业废水或生活污水灌溉和施用难降解或

剧毒的农药，不得修建渗水厕所、渗水坑，不得堆放废渣或铺设污水渠道，并不得从事破坏深层土层的活动。

工业废水和生活污水严禁排入渗坑或渗井。人工回灌的水质应符合生活饮用水水质要求。

> **考点提示** 水源选择原则与卫生防护。

五、饮用水的净化与消毒

生活饮用水的水源水，不论取自何处，都不同程度地含有各种各样的杂质，水质不经净化消毒处理往往达不到生活饮用水卫生标准的要求。生活饮用水的净化处理有常规净化、深度净化、特殊净化三种。常规净化工艺过程包括混凝沉淀—过滤—消毒，目的是除去原水中的悬浮物质、胶体颗粒和细菌等。为了生产优质饮用水，有些地区或城市对常规水厂的水质进行深度净化处理。

（一）混凝沉淀

水中细小颗粒，特别是含有硅酸、腐殖质的胶体颗粒，难以自然沉淀，需在水中加入混凝剂进行混凝沉淀才能去除，此过程称为混凝沉淀。混凝沉淀的目的是降低浑浊度和色度，去除部分病原体。常用的混凝剂有铝盐、铁盐、聚合氯化铝、聚丙烯酰胺等。

（二）过滤

过滤是以具有孔隙的粒状滤料层，如石英砂等，截留水中的杂质从而使水获得澄清的工艺过程。过滤的作用是去除悬浮物，降低浑浊度；去除大部分病原体，增强消毒效果。

（三）消毒

消毒是指杀灭外环境中病原微生物的方法。为预防介水传染病的发生和流行，饮用水必须经过消毒处理后方可使用。目前我国用于饮用水消毒的方法主要有氯化消毒、二氧化氯消毒、紫外线消毒和臭氧消毒等，其中最常用的是氯化消毒法。

1. 氯化消毒的原理 氯化消毒是指用氯或氯制剂进行饮水消毒的一种方法。常用的氯制剂有液氯、漂白粉、漂白粉精和有机氯制剂等。含氯化合物中具有杀菌能力的有效成分称为有效氯，含氯化合物分子团中氯的价数大于 -1 者均为有效氯。

各种氯化消毒剂在水中均可水解成次氯酸（HClO）。氯的杀菌作用机制是次氯酸体积小，电荷中性，易于穿过细胞壁，同时它又是一种强氧化剂，能损害细胞膜，使蛋白质、RNA 和 DNA 等物质释出并影响多种酶系统，从而使细菌死亡。氯对病毒的作用在于对核酸的致死性损害，因病毒缺乏一系列代谢酶，对氯的抵抗力较细菌强。

2. 影响氯化消毒效果的因素 ①加氯量和接触时间：一般要求加入氯化消毒剂后，接触 30 分钟，水中的游离氯不低于 0.3mg/L。②水的 pH 值：消毒时应控制水的 pH 值不宜太高。③水温：水温高，杀菌效果好。④水的浑浊度：水的浑浊度高，水中有机物等悬浮杂质多，会消耗有效氯，而且细菌包裹在悬浮物内不易被杀灭，同时还会形成较多的氯化副产物，故浑浊度高的水必须强化混凝沉淀和过滤处理。⑤水中微生物的种类和数量：不同微生物对氯的耐受性不同，水中微生物的数量过多，则消毒后水质较难达到卫生标准的要求。

六、新型饮用水卫生

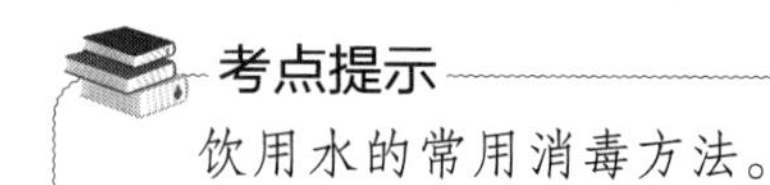

由于水资源的匮乏和水源的污染，人们不得不

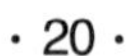

开发新型的引用水源。新型饮用水的类型很多，其质量与人体健康密切相关。

（一）桶装水

为了提高饮水质量，满足广大城市居民的保健需要，以自来水为原水经各种深度净化工艺的桶装水应运而生。在某些经济发达的城市，饮用桶装水的人口已达10%以上。桶装水的类型有以下几种。

1. 纯水　纯水是以市政自来水为原水，经初步净化、软化，主要采用反渗透、电渗析、蒸馏等工艺使水中溶解的矿物质以及其他有害物质全部去除，即除水分子外，基本上没有其他化学成分。

2. 净水　净水是以市政自来水为原水通过吸附、超滤以去除水中有害物质而保留原水的化学特征，即保留原水中的溶解性矿物质。

3. 天然矿泉水　天然矿泉水是储存于地下深处自然涌出或人工采集的未受污染且含有偏硅酸、硒、锌等一种或多种以上微量元素达到限量值的泉水，经过过滤等工艺而成。它除含有上述特定的元素外，还含有较多的溶解性矿物质。

此外，市场上的人工矿化水是在纯水中加入某些微量元素，使其某一微量元素达到天然矿泉水的限量值。

桶装水生产过程中均有消毒这一流程，从理论上说，桶装水是不会被微生物沾污的，但实际情况并非如此。据报道，我国桶装水出厂时细菌中毒、大肠菌群超标现象时常出现，用户桶装水饮水机常温出水的大肠菌群的超标率高达20%～50%，并显示随每桶水使用时间延长而增加。究其原因，一是生产过程中消毒不严；二是水桶清洗消毒不彻底；三是灌装过程沾污；四是桶装水与饮水机配套使用，造成饮水机出水系统沾污。

近年来，桶装矿泉水出现沉淀的报道日益多见。矿泉水出现的沉淀包括生物性和非生物性两大类。非生物性沉淀主要由于矿泉水中的矿物质和金属盐类发生化学反应或溶解性下降所致。生物性沉淀由微生物引起，亦因淡水藻类污染引起。有报道称，某些地方桶装水受到真菌的污染。当企业应用未经处理或灭菌不彻底的水源水冲洗生产环境、设备及包装材料时，将导致真菌交叉污染。从健康考虑，理想的饮用水应该保留天然化学特性，即含有适量的矿物质和微量元素，如构成硬度的钙、镁含量太高，可导致结石，而含量的太低是心血管疾病的危险因素；又如氟化物含量高可导致氟斑牙甚至氟骨症，含量太低可引发龋齿。但纯净水在去除细菌杂质的同时，也去除了对人体有益的微量元素和无机矿物质，如长期饮用有可能造成体内营养失衡。

（二）直饮水

直饮水系统属于分质供水的范畴。分质供水系统是指在一栋楼房、一个小区或一个城市内，除设有供生活用水的自来水供水系统外，还设有供人们直接引用的净水系统。直饮水是对自来水进行深度处理后，再将符合直接饮用标准的自来水通过优质输水管道送入用户，供居民直接饮用。直饮水的基本工艺流程为：自来水加压泵—多介质过滤器—活性炭过滤器—阳离子软水器—精密过滤器—反渗透机—臭氧发生器—不锈钢储水罐—变频恒压供水泵—优质供水管道。

分质供水的优点在于无需对所有的水进行深度净化，因为供居住者直接饮用的水仅占总用水量的5%，因此处理过程整体费用大大降低，从而保证饮用水的质量。

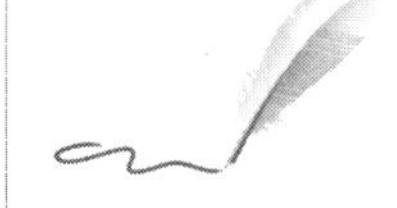

（三）淡化水

我国是一个严重缺水的国家，劣质原水面积很广。在我国的西北干旱地区，虽然有丰富的地下苦咸水或苦咸水湖，但可供利用的淡水资源非常有限。沿海地区具有丰富的海水资源，但其淡水资源短缺。因此，研究开发并推广有效的苦咸水和海水淡化技术是解决我国西北某些苦咸水地区淡水资源紧缺及我国沿海许多岛屿居民的生活用水等问题现实可行的根本举措。

第三节　住宅环境与健康

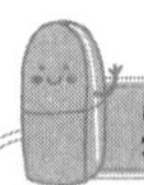

案例讨论

[案例] 2001 年 10 月南京市民栗某请南京某装饰公司对自己购买的一套 60 平方米的住宅进行装修，2002 年 1 月栗某搬进了新房，结果入住新房才 3 个月，栗某及其母发现同患再生障碍性贫血。2002 年 8 月经南京市环境检测中心对住房进行室内环境检测，结果发现室内环境中甲醛超标 12.6 倍，挥发性有机物超标 3.3 倍。于是，栗某将装饰公司告上法庭，经过长达 9 个月的审理，2003 年 7 月法院裁定原告栗某胜诉并获得赔偿。

[讨论]

1. 栗某及其母同患再生障碍性贫血的原因是什么？
2. 如何预防室内空气污染？

一、住宅环境的卫生要求

住宅是人类生活环境的重要组成部分。随着我国经济发展和人民生活水平的提高，人们对住宅设计、装修和装饰的要求越来越高，同时对住宅环境质量也极为关注，尤其是室内空气污染问题。人的一生中有 2/3 以上的时间是在室内度过的。住宅的卫生状况通常可影响数代人和众多家庭成员的健康。为了保证住宅内具有良好的居住和家庭生活条件，保护和提高机体各系统的正常功能，防止疾病传播，住宅应满足下列基本卫生要求：①小气候适宜即室内有适宜的小气候，冬暖夏凉，干燥，必要时应有通风、采暖、防寒、隔热等设备；②采光照明良好，白天充分利用阳光采光，晚间照明适当；③空气清洁卫生，应避免室内外各种污染源对室内空气的污染，冬季应该有适当的换气；④隔音性能良好，应避免室内外及相邻居室的噪声污染；⑤卫生设施齐全，应有上、下水道和其他卫生设施，以保持室内清洁卫生；⑥环境安静整洁，应保证休息、睡眠、学习和工作。

二、室内空气污染对健康的影响

20 世纪中叶，专家们已认识到室内空气污染有时比室外严重。近 20 多年来，室内污染对健康的影响问题已经成为大家极为关注的环境卫生问题之一。

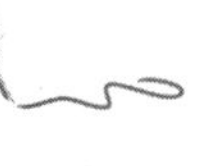

室内主要是指居室内，广义上说，也包括办公室、会议室、教室、医院等室内环境，以及旅馆、影剧院、图书馆、商店、体育馆、健身房、修车室、候车室等各种公共场所的

室内环境。

（一）室内空气污染的来源

1. 生活炉灶　主要指各种燃料的燃烧，以及烹调时食用油和食物的加热后产物，这类污染物主要有一氧化碳（CO）、SO_2、氮氧化物（NOx）、烃类和颗粒物。

2. 人体排放　人体排出大量代谢废弃物以及谈话时喷出的飞沫都是室内空气污染的来源。人的呼吸可向空气中排放 CO_2、氨类等多种内源性有害代谢气体、水蒸气等，并使空气氧含量减少。呼吸道传染病患者及病原携带者谈话、咳嗽、喷嚏时，随飞沫可排出病原体。人的排汗、皮肤脱落碎屑，亦可散发出气味。

3. 烟草烟雾　烟草在燃烧时局部温度可达 900～1000℃，通过热分解与热化合而形成大量有害化合物。烟草中的有害成分可达数千种，如 NOx、CO、氰化物、氨、腈、酚、醛、烟焦油和烟碱，其中包括致癌物如多环芳烃、挥发性亚硝胺、砷、镉等。

4. 建筑材料和装饰物品　随着经济的发展，人们生活水平的提高，大量新的化学物质被引入建筑材料、室内装饰和家具制品中，若处理不当，则可污染室内空气，如泡沫塑料、刨花板、胶合板、塑料贴面、化纤地、油漆涂料，其中特别引起注意的是甲醛和氡。甲醛主要用来生产脲醛树脂和酚醛树脂等粘合剂和生产泡沫塑料与壁纸，它们广泛用于房屋的防热、御寒、隔音与装饰。除此之外，有时还有苯及苯系物，多种卤代烃类，这是一组污染物，多来自溶剂、助剂的挥发，合称为挥发性有机物（volatile organic compounds，VOCs）。氡主要来自砖、混凝土、石块、土壤及粉煤的预制构件中。以含有镭、钍等氡母元素的石材为建筑材料时，室内氡污染会更严重。

5. 室外空气污染　一方面是来自工业、交通运输排出的污染物，如二氧化硫（SO_2）、NO_X、CO、颗粒物等。1984 年印度博帕尔市农药厂发生的异氰酸甲酯（MIC）泄漏事件，覆盖全市范围的毒气，使生活在该市住宅中的居民都受到了不同程度的影响。这是人类历史上至今最惨痛、最典型的一次室外污染源引起室内外居民中毒的事件。另一方面是来自植物花粉、孢子、动物毛屑、昆虫鳞片等变应原物质。也可来自房屋地基的地层中氡及其子体等固有物和地基在建房前遭受的污染物，以及从水管中引入的致病菌或化学污染物，还有从衣服中带入的各种污染物等。

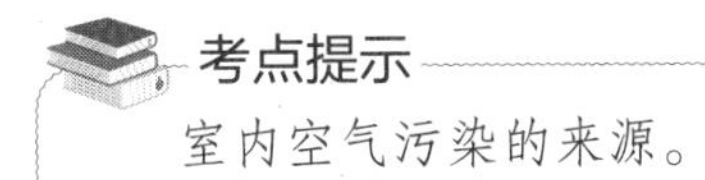
考点提示

室内空气污染的来源。

6. 其他　家用化学品的使用，包括各种杀虫剂、清洁剂、化妆品等，可造成 VOCs 污染。微波炉、电磁炉、电脑等家用电器，可增加人们接触电离辐射的机会。空调使用不当，会造成室内空气质量下降。猫、狗、鸟、鱼等家养宠物，不但可以传播传染病如巴斯德菌病、支原体病、鹦鹉热等，也是室内空气污染的来源。

（二）室内空气污染的危害

1. 诱发癌症　吸烟者自身肺癌高发已是公认的事实。吸烟还通过污染室内空气形成环境烟草烟雾，造成被动吸烟。我国宣威市妇女肺癌死亡率居全国之首，与长期使用无烟囱火塘燃烧烟煤造成室内空气污染有关。

2. 引起中毒性疾病　由于燃料燃烧不完全或烟道不畅，室内出现高浓度 CO 而引起急性中毒是常见的事故。而 CO 的低浓度污染与动脉粥样硬化、心肌梗死、心绞痛发作有密切关系。烟草烟雾还引起男性精子异常、阳痿、早泄、性功能减退及女性月经异常等生殖毒性作用。

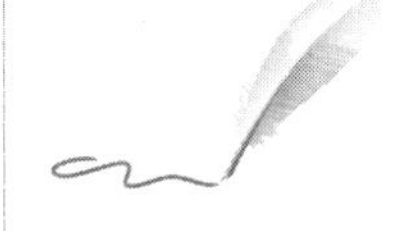

3. 引起不良建筑物综合征　不良建筑物综合征（sick building syndrome，SBS）发生于

办公室的工作人员，是近20多年来室内污染常见表现。目前认为这是一种非特异性建筑物相关疾病，与空调系统通风不良形成的室内空气污染，特别是VOCs、甲醛、环境烟草烟雾污染有关。但发病因素也与气温、气湿、个人应激及心理特征都可能有关系。表现为一系列非特异的症状，一般症状包括眼、鼻、喉刺激，头痛、疲劳、胸闷、注意力不集中等，当发病者离开该环境一段时间后，症状会缓解，该综合征多发生在新建的或重新装修的办公室。

4. 传播传染病及诱发呼吸道感染 室内空气中的致病微生物主要通过三种方式进行传播：一是附着在尘埃上；二是附着在人的口或鼻腔喷出的飞沫小滴上；三是附着在飞沫表面蒸发后所形成的飞沫核内，在空中悬浮播散。

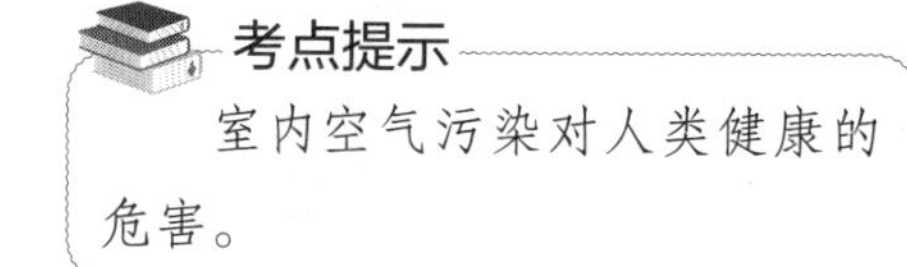

考点提示

室内空气污染对人类健康的危害。

5. 引起变态反应 常见的有花粉病、尘螨过敏等，可引起哮喘、过敏性鼻炎、荨麻疹等变态反应症状。

三、室内空气污染的防治措施

1. 执行有关室内污染的法规 《室内空气质量标准》（GB/T18883—2002）是由国家质量监督检验检疫局、国家环境保护总局、卫生部制定的。我国第一部《室内空气质量标准》于2003年3月1日正式实施。在这部标准中明确提出了“室内空气应无毒、无害、无异常嗅味”的要求。其中规定的控制项目包括化学性、物理性、生物性和放射性污染。规定控制的化学性污染物质不仅包括人们熟悉的甲醛、苯、氨、臭氧等污染物质，还有可吸入颗粒物、CO_2、SO_2。

2. 住宅的地段选择 住宅应按照住宅的基本要求，选择在大气清洁、日照通风良好、周围环境无各种环境污染源、有绿化地带将交通要道与闹市区及工业区隔离的地段内。

3. 房屋内应有不同的功能分隔区，内部设计布局合理 住宅的平面配置主要要防止厨房产生的煤烟和烹调油烟吹入居室，防止厕所的不良气味进入起居室，避免各室互相干扰等。

4. 改善炉灶和采暖设备 保证烟道通畅，注意改进燃烧方式、提高燃烧效率，以降低室内污染物的浓度；逐步推广煤气化，电力供应充足地区推广电热烹调；以集中式采暖取代分散式采暖。

5. 经常开窗、通风换气 厨房可安装抽油烟机和排风扇，以降低局部污染物的浓度；坚持合理清扫制度，必要时进行空气消毒以杀灭病原体；刚装修的房间或新家具放置后，需经一定时间充分通风后再居住；使用空调时，应保持进入一定量的通风。

6. 选择安全的建筑材料和装饰材料 应选择不散发有害物质、不易沾上尘埃和易于清洁的材料；为防止建筑材料中氡的逸出，除注意选材外，还可在建筑材料表面刷上涂料，起到降低室内氡浓度的作用；为减少室内甲醛及其他挥发性有机物的量，要选用低挥发性的建筑材料和装饰材料，或者选择已在空旷处释放了甲醛的出厂产品；避免在室内使用毛制的地毯或挂毯，以减少室内积尘和虫螨。

7. 控制吸烟，减少室内烟雾污染 制定和执行禁止公共场所吸烟，禁止青少年吸烟等；加强健康教育，推广戒烟方法。

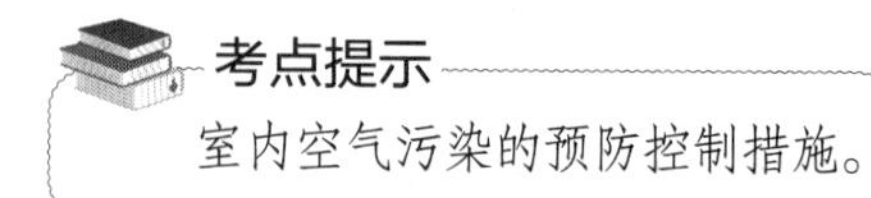

考点提示

室内空气污染的预防控制措施。

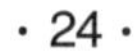

第四节　土壤污染与健康

一、土壤污染的来源

土壤是一个开放体系，土壤与其他环境要素间进行着不间断的物质和能量的交换。因此造成土壤污染的物质来源是极为广泛的，有天然污染源，也有人为污染源。

按照污染物进入土壤的途径，可将土壤污染源分为以下几类。

1. 农业污染　主要是指出于农业生产自身的需要而施入土壤的化肥、农药及其他农用化学品和残留于土壤中的农用地膜等。

2. 工业污染　是指工矿企业排放的废水、废气和废渣等，是土壤污染最重要的来源之一。

3. 生活污染　土壤的污染物主要来自人畜粪便排泄物、生活污水、家禽饲养厂和医院污水。城市垃圾被不合理处置是居民生活引起土壤污染的另一个主要途径。

4. 交通污染　交通工具对土壤的污染主要体现在汽车尾气中的各种有毒有害物质通过大气沉降造成土壤污染，以及事故排放所造成的污染。

5. 灾害污染　某些自然灾害也会造成土壤污染。例如，强烈火山喷发区的土壤、富含某些重金属或放射性元素的矿床附近地区的土壤，由于岩石的风化，可使有关元素向土壤中迁移，引起土壤污染。

6. 电子垃圾污染　电子垃圾可以来自工业生产也可来自日常的电子电器的废弃物，是目前深受人类关注的危害极大的重要污染源。电子垃圾含有铅、镉、汞、六价铬、聚氯乙烯等大量有毒有害物质，比一般的城市垃圾危害大得多。

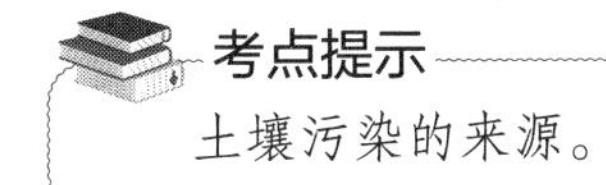

考点提示

土壤污染的来源。

二、土壤污染对健康的危害

由于土壤环境的开放性特点，极易受到人类活动的影响。当土壤中含有有害物质过多，超过土壤的自净能力，就会引起土壤的组成、结构和功能发生变化，微生物活动收到抑制，有害物质或其分解产物在土壤中逐渐累积。人为因素是造成土壤重金属、农药、石油污染的主要原因，致使土壤酸化、营养元素流失、进而破坏土壤生态系统、降低农作物产量，并通过“土壤—植物—人体”，或通过“土壤—水—人体”间接被人体吸收，形成对人体健康的危害。

（一）重金属污染的危害

土壤受重金属或类金属毒物污染后，常常通过农作物和水进入人体，造成种种毒害。如铅、汞、镉、砷、铬、铊等污染土壤后都会对居民健康造成各种危害。其中尤以重金属镉污染为甚，会引起痛痛病。铊污染引起的慢性危害表现为毛发脱落、周围神经损害、视力下降甚至失明。铬污染可导致人群癌症发病率增高，三价铬化合物具有致畸作用。

（二）农药污染的危害

农药种类繁多，全世界已开发出的农药原药有1200多种，其中常用的有200余种，主要有有机氯、有机磷、有机砷、有机汞、氨基甲酸酯、菊酯类化合物等几大类。据统计，使用农药可挽回年粮食减产损失的30%，相当于因使用农药每年可增加3亿~3.5亿吨的

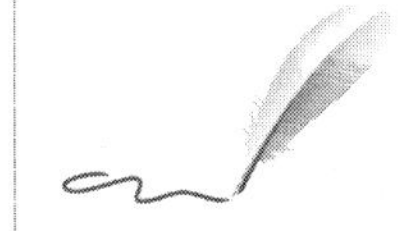

粮食。但是，由于不少农药具有高毒性、高生物活性，在土壤环境中残留的持续性以及农药滥用引发的问题，已引起人们的高度关注。农药污染土壤后即使土壤中农药的残留浓度很低，通过食物链的生物浓缩作用可使体内浓度提高数千倍甚至数万倍，而对人体健康造成危害。

农药污染对人体造成的危害是多方面的，如急性中毒、慢性危害和致癌、致畸、致突变作用等。

1. 急性中毒 农药急性中毒是一个十分严重的问题。不正确的使用农药、误服以及自杀等情况每年都有发生。对硫磷、内吸磷等有机磷农药中毒造成的死亡是急性中毒事件中最多的。

2. 慢性危害 长期接触或食用含有农药的食品，可使农药在体内不断蓄积，对人体健康构成潜在威胁。农药在人体内不断积累，短时间内虽不会引起人体出现明显中毒症状，但可产生慢性危害。如有机氯农药双对氯苯基三氯乙烷（DDT）的作用与人体内所存在的典型雌激素如17β－雌二醇等内源性激素作用类似，能够干扰人体内激素的平衡，影响男性生育力。农药慢性危害还表现为如有机磷农药和氨基甲酸酯类农药可抑制胆碱酯酶活性，破坏神经系统的正常功能。可降低人体免疫力，从而影响人体健康。

3. 致癌、致畸、致突变作用 国际癌症研究机构根据动物试验验证，有18种广泛使用的农药具有明显的致癌性，还有16种显示潜在的致癌危险性。20世纪60年代初到70年代中期的越南战争期间，美军在越南北部喷洒了4000多万升含二噁英的脱叶剂，导致当地居民、参战美军及其后代出现癌症、出生缺陷及其疾病等中毒问题。流行病学调查显示，长期接触农药的农民肝癌发生率明显增高。科学家还发现，DDT被人体吸收后使体内雌激素水平偏高等是引发乳腺癌的一大诱因。鉴于有机氯农药的严重危害，我国于1983年已停止生产有机氯农药，1984年已停止使用DDT等有机氯农药，但其长远影响尚需逐渐消除。

（三）持久性有机污染物的危害

持久性有机污染物（persistent organic pollutants，POPs）是指能持久存在于环境中，并可借助大气、水、生物体等环境介质进行远距离迁移，通过食物链富集对环境和人类健康造成严重危害的天然或人工合成的有机污染物质。POPs是一类对全球环境和人类健康影响非常巨大的化学物质，已引起全世界的广泛关注。首批列入《斯德哥尔摩公约》受控名单的12种POPs分为：DDT、氯丹、灭蚁灵、艾氏剂、狄氏剂、异狄氏剂、七氯、毒杀芬、六氯化苯、多氯联苯、二噁英、呋喃。2009年又增加了9种，包括α－六氯环己烷、β－六氯环己烷、十氯酮、六溴联苯、六溴二苯醚和七溴二苯醚、林丹、五氯苯、全氟辛基磺酸盐和全氟辛基磺酰氟、四溴二苯醚和五溴二苯醚。随着人们对持久性有机污染物研究和认识的深入，POPs名单还会进一步扩大。

POPs可通过多种途径进入机体，在体内的脂肪组织、肝脏等器官组织及胚胎中积聚，产生毒性。动物实验表明，POPs可对包括肝、肾等脏器及神经系统、内分泌系统、生殖系统、免疫系统等产生急性和慢性毒性，并具有明显的致癌、致畸、致突变作用。不少POPs具有内分泌干扰作用，能够从多个环节上影响体内天然激素正常功能的发挥，影响和改变免疫系统和内分泌系统的正常调节功能，引发女性的乳腺癌、子宫内膜异位等，男性睾丸癌、前列腺癌、性功能异常、生精功能障碍、精子数量减少和生育障碍等。POPs干扰机体的内分泌功能，引起雌性动物卵巢功能障碍，抑制雌激素的作用，使雌性动物不孕、胎仔

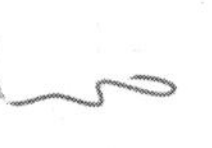

减少、流产等。POPs 还可通过胎盘和授乳传递给胎儿和婴儿，影响其发育。

（四）生物性污染的危害

土壤的生物性污染认识仍然是当前土壤污染的重要危害，影响面广。

1. 引起肠道传染病和寄生虫病　人体排出的含有病原菌或寄生虫卵的粪便污染了土壤，再经过某种途径（如生吃蔬菜、瓜果等）而经口进入人体引起传染病（人—土壤—人）。许多肠道传染病菌在土壤中能存活相当长时间，抵抗力最小的霍乱弧菌可存活 8～10 天，伤寒杆菌、痢疾杆菌和肠道病毒等可存活数十天，寄生虫卵在土壤中存活时间更长。

2. 引起钩端螺旋体病和炭疽病　含有病原体的动物粪便污染了土壤后，病原体通过人的皮肤或黏膜进入体内而得病（动物—土壤—人）。钩端螺旋体的带菌动物为牛、羊、猪、鼠等。炭疽杆菌抵抗力最强，在土壤中可存活 1 年以上，家畜一旦感染了炭疽病并造成土壤污染，会在该地区相当长时期内传播此病。

3. 引起破伤风和肉毒杆菌中毒　天然土壤中常常含有破伤风杆菌和肉毒杆菌，人接触土壤而感染（土壤—人）。这两种病菌抵抗力很大，在土壤中能长期存活。

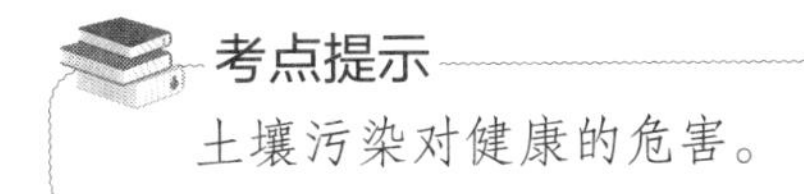

土壤污染的危害主要通过农作物等间接地对居民健康产生危害。土壤污染造成的危害不易及时发现，一旦污染又难以清除。

三、垃圾及粪便的无害化处理

土壤作为生物圈中重要的环境因素之一，在流动性和稀释净化能力方面远不如大气和水所具有的特性。土壤一旦被污染，要彻底清除是很困难的。为了保护土壤不受污染，必须对粪便、垃圾、工业废渣等各种污染物进行合理的收集、运输、污染、无害化处理和综合利用，提出各个环节的卫生学要求和措施。

（一）粪便的无害化处理

做好粪便的无害化处理，是控制肠道传染病、增加农业肥料、改良土壤的重要措施。

1. 厕所　厕所是收集和贮存粪便的场所，必须符合下列卫生要求。①位置适当：坑式厕所应选土质干燥，地下水位在距坑底 2 米以下，距分散式供水水源 30 米以上，距托幼机构、饮食行业等 30 米以上的地方。②粪池应防渗漏、不污染地下水，粪池应高出地面，严防雨水流入。③有防蝇、防鼠、防蛆、防臭、防溢的设施。④厕所内小气候和采光良好；有换气设施。设备完善的水冲厕所，空气中氨含量应不大于 $0.3mg/m^3$，硫化氢不大于 $0.01mg/m^3$。

2. 粪便的无害化处理和利用　粪便无害化处理方法很多，适合我国情况的方法有粪尿混合密封发酵法、堆肥法和沼气发酵法。

（1）粪尿混合发酵法　这是在厌氧环境中密闭发酵，借厌氧菌分解有机物产生大量的氨。游离氨可以渗入血吸虫和钩虫的卵壳进入卵内，杀死虫卵。厌氧的环境也使其他病原菌死亡，粪便腐化为良好的肥料。

（2）堆肥法　这是适合我国情况的处理垃圾、粪便的良好方法。其原理是把粪肥和有机垃圾、作物秆、叶等堆积起来，在一定的温度和微生物的作用下，分解有机物并产生高温。堆内温度最高可达到 60～70℃，病原体死亡并迅速形成大量腐殖质。影响堆肥效果的

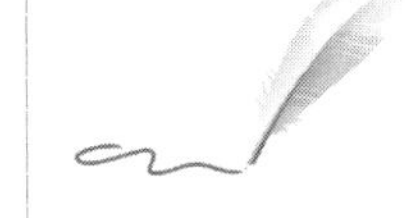

因素主要有以下几种。①土壤微生物：高温菌的作用十分重要，为了加快堆肥的进程，可向堆肥中加已经成熟的堆肥粉或含有大量嗜热菌种的马粪。②碳氮比值：堆肥中含碳和含氮有机物的比例应合适，一般为30∶1或40∶1。③pH值要合适，可用1%～20%石灰调节。④水分和空气：堆肥水分以50%～70%为宜。要留有通空气的孔，或定期翻堆以供给氧气，以便加速有机物氧化产生高温。如氧气不足，则不能产生高温，使堆肥时间延长，效果不佳。高温堆肥时间需两周，低温厌氧堆肥则需要1个月以上才能完成。

（3）沼气发酵法　此法原理是将粪便和垃圾、杂草等加污水，密闭于发酵池中，在厌氧菌的作用下分解成有机物，产生大量的甲烷气体（沼气）和一些二氧化碳。在发酵的过程中，病原菌死灭，寄生虫卵减少95%以上，可获得良好的肥料和大量沼气。沼气引出来可用作能源，供烧水、烧饭和点灯照明。

（二）垃圾的无害化处理

生活垃圾成分复杂、产量大、卫生问题多，但是垃圾中有用成分很多，应该科学处理和应用，变废为宝。垃圾的收集方法有两种，即混合收集和分类收集。垃圾收集后先行压缩，再进行粉碎和分选。分选是把不同垃圾成分进一步分开，以便分别处理和利用。

1. 填埋法　是最常用的处理方法，也是城市垃圾处理的首选方法。填埋法的主要优点是垃圾处理量大，技术较成熟，建设费用和运行费用相对较省。我国对垃圾填埋地卫生要求如下。

（1）填埋场位置在当地主导风向的下风向，地下水流向的下游，距居住区500m以上。

（2）有防渗漏的衬底，衬底铺以细沙和黏土压实或铺沥青，衬底厚30cm以上。

（3）边填埋边压实，每天盖一层15cm的土压实，最后封场时盖60～100cm厚的土压实。

（4）设排气管和排水管，收集渗出液。

2. 焚烧法　此法处理垃圾优点很多，能迅速消灭一切病原体。灰渣只占原体积的5%～10%，同时可以回收热能，经济效果好。但是，焚烧法设备投资和管理费用高，并且有些垃圾不适于焚烧，管理不当或燃烧温度不够高的话，焚烧中会产生二噁英等有害物质。焚烧法的卫生要求如下。

（1）焚烧炉应设在居住区的下风向，距居住区500m以上。

（2）烟囱高度要在30m以上，便于烟气扩散。

（3）炉内燃烧温度应在800～1000℃。

（4）垃圾灰分不超过45%，水分不应超过50%。

> **考点提示**
> 垃圾及粪便的无害化处理。

第五节　常见地方病

地壳表面化学元素分布不均匀性，使某些地区的水和（或）土壤中某些元素过多或过少，当地居民通过饮水、食物等途径摄入这些元素过多或过少，而引起某些特异性疾病，称为生物地球化学性疾病，也称为地方病。我国常见的地方病有碘缺乏病、地方性氟中毒、地方性砷中毒等。此外，克山病、大骨节病等病因尚未完全可定，但都有明显的地区性，也列入生物地球化学性疾病的范围。

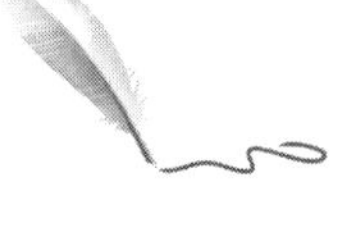

一、碘缺乏病

碘缺乏病（iodine deficiency disorders ，IDD）指从胚胎发育至成人期由于碘摄入不足而引起的一系列病症。包括地方性甲状腺肿、地方性克汀病、地方性亚临床克汀病、生育功能障碍等一系列病症。

（一）流行特征

IDD是一类分布广泛的地方性疾病，除挪威、冰岛外几乎所有国家都有不同程度的流行。受碘缺乏威胁的人口达16亿，占全世界总人口的28.9%。其中约有6.5亿人患有不同程度的甲状腺肿，3亿人有不同程度的智力落后。我国是世界上碘缺乏病流行最严重的国家之一，在全面实施食盐加碘为主的综合防治措施以前，全国除上海市外，各省、自治区、直辖市均不同程度地存在碘缺乏病。

2000年6月，卫生部、教育部、国家轻工业局、国家工商管理局、国家质量监督检验检疫局联合对全国消除碘缺乏病工作进行了考核评估。评估后证实，中国已基本实现了消除碘缺乏病的阶段目标。2005年全国第五次碘缺乏病监测结果显示，儿童甲状腺肿大率由1995年的20.4%下降到2005年的5.0%。

所有的碘化合物都溶于水，碘在陆地上迁移性强。碘在自然界循环迁移的规律决定了缺碘地区在地球上分布的特征，即山区多于高原、丘陵、半山区，而后者又多于平原，平原内陆则多于沿海。

IDD可见于任何年龄，但以儿童、青少年多见，高峰年龄期在10～30岁。女性多于男性，特别是在青春期后女性由于月经、妊娠、哺乳等生理特点需碘量较高，使其患病率保持较高水平。

（二）缺碘对健康危害的机制及其影响因素

1. 危害机制　由于自然地理因素造成的环境缺碘是公认的引起IDD的主要原因。生长在缺碘地区的农作物、动物和人都处于碘缺乏状态。人体含碘30mg，甲状腺内含量最多。人体碘的来源80%为食物，15%为饮水，5%为空气。成人最低生理需要量是每日75μg，青少年需要量增大，当碘的日摄入量低于40μg或水中含碘量＜10μg/L时，即可出现IDD流行。碘摄取不足，可影响甲状腺素合成，造成血液中甲状腺素水平低下，通过下丘脑—垂体—甲状腺反馈机制，刺激垂体前叶促甲状腺素分泌增加，使甲状腺上皮细胞增生，滤泡增殖，甲状腺体代偿性肿大。在胚胎期及生后早期的脑发育期，如缺碘导致甲状腺激素缺乏，可造成大脑不可逆的发育障碍或损伤，孕期严重缺碘可造成胎儿早产、死亡及先天畸形。

2. 影响因素

（1）膳食因素　不合理膳食，如膳食蛋白质、热量、维生素不足可加重碘缺乏对健康的危害作用。含有氰化物的某些食物，如木薯、玉米、高粱、杏仁等在体内形成的硫氰酸盐可抑制甲状腺浓集碘，促进碘的排出；芥菜、甘蓝、卷心菜、萝卜含硫代葡萄糖苷，其水解产物可抑制碘的有机化。硫氰酸盐与硫代葡萄糖苷等物质具有促使缺碘而致甲状腺肿的作用，故称为致甲状腺肿物质。

（2）其他因素　环境中其他矿物质不平衡（钙、镁、锰、铁高，硒、钴、钼低）等因素可加重碘缺乏的作用。

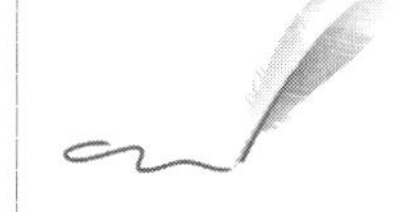

另外，克汀病发病的家族聚集性提示存在对缺碘敏感的遗传物质，故不能排除遗传因

素的作用。某些药物如硫脲类、洋地黄等也有致甲状腺肿作用。

（三）缺碘的主要临床表现

1. 甲状腺肿 主要为甲状腺肿大。弥漫性肿大的甲状腺表面光滑，有韧性感；若质地较硬，说明缺碘较严重或缺碘时间较长。患者仰头伸颈，可见肿大的甲状腺呈蝴蝶状或马鞍状。早期无明显不适，随着腺体增大，可出现周围组织的压迫症状。

除碘缺乏引起地方性甲状腺肿外，人体摄入过量碘也可引起甲状腺肿。近些年来，在中国新疆、山西、内蒙古、山东、河南、河北等地发现高碘性甲状腺肿大。日本早在20世纪40年代即发现高碘性甲状腺肿。后来在北海道沿海居民中调查发现长期食用含碘很高的海产品，尿碘很高但甲状腺激素水平及血碘水平低，有地方性高碘性甲状腺肿流行。

2. 克汀病 根据地方性克汀病的临床表现分为神经型、黏液水肿型和混合型三种。①神经型的特点为精神缺陷、聋哑、神经运动障碍，没有甲状腺功能低下的症状。②黏液水肿型的特点为严重的甲状腺功能低下、生长迟滞和侏儒。③混合型兼有上述两型的特点，有的以神经型为主，有的以黏液水肿型为主。

（四）诊断

1. 甲状腺肿

（1）我国现行的地方性甲状腺肿诊断标准 ①居住在地方性甲状腺肿病区。②甲状腺肿大超过本人拇指末节，或小于拇指末节而有结节。③排除甲亢、甲状腺炎、甲状腺癌等其他甲状腺疾病。④尿碘低于50μg/g肌酐，甲状腺吸附^{131}I率呈“饥饿曲线”。

（2）地方性甲状腺肿的分型 根据甲状腺肿病理改变情况分为三种。①弥漫型，甲状腺均匀肿大，质较软，摸不到结节。②结节型，在甲状腺上摸到一个或几个结节。此型多见于成人，特别是妇女和老年人，说明缺碘时间较长。③混合型，在弥漫肿大的甲状腺上，摸到一个或几个结节。

（3）地方性甲状腺肿的分度 国内统一的分度标准如下。①正常，甲状腺看不见，摸不着。②Ⅰ度，头部保持正常位置时，甲状腺容易看到。由超过本人拇指末节大小到相当于1/3拳头大小，特点是“看得见”。甲状腺不超过本人拇指末节大小，但摸到结节时也算Ⅰ度。③Ⅱ度，由于甲状腺肿大，脖根明显变粗，大于本人1/3个拳头到相当于2/3个拳头，特点是“脖根粗”。④Ⅲ度，颈部失去正常形状，甲状腺大于本人2/3个拳头，特点是“颈变形”。⑤Ⅳ度，甲状腺大于本人一个拳头，多带有结节。

2. 地方性克汀病的诊断标准

（1）必备条件 ①出生、居住在碘缺乏地区。②有精神发育不全，主要表现在不同程度的智力障碍。

（2）辅助条件 ①神经系统症状：不同程度的听力障碍、语言障碍和运动神经功能障碍。②甲状腺功能低下症状：不同程度的身体发育障碍，皮肤、毛发干燥，X线骨龄落后和骨骺愈合延迟；血清T_4降低，促甲状腺激素（TSH）升高。

有上述的必备条件，再具有辅助条件中神经系统症状或甲状腺功能低下症状任何一项或一项以上，即可诊断为地方性克汀病。

（五）预防措施

1. 补碘

（1）碘盐 食盐加碘是预防IDD的首选方法，也是简便易行。易于坚持的有效措施。

其做法是在食盐中加入碘酸钾等碘化合物，混匀后供食用。我国食用盐产品碘含量的平均水平为20～30mg/kg。碘盐应注意防潮、防晒、密闭保存，以减少碘的损失。

（2）碘油　即碘与植物油化合而成，采用肌内注射或口服方式给药。其优点是长效、快速、副作用小，但投药程序复杂。一般作为替代或辅助措施，如用于重病区育龄妇女，重点预防妊娠前3个月（胚胎期）碘缺乏。

（3）富含碘食物　提倡多食用海带、紫菜、海鱼等海产品，以增加碘的摄入。

2. 防治监测　在进行补碘时，必须指明的一点是：碘虽然是必需元素，但决非摄入越多越好。调查发现，盲目或过度补碘在某些地区可引发碘中毒、高碘性甲状腺肿，增加人群中甲状腺功能亢进或低下的发病率。为此应加强碘盐含碘量、人群发病率的动态变化、外环境碘水平的监测以及重点患病人群随访，以积累资料、发现规律，指导科学补碘防治。

（六）治疗原则

1. 地方性甲状腺肿　一般来说，在碘缺乏病区，Ⅰ度、Ⅱ度甲状腺肿只要能坚持补碘，就可以逐渐好转而无须治疗。

（1）甲状腺激素疗法　对于补碘后疗效不佳，怀疑有致甲状腺肿物质或高碘性甲状腺肿者可采用激素疗法，以促进肿大腺体恢复。可采用干甲状腺制剂、$L-T_3$（甲碘安）、$L-T_4$等治疗。

（2）外科疗法　Ⅲ度以上有结节的甲状腺肿大患者，特别是有压迫症状或怀疑有癌变者可行外科手术，切除肿大的甲状腺组织。

2. 地方性克汀病　黏液水肿型克汀病治疗越早效果越好。一旦发现立即开始治疗，可控制病情发展，减轻或避免日后的神经和智力损害。只要适时适量的补充甲状腺激素，及时采用“替代疗法”就可迅速收到理想的治疗效果。其他辅助药物可用维生素A、维生素D、维生素B_1、维生素B_2、维生素B_6和维生素C等及钙、镁、锌、铁、磷等多种元素，亦有采用动物脑组织制剂、灵芝以及中药等。同时应加强营养，加强智力、生活训练和教育，尽可能使病人在体能、智能及生存能力上都有较大提高。

二、地方性氟中毒

地方性氟中毒是环境中氟元素含量过高，机体长期摄入过多氟而引起的一种慢性中毒性地方病，又称地方性氟病。病变主要侵犯骨骼和牙齿，同时累及中枢神经、心血管、胃肠道、肌肉等，是一种全身性疾病。

知识链接

氟与人体健康

氟对人体健康具有双重作用，适量的氟是人体必需的微量元素，而长期大量摄入氟可引起氟中毒。

适量的氟有利于钙、磷的利用以及其在骨骼中沉积，加速与促进骨骼生长，并维持骨的健康；适量的氟易与牙齿中的羟基磷灰石结合，取代其羟基形成氟磷灰石，能提高牙齿的机械强度和抗酸能力，也可抑制口腔中的乳酸杆菌，降低碳水化合物分解产生的酸度，从而具有预防龋齿的作用。

长期摄入过量的氟可引起地方性氟中毒的发生。

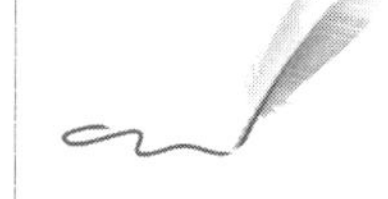

（一）流行特征

本病流行于高氟地区，分布广泛，遍及世界各地。我国除上海市外，其余各省、市、自治区都有不同程度的流行。据2005年报道，全国有病区县1308个，氟斑牙患者3950万，氟骨症患者287万，病区影响人口是1.1亿。

原生地质条件形成的特点，使某些地区的矿层、土壤、天然水源及农作物氟含量富集称为高氟地区。

由于高氟来源的环境介质不尽相同，形成的高氟地区的类型也不同，通常有下列三种类型。

1. 饮水型 此型最为常见，分布最广。氟的化学性质活泼、成矿能力很强，地壳中含氟矿物有近百种。自然界的氟都以化合物形式存在，绝大多数矿物中的无机氟都溶于水，表面迁移能力很强，致使饮水中含氟过量。如富含氟的盐湖、盐渍地、低洼地，岩石矿床区，温泉与地热水地区等。

2. 煤烟型 此型多为高寒山区或气候寒冷、潮湿，烤火期较长的地区，无明显高氟水，但煤炭矿层储量多，且含氟量极高。当地居民习惯用煤火来烘烤雨季收获的粮食、菜蔬以利贮存，并在室内燃煤取暖做饭，由于炉灶敞口又无排烟装置，造成室内空气和食物严重污染。

3. 食物型 此型高氟区不多见，是由于天然食物如井盐、砖茶含氟超量。如四川彭水，井盐含氟203.9mg/kg，砖茶含氟可高达1175mg/kg，四川甘孜阿坝砖茶含氟741.5mg/kg，当地藏民每人每天饮大量奶茶而摄入较多的氟。

（二）氟中毒作用机制及其影响因素

1. 作用机制 正常成人体内含氟2.6g，主要存在于骨骼和牙齿中，占全身总量90%。氟的摄入量处于生理范围内时对骨和牙齿发育以及防龋齿有良好作用。人体氟40%来自食物，60%来自饮水。氟几乎是唯一在胃内吸收的元素，吸收率高达80%～90%，每天吸收2mg左右。高氟地区水、食物或空气等含氟量高，长期摄入，氟在体内蓄积可引起慢性中毒。中毒主要机制是：①过量氟进入体内结合血钙生成氟化钙，沉积于牙组织中，使牙釉质矿化不全，不能形成正常的棱晶结构而失去原有的光泽，易沉着色素且质脆易碎。②氟化钙的沉积使骨质硬化，密度增加，骨皮质增厚，韧带钙化。③血钙减少，尿磷增加又可诱发甲状旁腺功能亢进，促进溶骨，加速骨吸收。此外氟在体内与钙、镁结合成难溶化合物，使其难以游离。许多糖代谢酶的激活被抑制，糖酵解与糖原合成途径中断，导致骨营养不良。氟还抑制骨磷酸化酶，造成骨中钙盐的吸收障碍。

2. 影响因素

（1）摄入量　氟中毒患病率及病情轻重与氟摄入量密切相关。水中含氟1.6mg/L时，90%以上人可发生氟斑牙；当水中氟超过3.0mg/L时，人群中开始出现氟骨症；如氟的日摄入量超过6mg，开始出现毒作用，为10～25mg时，连续摄入7～20年可发生致残性氟骨症。

（2）年龄与性别　氟斑牙很少出现在幼儿乳牙，而仅发生在恒牙。这是由于氟抑制未萌出恒牙釉质的矿化过程，此发育期在出生后至6岁左右（第3磨牙除外）。氟斑牙一旦形成，将终生携带。氟骨症多侵犯成年人，尤其是青壮年。女性氟骨症多于男性，并以疏松型为主，男性以硬化型多见。

（3）营养状况　膳食蛋白质、钙、维生素 B_1、维生素 C、维生素 A、维生素 D 缺乏时，机体对氟的敏感性增高。

（三）临床表现

氟中毒的临床表现分为两大方面。

1. 氟斑牙

（1）釉面光泽度改变　釉面失去光泽，不透明，可见白垩样线条、斑点、斑块，白垩样变化也可布满整个牙面。一经形成，永不消失。

（2）釉面着色　釉面出现不同程度的颜色改变，浅黄、黄褐乃至深褐色或黑色。着色范围可由细小斑点、条纹、斑块直至布满大部釉面。

（3）釉面缺损　缺损的程度不一，可表现为釉面细小的凹痕，小的如针尖或鸟啄样，乃至深层釉质较大面积的剥脱。轻者缺损仅限于釉质表层，严重者缺损可发生在所有的牙面，包括邻接面，以至破坏了牙齿整体外形。

牙齿发育完成后发病者不产生氟斑牙，可表现为牙磨损。磨损面可有棕色环状色素沉着、牙剥脱、牙龈萎缩、松动、脱落等表现，多发生在较重病区。

2. 氟骨症

（1）症状　氟骨症发病缓慢，患者很难说出发病的具体时间，症状也无特异性。一般表现在以下几个方面。①疼痛：是最常见的自觉症状。疼痛部位可为 1～2 处，也可遍及全身。通常由腰背部开始，逐渐累及四肢大关节一直到足跟。②神经症状：部分患者除疼痛外，还可因椎孔缩小变窄，使神经根受压或营养障碍，而引起一系列的神经系统症状，如肢体麻木、蚁走感、知觉减退等感觉异常；肌肉松弛，有脱力感，握物无力，下肢支持躯干的力量减弱。③肢体变形：轻者一般无明显体征，病情发展可出现关节功能障碍及肢体变形。表现为脊柱生理弯曲消失，活动范围受限。④其他：不少患者可有头痛、头晕、心悸、乏力、困倦等神经衰弱症候群表现。也可有恶心、食欲缺乏、腹胀、腹泻或便秘等胃肠功能紊乱的症状。

（2）体征　轻症者一般无明显体征，随着病情的发展，可出现关节功能障碍及肢体变形。体征随临床类型与疾病严重程度而异。①硬化型：以骨质硬化为主，表现为广泛性骨质增生、硬化及骨周软组织骨化所致的关节僵硬及运动障碍、脊柱固定、胸廓固定、四肢关节强直。②混合型：在骨质硬化及骨旁软组织骨化的同时，因骨质疏松、软化而引起脊柱及四肢变形。

（四）地方性氟中毒的诊断

1. 氟斑牙　出生在氟中毒病区或幼年在氟中毒病区生活，或幼年有长期摄氟过量者，牙齿釉质出现不同程度的白垩样变，伴不同程度缺损和棕黄、棕黑色色素沉着，排除其他非氟性改变者即可诊断为氟斑牙。

2. 氟骨症　生活在高氟地区，并饮用高氟水，食用被氟污染的粮食或吸入被氟污染的空气者；临床表现有氟斑牙（成年后迁入病区者可无氟斑牙），同时伴有骨关节痛，肢体或躯干运动障碍即变形者；骨及骨周软组织具有氟骨症 X 线表现者；实验室资料等。

（五）预防措施

预防地方性氟病的根本措施在于控制氟来源、减少氟摄入量和促进氟的排出。

1. 改水降氟　①改用低氟水源，寻找和开凿含氟低的深井水或开渠引入低氟的地面水；

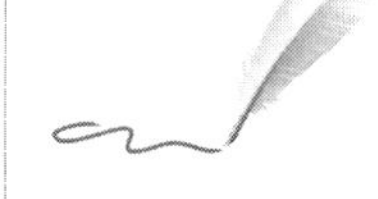

②饮水除氟，采用明矾、氯化铝等化学药物法或骨灰法、电渗析法等物理方法，以降低饮水中氟含量。

2. 改良炉灶、更换燃料 要改变落后的燃煤方式，加强排烟措施，减少室内空气氟污染。不用或少用高氟劣质煤，改用其他燃料。

3. 控制食物氟污染 改良食物干燥方法，可用烤烟房或火坑烘干，避免烟气直接接触食物。

4. 综合措施 改造盐碱土壤、疏通河道、植树造林，以减少氟化物积蓄。多食用肉、蛋、奶、豆制品和新鲜果蔬，增强体质和抗氟能力。

（六）治疗措施

目前尚无特效治疗方法，主要采取减少氟的摄入和吸收、促进氟的排泄、拮抗氟的毒性、增强机体抵抗力及适当的对症处理等综合措施。如合理调整饮食和推广平衡膳食、用钙剂和维生素D、氢氧化铝凝胶、蛇纹石等方法；对氟斑牙采用涂膜覆盖法、药物脱色法（过氧化氢或稀盐酸等）、修复法等措施。对已发生严重畸形者，可进行矫形手术。对因有椎管狭窄而出现脊髓或马尾神经受压的氟骨症患者应进行椎板切除减压。氟骨症的对症疗法主要是镇痛，对手足麻木、抽搐等症状可给予镇静剂。

三、其他地方病

（一）地方性砷中毒

地方性砷中毒是由于长期从饮用水、室内煤烟、食物等环境介质中摄入过量的砷而引起的一种生物地球化学性疾病。临床上以末梢神经炎、皮肤色素代谢异常、掌跖部皮肤角化、肢端缺血坏疽、皮肤癌变为主要表现，是一种伴有多系统、多脏器受损的慢性全身性疾病。

（二）克山病

克山病是一种以心肌变形坏死为主要病理改变的生物地球化学性疾病。1935年我国黑龙江省克山县发现大批急性病例，主要表现为心脏扩大、心力衰竭、心律失常。因其病因未明，故被称为“克山病”。

近年来的研究发现，克山病是一种与环境缺硒有关，多病因综合所致的地方性心肌病。自20世纪60年代，我国学者深入病区进行多次大面积环境流行病学调查，先后提出环境低硒、营养素缺乏、真菌毒素、肠道病毒感染等病因假说。目前认为环境低硒是克山病发生、发展、流行的主要原因。克山病流行区人群补硒干预收到明显的防治效果，使发病率逐年下降，有力地控制了重病区急性、亚急性克山病的发生，并减少了慢性及潜在性克山病病例数目。

（三）大骨节病

大骨节病是一种地方性、慢性骨关节变形性疾病，以四肢关节软骨和骺软骨变性、坏死、增生、修复为主要病理改变，以骨关节增粗、畸形、强直、肌肉萎缩、运动障碍为主要临床表现。

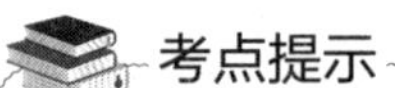

常见生物地球化学性疾病的流行特征、影响因素、主要临床表现、治疗原则、预防措施。

大骨节病病因有许多假说，其中环境低硒是大多数学者所认可的生物地球化学因素。我国环境流行病学调查结果显示，大骨节病病区分

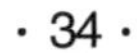

布于从东北到西南的宽阔缺硒地带，病区推广硒盐和口服亚硒酸钠片防治，使大骨节病的发病率明显下降。

第六节　社会心理环境与健康

一、社会因素与健康

社会因素主要指的是社会制度、人口、家庭关系及文化教育等，它们主要通过对人的生理、心理以及社会适应能力等方面的作用，直接或间接地影响人类的健康。人类健康和疾病是一种社会现象，健康水平的提高和疾病的发生、发展及转归也必然受到社会因素的制约。

（一）经济发展与健康

经济是满足社会人群基本需要的物质基础，社会经济是社会变迁和社会生活的基础。社会经济的发展推动了卫生工作的进行，卫生工作也同样推动着社会经济的发展，两者具有双向互动作用。社会经济的发展必须以人群健康为条件，以人群健康水平的提高为根本保证。社会经济的发展促进人群健康水平的提高，同时人群健康水平的提高对推动社会经济的发展又起着至关重要的作用。

（二）社会发展与健康

社会发展是社会制度和社会关系的发展的总和。社会制度是指在一定历史条件下形成的社会活动和社会关系的规范体系。人在社会网络中的相互关系是影响健康的因素，也是健康的基本内容。

（三）文化因素与健康

文化是人类发展创造的物质财富和精神财富的综合反映，每一种文化都随着社会物质生产的发展以及社会制度的变革而发生改变。文化因素主要包括了道德、信仰、法律、教育、科学、艺术以及风俗习惯等。

1. 思想意识形态对健康的影响　思想意识的核心内容是世界观，世界观确定人们的其他观念。人的观念的形成，一方面来源于个人的生活经历和实践，另一方面来源于社会观念的影响，从而使思想观念具有社会普遍性和个别性。因此，由某种观念带来的健康问题也表现出某种社会倾向性和个别性。因此，不良的社会道德和观念可带来社会病态现象和健康问题——社会病。

2. 风俗习惯对健康的影响　风俗习惯是历代相传的文化传统，是一种无形的力量，约束着人们的行为，从而对健康起着重要的影响作用。不良的风俗习惯导致不良的行为，不良的行为又将直接影响和危及人群健康。

3. 科学技术对健康的影响　科学技术的发展改善了人们的工作环境和生活环境，同时也改变了人们的生活方式，从而对个体和群体的心身健康有着重大的影响。

（四）人口增长与健康

人口是社会经济结构的重要因素，同社会经济的各个领域、各个环节都有着不可分割的联系。人口的增长水平应与社会经济增长速度相协调。人口增长过快，生产积累减少，生活水平便会下降，健康水平则会降低。过快的人口增长还会造成自然环境的破坏，加重

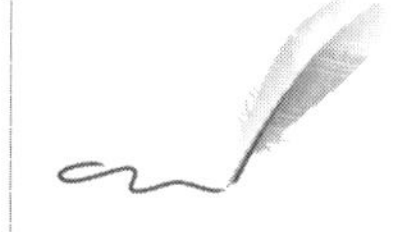

环境污染，对人类健康造成威胁。

（五）卫生保健服务与健康

卫生保健服务是卫生部门运用卫生资源和医疗手段向社会、群体和个人提供适宜的医疗、预防、康复服务的过程。卫生服务的质量与人群健康和社会经济发展密切相关，在卫生保健服务中医疗质量、医德医风、服务态度等对人群健康可产生重要影响。

（六）家庭因素与健康

家庭是社会的细胞，是维护健康的基本单位。每个家庭通过优生、优育和计划生育等方式可以使人口数量得以控制，并保证人口的质量，从而降低人群发病率。家庭成员和睦相处，有助于保持家庭成员良好的生理和心理状态，同时良好的家庭生活、卫生习惯可保证生活质量，增强体质，减少人员疾病的发生。

二、行为因素与健康

在当今社会，我们不难发现由不良行为和生活方式导致疾病，影响人类健康的现象日益突出。

（一）吸烟

吸烟是一种严重的社会公害，吸烟能引起多种疾病，对人类的健康和社会产生极大的危害。长期大量吸烟可引发支气管炎、肺气肿、肺癌、缺血性心脏病、胃和十二指肠溃疡等。调查研究发现，在一些盛行吸烟的欧美国家里，65 岁以下支气管炎、肺癌和缺血性心脏病死亡人数的 75%、65% 和 40% 由吸烟行为造成。吸烟导致发病率上升、有效工作日减少、医疗需求量增加，人类为此付出的代价是无法估量的。吸烟量越大、起始年龄越小、吸烟史越长，对健康的危害越大。

知识链接

烟草的烟雾中至少含有三种危险的化学物质，即焦油，尼古丁和一氧化碳。焦油是由多种物质混合成的，在肺中会浓缩成一种黏性物质。尼古丁是一种会使人成瘾的物质，由肺部吸收，主要是对神经系统发生作用。一氧化碳能降低红细胞将氧输送到全身的能力。一个每天吸 15～20 支香烟的人，其患肺癌、口腔癌或喉癌致死的概率，要比不吸烟的人大 14 倍；其患食管癌致死的概率比不吸烟的人大 4 倍；其死于膀胱癌的概率要大 2 倍；其死于心脏病的概率也要大 2 倍。

（二）酗酒

酗酒即为过量或无节制地饮酒，是一种病态或异常的行为。酗酒不仅影响健康，而且构成严重的社会问题。酗酒对人类健康的影响主要分为急性和慢性两种。急性引致酒精中毒、打架斗殴、损伤、车祸以及一些不可预估的意外死亡等；慢性的除了导致躯体肝硬化、心血管等疾病外，还会导致酒精慢性中毒综合征、慢性酒精性精神病、慢性酒精性谵妄等神经精神疾病。长期酗酒引起的酒精性肝硬化、脑血管疾病，以及酗酒同时大量吸烟的协同性致癌作用，都是导致成年人死亡的重要原因。

知识链接

酒精中毒性脑病是慢性酒精中毒最为严重的精神病状态，是长期大量饮酒引起脑器质性损害的结果，临床上以谵妄、记忆力缺损、痴呆和人格改变为主要特征，属于不可逆性疾病。主要分为科萨可夫综合征和酒精中毒性痴呆。前者临床特点主要以近记忆缺损为主，常有虚构和错构，许多患者有欣快表情、定向力障碍和感觉运动性失调。尽管病情较重，但多数病人无明显即刻记忆障碍、意识障碍和广泛的认知功能损害。后者由于长时间饮酒以及多次出现震颤谵妄发作后可逐渐发展至痴呆状态，如语言、思维、理解、记忆、计算及定向能力的损害，严重者人格发生改变，控制能力丧失，日常生活不能自理。

（三）吸毒

常用的毒品有海洛因、可卡因、吗啡、鸦片、安非他明、大麻、巴比妥类等。其中，海洛因、可卡因等可使人出现异常的精神亢奋；其他毒品则具有致幻作用。对健康的危害主要表现为精神颓废、人格缺损、心智功能紊乱、身体素质下降，精神异常直至衰竭死亡。致幻剂对免疫系统有直接抑制作用，不少吸毒者（包括静脉注射）往往同时又是同性恋或性淫乱者，所以吸毒人群中艾滋病具有高发病率。我国现有 90% 艾滋病病毒（HIV）感染者是因静脉注射吸毒（共用注射器）引起的。

（四）不良饮食习惯

不良饮食习惯的形成与自然环境、经济条件及文化素质等因素有关。随着社会经济的发展和生活水平的提高，人们的消费结构逐渐发生变化，饮食与健康的关系也引起医疗行业的高度重视。

（五）缺乏运动

“生命在于运动”已经为许多人的养生之道所证实，经常运动可以使大脑功能更加完善化，使得各个系统的功能得到加强并使机体处于比较有活力的状态，适应客观环境和增强抵抗力。

三、心理因素与健康

心理因素是指在特定的社会条件下，导致人们在社会行为乃至身体、器官功能状态产生变化的因素。社会变动常会影响个体的心理和躯体的健康，心理因素又常与社会环境密切相关，因而常称为社会心理因素。社会心理是反映人们的需要、愿望、兴趣、情感因素的心理现象。影响心理健康的因素主要是以下几个方面。

（一）遗传因素

一般来说，人的心理活动是不能遗传的，主要是后天的社会环境影响下形成和发展起来的。但人作为一个整体，身体、心理与遗传因素的关系就十分密切，尤其是人的体形、气质、神经结构的活动特点、能力与性格中的某些成分都受到遗传因素的明显影响。

（二）心理因素

1. 心理冲突 心理冲突是个体在有目的的行为活动中，存在着两个或两个以上相反或相互排斥的动机时所产生的一种矛盾心理状态。比如，我们在现实生活中会面临许多选择，需要在众多选择中作出某一个选择，但是每个选择都代表着一次机会，你抓住其中一个，就说明你必须放弃其他机会，尤其是面临重大问题，需要作出重要决策的时候，心理冲突就形成了。比如，有两个城市你都可以去工作，到哪个城市工作都有利弊，你总要权衡利

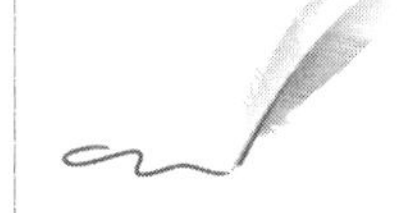

弊，选择一个地方去工作，这样心理冲突就产生了。比如，一对恋人去买口红，女孩觉得大红色的不错，男朋友觉得橘色的好看，女孩既想选择自己喜欢的，又想选择爱人喜欢的，钱只能购买一支，这时候为了买哪个颜色的口红，心理冲突就产生了。如果面临大的选择，做出选择很困难，人们就会产生不良的躯体和心理反应，表现出焦虑、心烦意乱乃至影响睡眠，从而对心理健康产生有害的影响。

2. 生活事件 生活事件指的是在日常生活中遇到的各种各样的社会生活的变动，如失恋、考试失败、离婚、丧偶、近亲死亡、退休等都可以引起心理障碍，即使是中等水平的刺激事件，如果它们连续发生，负性情绪长期存在，也会导致心身疾病的产生。这是因为每经历一次生活事件，个体都要去适应，要调整生理、心理状态，如果负性事件连续作用，个体调解失衡，躯体和心理健康状况就很容易受到影响。

3. 挫折 挫折是指人们在有目的的活动中，遇到无法克服或自以为无法克服的阻碍，使其需要或动机不能得到满足的情况。古人言："人生逆境十之八九，顺境十之一二"。人生的道路从来不是一帆风顺，比如：学习不好、恋爱失败、不能晋职、受到批评、丧失亲人等，就会产生不愉快的情绪反应（焦虑、紧张、失望、沮丧、悲哀等），即遇到了挫折。一般来讲，如果挫折没有超过个体的承受范围，在某种程度上具有积极作用。我们常说"没有压力就没有动力""失败是成功之母"等，这种压力会成为一种动力，能激发你的潜能，促进成长。但若挫折过于强烈或个体承受挫折的能力低，超过了个体的能力耐受范围，就可能引起情绪紊乱，表现出严重的焦虑情绪或者出现抑郁状态，导致心身疾病的出现。

4. 特殊的人格特征 世上没有相同的树叶，犹如个性，每个人的个性都是特殊的，没有好坏之分，只有不同的优势和不足。但有共同的一点，即人格特征是影响心理健康的一个重要因素。现代研究发现，很多疾病发生与人的某些心理类型密切相关，如：A 型行为特征与冠心病的发生、C 型行为特征与癌症的发生、强迫性人格与强迫性精神症的发生、癔症人格与癔症的发生。

四、健康行为干预

健康行为的发生指人们为了增强体质和维持身心健康而进行的各种活动，如充足的睡眠、均衡的营养、运动等。健康行为不仅能维持良好的身心健康和预防各种行为、心理因素引起的疾病，而且还能帮助人们养成强健的体魄。据调查发现，多发病、常见病的发生多与行为因素和心理因素有关，而且各种疾病的发生、发展最终都可找到行为、心理因素的相关性，并能够通过改变人的不良生活习惯和行为，养成健康习惯来预防疾病的发生。由此可见，健康行为是保证身心健康、预防疾病的关键。为了养成健康行为，我们可以通过采集个体健康状况信息、对健康状况进行评估预测、建立电子健康档案、根据具体情况设计健康指导方案、采用跟踪干预随访等五大步骤来进行干预，对个体的健康进行多层次、全方位的系统管理。

本章小结

环境因素是影响人类健康的重要因素之一，环境质量的好坏直接影响着人类的生存和健康水平。环境污染对健康的危害复杂多样，因此人类在改造环境的同时要注意保护环境。

水、大气和土壤是人类赖以生存的物质基础，其卫生状况与人类健康密切相关，改善和利用好水、大气和土壤环境是预防疾病、促进健康、提高生命质量的重要手段。我国常见的地方病有碘缺乏病、地方性氟中毒等。碘缺乏病主要是由于碘摄入不足而引起的一系列病症，临床上以地方性甲状腺肿和地方性克汀病最为典型，通过食盐加碘的方式进行预防。地方性氟中毒主要是由各种原因导致氟摄入过多引起的以氟斑牙和氟骨症为主要临床表现的一种全身性疾病，其根本预防措施在于控制氟来源、减少氟摄入量和促进氟的排出。

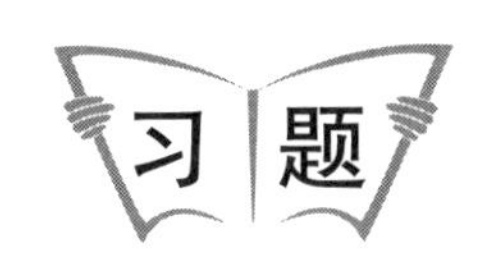

一、选择题

【A1/A2 型题】

1. 严重的环境污染引起的区域性疾病被称为

A. 公害病　　B. 职业病
C. 地方病　　D. 疫源性疾病
E. 以上都不是

2. 温室效应是由于大气中何物质增加引起

A. SO_2　　B. CO　　C. CO_2　　D. NO_2　　E. NO

3. 环境污染公害事件中，主要由于污染物急性毒作用引起的是

A. 伦敦烟雾事件　　B. 痛痛病事件
C. 水俣病事件　　D. 米糠油事件
E. 以上都不是

4. 属于公害病的疾病是

A. 痛痛病　　B. 克山病　　C. 大骨节病　　D. 碘缺乏病　　E. 黑脚病

5. 从20世纪50年代中期到70年代初期，在日本富山神通川下游地区，因某锌冶炼厂排出废水，使水及水稻受到污染，造成居民中出现以骨骼系统病理改变为主的一系列疾病，该病可能是

A. 水俣病　　B. 痛痛病　　C. 地甲病　　D. 克山病　　E. 大骨节病

6. 20世纪50年代中期，日本熊本县水俣湾被石油化工厂废水污染，并通过水—鱼—人食物链在人体内蓄积，引起居民中大量出现以感觉障碍、共济运动失调、视野缩小、听力障碍、语言障碍、眼球运动异常为主要症状和体征的疾病，该病可能由何污染物引起

A. 汞　　B. 镉　　C. 铅　　D. 砷　　E. 铬

7. 1984年，在印度博帕尔市某化工厂由于贮气罐泄漏，造成厂周围居民区15万多人中毒，2500人死亡，5万多人失明。此次泄漏的化学物是

A. 异氰酸甲酯　　B. 三氧化二砷
C. 多氯联苯　　D. 四氯乙烯
E. 三氯乙烯

8. 20世纪60年代初，震惊世界的“反应停”事件造成28个国家地区中出生8000多个短肢畸形儿。此事件的发生，使医学界首次认识到母体安全的化学药物不一定对胎儿安全，

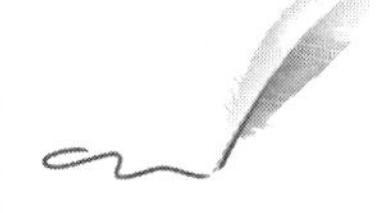

此后人们开始重视药物和其他化学物质的

A. 慢性作用　　B. 急性作用
C. 致畸作用　　D. 致癌作用
E. 致突变作用

9. 饮用水卫生要求在流行病学上安全，主要是为了确保不发生

A. 消化道疾病　　B. 介水传染病
C. 食物中毒　　D. 急慢性中毒
E. 水型地方病

10. 饮用水消毒的主要目的是

A. 保持水中有一定量的余氯　　B. 改善水质的感官性状
C. 除去水中有毒物质　　D. 杀灭病原菌，预防介水传染病
E. 预防水型地方病的发生

11. 我国集中式给水最常用的消毒方法是

A. 氯化消毒　　B. 紫外线消毒
C. 臭氧消毒　　D. 碘消毒
E. 煮沸消毒

12. 对饮用水进行氯化消毒时，起杀菌作用的主要是

A. Cl_2　　B. HClO
C. Cl^-　　D. $Ca(ClO)_2$
E. OCl^-

13. 室内空气中的氡最可能来自

A. 室外污染　　B. 建筑材料
C. 燃料燃烧　　D. 吸烟
E. 烹调油烟

14. 由于水体中大量氮、磷元素等营养物质增多，使藻类等浮游生物大量繁殖，这种现象被称为

A. 赤潮　　B. 水华
C. 富营养化　　D. 腐殖质化
E. 氧化塘形成

15. 二次污染物是

A. H_2S　　B. SO_2
C. CO　　D. NO
E. 光化学烟雾

16. 集中式给水水源选择的几个原则之中不包括

A. 水量充足　　B. 靠近居住区
C. 水质良好　　D. 便于防护
E. 技术和经济上合理

17. 下列哪种疾病脱离相关环境后症状会缓解

A. 痛痛病　　B. 水俣病
C. 建筑相关疾病　　D. 不良建筑综合征
E. 以上均是

18. 影响氯化消毒的因素是
A. 加氯量和接触时间　　B. 水的 pH 值
C. 水温和浑浊度　　D. 以上均是
E. 以上均不是

19. 动物粪便污染土壤后传染给人引起的疾病是
A. 伤寒　　B. 痢疾
C. 肉毒杆菌中毒　　D. 破伤风
E. 钩端螺旋体病

20. 天然土壤中常存在的致病微生物是
A. 伤寒杆菌　　B. 痢疾杆菌
C. 肉毒杆菌　　D. 炭疽杆菌
E. 钩端螺旋体

二、思考题

环境污染对健康的危害有哪些？如何进行有效的预防？

（邹开庆　王轶楠）

扫码“练一练”

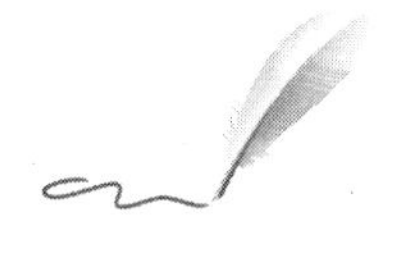

第三章　食物营养与健康

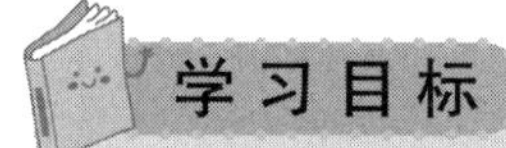

1. **掌握**　各类营养素的意义、合理营养的基本要求、平衡膳食宝塔及中国居民膳食指南。
2. **熟悉**　各类食物的营养价值。
3. **了解**　营养缺乏病、营养过剩性疾病；特殊人群的合理营养。
4. 学会进行营养调查与评价，并针对调查结果提出合理建议与改进方案。
5. 具有对人群进行营养健康教育的意识及开展临床营养预防与治疗的能力。

食物是人类获取能量和各种营养素的重要来源，是人类赖以生存、繁衍的物质基础。合理的膳食能维持体内代谢平衡，促进生长发育，增强免疫能力，保证机体健康。随着我国社会经济的发展和人民生活水平的提高，人们对营养与健康日渐重视，科学饮食、合理营养、促进健康已成为社会的基本需求。

第一节　食物营养概述

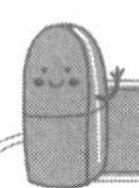

案例讨论

[案例] 刘女士，38岁。过去一直身体健康，但近年来倍感乏力，易疲倦，体力不支，时常感冒与头晕，去医院检查发现有轻度贫血。医生告知其饮食存在问题，故前来咨询。以下是刘女士代表性的每日食物摄入量：各类主食350克，豆制品50～100克，蔬菜600克，水果100克，烹调油30克。

[讨论]

1. 刘女士每日摄入食物的种类是否符合中国居民平衡膳食宝塔要求？
2. 刘女士可能是什么性质的贫血？
3. 根据各类食物的营养特点，你认为刘女士的饮食可能存在哪些缺陷？
4. 为了改善刘女士的营养与健康状况，你有哪些建议？

一、营养的基本概念

营养素（nutrients）是指人体为了维持生存和健康，保证生长发育和新陈代谢，以食物形式摄入的物质。人体需要的营养素主要包括蛋白质、脂肪、碳水化合物、矿物质、维生素、水、膳食纤维七大类。这些营养素进入机体后，在体内进行消化、吸收、生物转化、排泄，以满足机体生理需要。我们把这一生物学过程称之为营养（nutrion）。

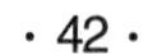

二、膳食营养素参考摄入量

营养素需要量（nutritionalrequirment）是指正常生理功能所需要营养素的数量。营养素供给量（nutritional dietary allowance）是指每日必须由膳食中提供以满足机体各种营养素需要的量。一般情况营养素供给量略高于营养素生理需要量。

膳食营养素参考摄入量包括平均需要量（EAR）、推荐摄入量（RNI）、适宜摄入量（AI）、可耐受最高摄入量（UL）。

平均需要量（EAR）是群体中各个体需要量的平均值，可以满足某一特定性别、年龄及生理状况群体中50%个体需要的摄入水平。

推荐摄入量（RNI）是可以满足某一特定性别、年龄及生理状况群体绝大多（97%～98%）个体需要量的摄入水平；长期摄入推荐摄入量水平，可以满足身体对该营养素的需要，保持健康和维持组织中有适当的储备。主要用途是作为个体每日摄入该营养素的目标值。

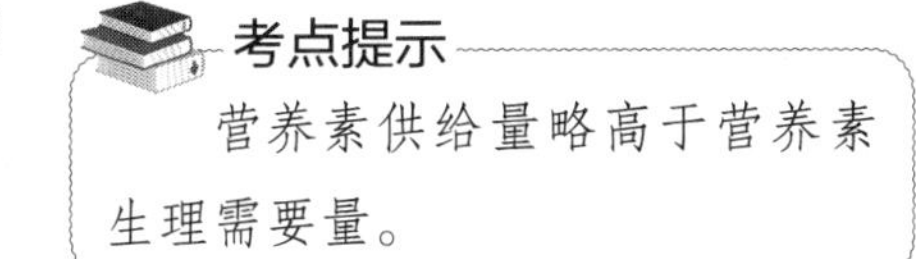

适宜摄入量（AI）是通过观察或实验获得的健康人群某种营养素摄量。亦可用作个体摄入量的目标，该量可满足目标人群中几乎所有个体的需要。

可耐受最高摄入量（UL）是平均每日可以摄入该营养素的最高量，当摄入量超过可耐受最高摄入量而进一步增加时，损害健康的危险性也随之增加。

三、人体必需营养素与热能

扫码“看一看”

（一）蛋白质（protein）

蛋白质是化学结构复杂的一类有机化合物，是人体的必需营养素，是生命的物质基础。蛋白质是人体氮的唯一来源，碳水化合物和脂肪不能代替。

人体蛋白质是由20多种氨基酸按一定顺序和比例构成，但有8种氨基酸在人体内不能合成或合成的速度不能满足机体的需要，必须从膳食中补充，这些氨基酸称为必需氨基酸，即亮氨酸、异亮氨酸、赖氨酸、蛋氨酸、苯丙氨酸、苏氨酸、色氨酸、缬氨酸。对于婴幼儿来说，组氨酸也是必需氨基酸。膳食蛋白质分解为氨基酸后，被机体吸收，再在体内合成组织蛋白与活性物质，故摄入蛋白质是为了满足人体氨基酸的需要。

1. 生理功能

（1）蛋白质是构成机体组织、器官的重要成分。

（2）蛋白质在体内是构成多种重要生理活性物质的成分，参与调节生理功能。

（3）蛋白质可以分解代谢，释放能量，是人体能量来源之一。

2. 食物蛋白质的营养价值评价

（1）食物中蛋白质的含量　用凯氏定氮法测出食物中的含氮量再乘以6.25，即得食物中蛋白质含量。各类食物中蛋白质含量不同，如大豆类（30%～40%）、肉类（10%～20%）、粮谷类（10%以下）。

（2）蛋白质消化率　指蛋白质可被消化酶分解的程度。食物中蛋白质消化率受到蛋白质性质、膳食纤维、多酚类物质和酶反应等因素影响。一般来说，动物性食物的消化率高于植物性食物。

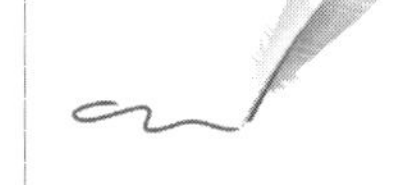

（3）蛋白质的生物学价值　生物学价值是反映食物蛋白质消化吸收后被机体利用程度的一项指标；生物学价值越高，说明蛋白质被机体利用率越高。动物性蛋白质的生物学价值一般高于植物性蛋白质，生物学价值的高低主要决定于必需氨基酸的含量和比例。

知识链接

正常情况下，机体在蛋白质代谢过程中，每种必需氨基酸的需要和利用处在一定的范围之内，某一种氨基酸过多或过少都会影响另一种氨基酸的利用，所以必需氨基酸之间应有一个适当的比例，以满足机体蛋白质合成的需要。

当食物蛋白质中某一种或某几种必需氨基酸缺乏或不足时，则使合成组织蛋白质受到限制，这一种或某几种氨基酸称为限制氨基酸。食物中蛋白质的比例虽然不同，但可将不同的食物适当混合，使蛋白质之间相对不足的氨基酸互相补偿，其比值接近人体需要的模式，以提高蛋白质的营养价值。这种现象称为蛋白质的互补作用。

3. 食物来源与参考摄入量

根据食物来源不同，蛋白质分为植物性蛋白质和动物性蛋白质两大类。植物蛋白质中，谷类含蛋白质10%左右，蛋白质含量不算高，但由于是人们的主食，所以仍然是膳食蛋白质的主要来源。优质蛋白质来源于动物性食品和植物性食品中的大豆及其制品。一般要求动物性蛋白质和大豆蛋白质应占膳食蛋白质总量的30%～50%。蛋白质提供的热能占每日摄入总热能的10%～15%。

（二）脂类（lipids）

扫码“看一看”

脂类是脂肪和类脂的总称，脂肪是指一分子甘油和三分子脂肪酸组成的甘油三酯，类脂包括磷脂、糖脂、固醇类、脂蛋白等。

1. 生理功能

（1）脂肪能供能和储能，机体20%～30%热能来自脂肪。

（2）促进脂溶性维生素的吸收。

（3）磷脂和胆固醇是细胞膜的结构成分。

（4）食物脂肪能增加食物美味、促进食欲和增加饱腹感。

2. 膳食脂肪营养价值评价

（1）食物脂肪的消化率　食物脂肪的消化率与其熔点有密切关系，其熔点越低，越容易消化。熔点低，消化率高，且吸收速度快的油脂，机体对它们的利用率也较高。一般来说，植物油脂熔点较低，易消化。

（2）必需脂肪酸的含量　必需脂肪酸的含量与组成是衡量食物油脂营养价值的重要方面。植物油中含有较多的必需脂肪酸，是人体必需脂肪酸（亚油酸）的主要来源，故其营养价值比动物油脂高。

（3）脂溶性维生素含量　植物油脂中含有丰富的维生素E，特别以谷类种子的胚油含量突出。动物贮存脂肪中几乎不含维生素，一般器官脂肪中含量也不多，而肝脏中的脂肪含维生素A、维生素D丰富，奶和蛋的脂肪中也含有较多的维生素A、维生素D。

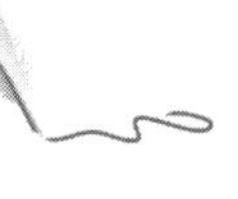

（4）油脂的稳定性　植物油脂中含有丰富的维生素E，它是天然抗氧化剂，使油脂不易氧化变质，有助于提高植物油脂的稳定性。

3. 食物来源与参考摄入量

脂类的来源包括烹调用油脂及食物本身含有的脂类。动物性食品有猪油、牛脂、羊脂、奶脂、蛋类及其制品，植物性食物有菜油、大豆油、芝麻油、花生油、玉米油以及各种坚果类。一般要求脂肪提供热能占每日摄入总热能的20%～30%。

（三）碳水化合物

碳水化合物也称糖类，根据其分子结构可分为单糖（如葡萄糖、果糖、半乳糖等）、双糖（如蔗糖、麦芽糖、乳糖等）、多糖（没有甜味，不易溶于水，如淀粉、糊精、纤维素、果胶等）

1. 生理功能

（1）提供和贮存能量　碳水化合物是人类最经济和最主要的能量来源，碳水化合物主要以葡萄糖的方式进入血液，代谢后释放大量热能，每克葡萄糖在体内进行生物氧化可产生16.8kJ（4kcal）的能量。肝脏既可以利用葡萄糖分解产热，也可以利用葡萄糖合成糖原作为储备能源。与脂肪不同，糖原可迅速动员，补充血糖的不足。肌肉在葡萄糖不足时，可在糖原酶的作用下直接分解糖原产生能量。

扫码“看一看”

（2）构成机体组织　碳水化合物是构成机体的重要物质，如与蛋白质结合形成的糖蛋白可以构成保护胃黏膜的黏液、构成软骨的主要成分硫酸软骨素，此外，糖蛋白还参与抗体、酶、激素、核酸的组成；糖和脂肪形成的糖脂是细胞膜的重要成分，参与细胞的标记和识别。

（3）节约蛋白质　摄入充足的糖类，可以减少体内蛋白质分解供能，可节约蛋白质，同时减少因蛋白质分解而产生的含氮化合物的含量，减轻肾脏的负担。

（4）抗生酮作用　糖类供能充足时，脂肪的消耗少；而血糖不足时，脂肪动员增加，脂肪酸不能彻底氧化而产生过多的酮体。当大量酮体产生超过机体的利用能力时，可造成体内酮体堆积，造成人体酸中毒，称为酮症酸中毒。膳食中充足的碳水化合物可以防止上述现象的发生，因此称为碳水化合物的抗生酮作用。

（5）解毒作用　肝糖原充足可增强肝脏对某些有害物质如细菌毒素的解毒作用，糖原不足时机体对酒精、砷等有害物质的解毒作用减弱。

2. 食物来源与参考摄入量　膳食中碳水化合物的来源主要是粮谷类和薯类食物。粮谷类一般含碳水化合物60%～80%，薯类中含量为15%～29%，豆类中为40%～60%。单糖和双糖的来源主要是蔗糖、糖果、甜食、糕点、甜味水果、含糖饮料和蜂蜜等。碳水化合物供给量为总能量摄入的55%～65%。

> **考点提示**
>
> 蛋白质、脂类营养价值的评价；蛋白质的互补作用；碳水化合物的作用。

（四）热能

1. 热能的来源　机体所需的热能是由食物中的碳水化合物、脂肪、蛋白质等产热营养素在体内经过分解代谢所释放出来的。每克碳水化合物可产生16.7kJ（4.0kcal）热能，每克脂肪可产生37.7kJ（9.0kcal）热能；每克蛋白质可产生16.7kJ（4.0kcal）热能。

2. 热能的消耗途径　人体对热能的需要取决于基础代谢、各种体力活动、食物的特殊动力作用。儿童的生长发育也需要能量。

（1）基础代谢　基础代谢是指机体在清醒、空腹、安静状态下维持体温、心跳、呼吸、各器官组织和细胞基本功能所需的能量。基础代谢受许多因素的影响，一些内分泌疾病也

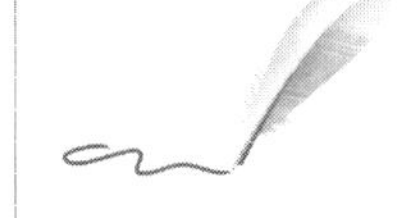

可以导致基础代谢率的改变。

（2）食物的特殊动力作用（SDA）　是指人体在摄入食物而导致的热能消耗增加现象称之为食物特殊动力作用。摄取食物的种类不同，其能量消耗也不同。

（3）各种体力活动消耗的热能　人们在各种活动或从事劳动过程中所消耗的能量，是人体消耗能量的重要部分。

3. 参考摄入量　热能的供给以多少为宜，根据三大产热营养素在代谢过程中的互相影响，结合我国居民的膳食结构和饮食习惯，蛋白质、脂肪、碳水化合物的热能比例分别为10% ~15%、20% ~30%、55% ~65%。我国制订的中国居民膳食营养素参考摄入量（DRIs）中，热能的供给量是根据年龄、体重、劳动强度大小而制订的。但由于个体之间存在着多方面的差异，仅供我们在实际工作中参考。

（五）维生素（vitamin）

维生素是维持机体正常代谢和生理功能所必需的一类小分子有机化合物的总称。机体不能合成或合成数量少，不能满足机体的生理需要，不能提供热能，但有特殊的生理功能，人体缺乏时会产生很多营养缺乏病。

根据维生素的溶解性分为脂溶性维生素与水溶性维生素两大类。脂溶性维生素有维生素A、D、E、K；水溶性维生素有维生素B族和维生素C。其中B族维生素包括维生素B_1、维生素B_2、维生素B_6、维生素B_{12}、叶酸、泛酸、生物素等。

1. 维生素A

（1）理化特性　维生素A又名视黄醇，包括了所有具有视黄醇生物活性的一类物质。即动物性食物来源的维生素A_1和维生素A_2；植物性食物来源的β－胡萝卜素及其他类胡萝卜素。胡萝卜素主要存在于植物性食品中，具有与维生素A相似的结构，能在体内转变为维生素A，因此也被称为维生素A原；一般蔬菜中多以β－胡萝卜素形式存在，其生理活性也最高。维生素A在有氧环境和日光下易氧化破坏，尤其在脂肪酸败时可全部破坏；在无氧条件下对热比较稳定，一般烹调加工不易破坏；对碱性环境比较稳定，在酸性环境下不稳定。同样条件下，胡萝卜素较维生素A易氧化。

（2）生理功能　维持视觉功能，维生素A为视网膜中视紫红质的组成成分；维持上皮生长的正常分化；促进动物生长发育与正常生殖，维生素A可影响蛋白质生物合成与骨细胞分化；有增加机体抗感染和抗肿瘤作用，有防止化学致癌物的作用，抑制癌前病变。

（3）缺乏症　维生素A缺乏时，可导致暗适应能力延长，严重可致夜盲症，结膜干燥角化，角膜软组织穿孔以致失明；毛囊角化；儿童生长发育迟缓，易发生呼吸道感染；关节疼痛，皮肤干燥、瘙痒、皮疹、脱皮、脱发，易激动、疲乏，食欲下降，肝脾大、黄疸，血红蛋白和钾减少，凝血时间延长。

（4）食物来源和供给量　维生素A的食物来源主要是动物肝脏、奶类、蛋类、鱼肝油。胡萝卜素主要来源于深绿色和黄色蔬菜以及水果，如菠菜、胡萝卜、青椒、红薯、南瓜等。中国营养学会制定的RNI为男性每天800μg维生素A当量，女性每天700μg维生素A当量。

2. 维生素D

（1）理化性质　维生素D包括维生素D_2（麦角钙化醇）和维生素D_3（胆钙化醇）。麦角固醇（存在于酵母或植物油中）在紫外线的照射下可转变为维生素 D_2。7－脱氢胆固醇（存在于人体皮下，由胆固醇转变而来）在紫外线照射下可转变为维生素 D_3。维生素 D 易溶于脂肪，对热、碱较稳定，光和酸促进其异构化。维生素 D 在油溶液中加入抗氧化剂后稳定，过量辐射后可形成少量具有毒性的化合物。

（2）生理功能　维生素 D 的功能是促进钙的主动转运；有利于钙、磷的吸收；促进骨与软骨及牙齿的钙化。甲状旁腺激素和甲状腺降钙素可调节维生素 D 的第二次羟化，因此可影响其生理功能。维生素 D 还有免疫调节功能，可以改变机体对感染的反应。

（3）缺乏症　维生素 D 缺乏，儿童可患佝偻病，成人可患骨质软化症和骨质疏松症。但摄入过多可导致血钙过多，钙可沉积于心脏、血管、肺、肾小管等软组织中；妊娠期和婴儿初期摄入维生素 D 过多，可能引起出生时体重偏低，甚至智力发育不良。

（4）食物来源与供给量　含维生素 D 丰富的食物是动物肝脏、蛋黄、奶类、鱼肝油等，其他天然食物中维生素 D 的含量相对较低。建议成人每天 5μg，儿童及老年人每天 10μg。

3. 维生素 E

（1）理化性质　维生素 E 又名生育酚，它有多种活性形式。维生素 E 在肠道吸收后，通过淋巴进入血液循环，血浆中维生素 E 的浓度随脂类的含量而变化。维生素 E 大部分储存于肝脏和肌肉组织中。

（2）生理功能　抗氧化作用。因为维生素 E 本身是强还原剂，可防止脂质过氧化和自由基对生物膜上不饱和脂肪酸以及细胞膜的损害；调节体内某些物质的合成，如 DNA 辅酶 Q、维生素 C 等。

（3）缺乏症　维生素 E 缺乏可引起新生儿溶血性贫血及早产儿的水肿和过敏。可增加动脉粥样硬化、癌症、白内障及其他老年性退行性疾病的危险。动物实验证实大鼠缺乏维生素 E 致两性生殖器损害，精子形成受阻、睾丸退化、胚胎死亡。维生素 E 缺乏较少发生于人类。但是摄入大量的维生素 E 可引起短时期的胃肠不适，在婴幼儿可导致坏死性小肠结肠炎。

（4）来源与供给量　维生素 E 主要存在于植物油中，谷类、坚果类、肉类、蛋类、奶类中也有一定的含量，但易在烹调过程中丢失。青少年、成人每日 AI 为 10mg，孕妇、老年人为 12mg。

4. 维生素 B_1

（1）理化性质　维生素 B_1 又名硫胺素。一般温度烹调下维生素 B_1 损失不大，加热 120℃时仍不分解。在酸性溶液中较稳定，中性和碱性溶液中易被氧化失去活性。在人体内主要存在于肌肉、心脏、肝脏、肾脏和脑组织中，其中以肌肉含量最高。

（2）生理功能　在碳水化合物代谢中起着重要作用；参加支链氨基酸（亮氨酸、异亮氨酸和缬氨酸）形成酮酸后的脱羧反应；促进乙酰胆碱的合成和维持神经、肌肉、消化、循环的正常功能。

（3）缺乏症　维生素 B_1 缺乏常由于摄入不足，需要量增加或吸收利用障碍所致，常见的有以下几种表现。①干性脚气病，主要表现为多发性神经炎、肢端麻痹或功能障碍。②湿性脚气病，充血性心力衰竭引起的水肿。③混合型脚气病，见于以上两种症状。

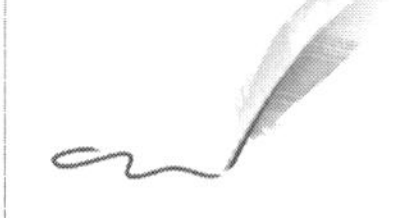

（4）来源及供给量　维生素 B_1 广泛存在于天然食物之中。含量较高的有动物内脏、瘦肉、豆类、坚果、谷类、蛋类、绿叶蔬菜。成年男性每日 RNI 为 1.4mg，女性每日 RNI 为 1.3mg。

5. 维生素 B_2

（1）理化特性　维生素 B_2 又名核黄素，能溶于水但水溶性较差。在酸性环境中较稳定，碱性环境中不稳定。一般烹调损失较少。游离型维生素 B_2 对可见光或紫外光敏感，可引起不可逆分解。维生素 B_2 还具有可逆的氧化还原特性。

（2）生理功能　维生素 B_2 是体内多种氧化酶系统不可缺少的辅基，在体内参与广泛的代谢作用。还可以参与铁的吸收、贮存、运输，维生素 B_6 的激活，色氨酸的转化等过程。

（3）缺乏症　维生素 B_2 缺乏可出现口角炎、唇炎、舌炎、脂溢性皮炎、角膜炎及阴囊炎等。核黄素的缺乏往往伴有其他 B 族维生素的缺乏。酗酒是核黄素缺乏的主要因素之一。由于核黄素缺乏影响铁的吸收，因此，核黄素缺乏可继发缺铁性贫血。

（4）来源及供给量　动物内脏、乳制品、蛋类、豆类及绿叶蔬菜中含量较多。成年男性维生素 B_2 的每日 RNI 为 1.4 mg，女性为 1.2mg。

6. 烟酸

（1）理化特性　烟酸又称尼克酸、维生素 PP。烟酸的性质较稳定，在酸、碱、光、氧或加热的情况下不易破坏。烟酸在小肠吸收，在体内以烟酰胺形式构成辅酶Ⅰ（NAD）和辅酶Ⅱ（NADP）代谢产物随尿道排出。

（2）生理功能　烟酸作为 NAD、NADP 的组成成分，是组织中氧化还原反应的递氢体，参与糖酵解和三羧酸循环。此外，还参与脂肪酸、蛋白质和 DNA 的合成。

（3）缺乏症　烟酸缺乏可出现癞皮病，其症状为腹泻、皮炎、痴呆，即所谓“3D 症状”。发病初期，一般有体重减轻、无力，口腔和舌有烧灼感，以及食欲缺乏、消化不良、腹痛、腹泻、失眠、头痛、烦躁、精神不集中等现象。裸露外面的皮肤发红、发痒，与晒斑一样。如果转为慢性后，发炎部位色素沉着，有脱屑现象。消化道、神经系统症状加重，甚至发生痴呆。

（4）来源及供给量 烟酸主要来源于动物内脏，肉、鱼、谷类、酵母等食品，烟酸的推荐摄入量为成年男性 14mg/d，女性 13mg/d。

7. 维生素 C

（1）理化性质　维生素 C 又名抗坏血酸，在组织中以还原型抗坏血酸及脱氢型抗坏血酸两种形式存在，两种形式可以通过氧化还原互变。维生素 C 结晶体在酸性溶液中比较稳定，而遇碱、遇热及光照下极不稳定。维生素 C 氧化形成脱氧抗坏血酸，生理活性不变。若进一步氧化形成二酮古乐糖酸，则失去生理活性。

（2）生理功能　维生素 C 作为还原剂可使体内亚铁保持还原状态，增进铁的吸收、转移、储存和利用；参与体内羟化反应，激活羟化酶，促进胶原蛋白的合成，促进伤口愈合；参与肝内胆固醇羟化形成胆酸，从而降低血液胆固醇浓度、软化血管；阻断亚硝胺在体内形成，具有抗癌防癌作用；与铅、苯、汞、砷等金属离子络合而减少其毒性作用。

（3）缺乏症　维生素 C 缺乏可引起坏血病。表现为毛细血管脆性增强，牙龈出血、肿胀，萎缩、皮下出血、黏膜出血，常有鼻出血、月经过多、便血等。影响骨质钙化及伤口愈合。

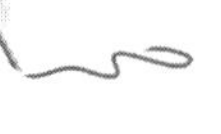

（4）食物来源及供给量　维生素C来源主要是新鲜蔬菜和水果，尤其是青菜、韭菜、菠菜、柿子椒等深色蔬菜。柑橘、红果、柚子、刺梨、沙棘、猕猴桃、酸枣等果实中含量更丰富。维生素C的每日RNI成年人为100mg，孕妇、乳母为130mg，UL为1000mg。

（六）矿物质

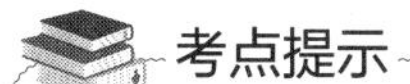

各类维生素的食物来源及其缺乏症；各类矿物质的食物来源及其缺乏症。

1. 钙

（1）钙的生理功能　一般情况下，成人体内含钙总量均为1000～1200g，其中约99%集中于骨骼和牙齿中，其余1%存在于软组织、细胞外液及血液中。维持心脏搏动、神经肌肉兴奋性的正常传导和适宜感应性。参与体内酸碱平衡及毛细血管渗透压；参与凝血过程，使凝血酶原变成凝血酶；钙还是各种生物膜的组成成分，对维持生物膜的正常通透性有重要作用。

（2）钙的缺乏症　钙的缺乏主要影响骨骼的发育和结构，婴幼儿缺钙可表现为佝偻病，成人缺钙可表现为骨质软化症，老年人缺钙可表现为骨质疏松症。

扫码“看一看”

（3）钙的吸收　钙在消化道吸收受很多因素的影响。钙离子与植物中的草酸、植酸结合均可形成不溶性钙盐而影响吸收；蛋白质含量不足可影响钙的吸收；一些碱性药物如抗酸药、肝素等可干扰钙吸收。维生素D、乳糖、氨基酸则有利于钙的吸收利用。

（4）供给量及来源　成人钙的每日AI为800mg，孕妇、乳母、婴儿、儿童、少年的每日供给量分别为800mg、1000～1500mg、400～600mg、600～800mg、1000～1200mg。

2. 铁

（1）生理功能　铁的主要功能是形成血红蛋白，没有铁，血红蛋白就无法合成，氧就无法输送，组织细胞由于缺氧就无法进行代谢。氧与血红蛋白结合后才使血液呈鲜红色，如果缺铁，血液就无色。

（2）缺乏症　机体缺铁时血红蛋白降低，出现缺铁性贫血，使得表现为易于疲劳，劳动能力减低，儿童注意力不集中等。

（3）铁的吸收利用　食物中的铁以血红素铁和非血红素铁的形式存在。高价铁不能吸收。胃酸缺乏时可影响铁的吸收。食物中的维生素C及巯基蛋白质可帮助铁吸收，植酸和磷酸过多可妨碍铁的吸收。缺铁性贫血时对铁的吸收可比正常时高几倍。生长发育、怀孕期铁吸收高。体内储存丰富时，对食物中的铁吸收率低。

（4）来源及供给量　血红素铁主要存在于动物性食物，吸收率为10%～30%；含量丰富的有牛肉、羊肉、动物肝、动物血、蛋黄等。非血红素铁主要存在于植物性食物，吸收率低，一般不到10%。主要食物有蘑菇、发菜、黑木耳、芝麻、海带等。我国推荐每日膳食铁的AI成年男子为15μg，女子为20μg。

3. 锌

（1）生理功能　锌是许多酶的组成成分和激活剂，已知含有锌的酶不下80余种。锌参与核酸与蛋白质的代谢，与RNA、DNA和蛋白质的生物合成有密切关系；骨骼的正常化、生殖器官的发育和功能都需要锌；还参与维护正常的味觉、嗅觉，促进食欲；促进维生素A的代谢和生理作用，有利于维持视觉和皮肤健康；参与维持免疫反应细胞的增殖与分化。

（2）缺乏症　儿童较易出现锌的缺乏，锌缺乏时可出现生长发育迟缓，严重时可致侏儒症，性机能发育不全、味觉及嗅觉减退、食欲缺乏、皮肤创伤不易愈合等。

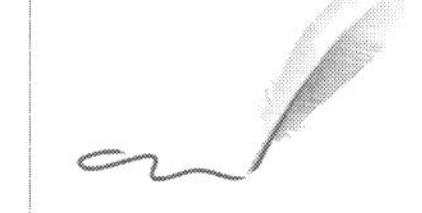

（3）来源及供给量　动物性食品为主要来源，牡蛎、鱼贝类、肝脏、肉、蛋等含有丰富的锌。干豆、粮谷类、蔬菜也含有很多锌，但吸收率很低。每日膳食中锌 RNI 成年男性 15mg，女性 11.5mg。

4. 碘　碘在机体内主要是参与甲状腺素的合成。每天供给人体水和食物中的碘不足，可引起地方性甲状腺肿和克汀病。食物与水中的钙盐、氟过多，钴、钼、维生素 B_1、维生素 B_2、维生素 B_{12}等不足可加重碘缺乏。含有氰化物的某些食品可促进碘的排出。有些蔬菜的水解产物可抑制碘的有机化。饮食及饮用水中含碘量过高，也可引起甲状腺肿。碘含量丰富的食物为海产品，如海带、紫菜、海鱼等。成人每人每日碘的 RNI 为 150μg。

第二节　食物的营养价值

食物营养价值（nutritional value）是指某种食物所含营养素和能量满足人体营养需要的程度。食物营养价值的高低，取决于食物中营养素种类、数量、相互比例及人体的消化吸收率。

一、粮谷类

谷类的种类很多，主要有稻谷、小麦、玉米、高粱、粟、大麦、燕麦、荞麦等，是我国人民的主食。谷类种子除形态、大小不一样外，其基本结构是相似的，都是由谷皮、糊粉层、胚乳和谷胚四部分组成。谷皮为谷粒的最外层，主要由纤维素、半纤维素等组成，含有一定量的蛋白质、脂肪和维生素，含较多的矿物质。糊粉层位于谷皮与胚乳之间，含有较多的蛋白质、脂肪、维生素和矿物质，有较高的营养价值。如谷类加工碾磨过细，可使大部分营养素损失掉。胚乳是谷类的主要部分，含有大量的淀粉和较多的蛋白质、少量的脂肪和矿物质。谷胚位于谷粒的一端，富含蛋白质、脂肪、矿物质、B 族维生素和维生素 E，加工时容易损失。

（一）谷类的营养成分

1. 蛋白质　含量一般在 7% ~12%，因品种和种植地点不同，蛋白质含量也有所不同。谷类蛋白质必需氨基酸组成不平衡，普遍缺乏赖氨酸，赖氨酸被称为谷类的第一限制氨基酸。

2. 脂肪　含量较低，约 2%，玉米和小米可达 3%，主要集中在糊粉层和谷胚中。谷类脂肪主要含不饱和脂肪酸，质量较好。

3. 碳水化合物　谷类碳水化合物的含量都在 70% 以上，其存在的主要形式是淀粉。是人类最理想、最经济的热能来源。

4. 矿物质　谷类的矿物质含量为 1.5% ~3%。主要是磷、钙。

5. 维生素　谷类是 B 族维生素的重要来源，如硫胺素、核黄素、尼克酸、泛酸和吡哆醇等。玉米和小米含少量胡萝卜素。

（二）谷类的加工与烹调

谷类加工有利于食用和消化吸收。但由于蛋白质、脂肪、矿物质和维生素在谷粒表层和谷胚中含量较高，故加工精度越高，营养素损失越多。影响最大的是维生素和矿物质。

大米加工过程中，营养素损失程度与淘洗次数、浸泡时间和用水温度密切相关。淘米

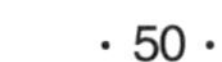

时水温越高、搓洗次数越多、浸泡时间越长，营养素的损失越大。

不同的烹调方式引起营养素损失的程度不同，主要是对B族维生素的影响。如制作米饭，用蒸的方式B族维生素的保存率较捞蒸方式（即弃米汤后再蒸）要高得多；在制作面食时一般用蒸、烤、烙的方法B族维生素损失较少，但用高温油炸时损失较大。如油条制作时因加碱及高温油炸会使维生素B_1全部损失，维生素B_2和尼克酸仅保留一半。

二、豆类

豆类可分为大豆类和除此之外的其他豆类。大豆类按种皮的颜色可分为黄、青、黑、褐和双色大豆五种。其他豆类包括蚕豆、豌豆、绿豆、小豆等。豆制品是由大豆或绿豆等原料制作的半成品食物，如豆浆、豆腐、豆腐干等。

（一）大豆的营养成分

1. 蛋白质　大豆含有35%～40%的蛋白质，是天然食物中含蛋白质最高的食品，其氨基酸组成接近人体需要。大豆中富含谷类蛋白较为缺乏的赖氨酸，但缺少蛋氨酸（亦称甲硫氨酸）和胱氨酸，与谷类食物混合食用，可较好地发挥蛋白质的互补作用，大大提高混合蛋白质的利用率。

2. 脂肪　大豆脂肪含量为15%～20%，以不饱和脂肪酸居多，其中油酸占32%～36%，亚油酸占51.7%～57.0%，亚麻酸占2%～10%，此外尚有1.64%左右的磷脂。由于大豆富含不饱和脂肪酸，所以是高血压、动脉粥样硬化等疾病患者的理想食物。

3. 碳水化合物　大豆的碳水化合物含量为20%～30%，其组成比较复杂，多为纤维素和可溶性糖，几乎完全不含淀粉或含量极微，在体内较难消化，其中有些在大肠内成为细菌的营养素来源。细菌在肠道内生长繁殖过程中能产生过多的气体而引起肠胀气。

4. 维生素和矿物质　大豆富含维生素和矿物质，其中B族维生素和铁等的含量较高。

5. 其他　大豆具有独特的保健成分，如皂苷和异黄酮，此两类物质具有抗氧化、降低血脂和血胆固醇的作用。豆类中膳食纤维含量较高，豆类中的植物固醇可以明显降低血清胆固醇，对冠心病有一定的预防及治疗作用。大豆中含有一些非营养素特殊成分，如蛋白酶抑制剂、胀气因子、植酸、皂苷和异黄酮、植物红细胞凝集素（PHA）、豆腥味等。通常，用加热的加工工艺可使对营养素的消化、吸收有影响的因子分解失活，故豆制品的营养价值要高于整粒大豆。

（二）豆制品的营养价值

豆制品包括以大豆为原料的豆制品，及以其他豆类为原料生产的豆制品。

大豆制品中有非发酵豆制品和发酵豆制品两种。非发酵豆制品有豆浆、豆腐脑、豆腐、豆腐丝、豆腐干、干燥豆制品（腐竹）等。这些豆制品在经浸泡、磨细、过滤、加热等工艺处理后，其中的纤维素和抗营养因子等减少，从而使蛋白质的消化率提高；发酵豆制品有豆豉、黄豆酱、豆瓣酱、腐乳等。此类豆制品的蛋白质在加工时已被分解，更易被消化和吸收，且发酵能使其中的谷氨酸游离出来，维生素B_1和核黄素的含量亦有所增加。

若将大豆和绿豆制成豆芽，除原有营养成分不变外，还可产生维生素C。故在缺乏新鲜蔬菜时，可成为维生素C的良好来源。其中，以绿豆芽为最好，产量比黄豆芽也高。

豆类经过不同的加工方法可制成多种豆制品，现已成为我国居民膳食中的重要组成成分。经过加工的豆类蛋白质消化率、利用率均有所提高，如整粒大豆的蛋白质消化率为

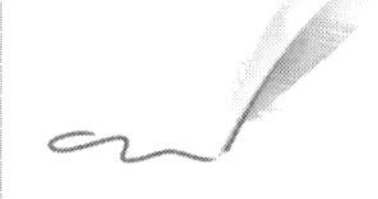

65%左右，加工制成豆腐后其蛋白质消化率为92% ~96%，其营养价值明显提高。

经发酵工艺的大豆制品中的蛋白质更易于消化吸收，而且某些营养素含量也会增加。如每100g发酵豆豉中含核黄素0.61mg，明显高于其他豆类食品。

三、蔬菜水果类

（一）蔬菜水果的营养价值

蔬菜是我国膳食中的重要组成部分。蔬菜的品种很多，又可分为根茎类（其中有些种类又称薯类），嫩茎、叶、苔、花类，瓜类，茄果类，菌类，藻类等，各个品种间的营养素的组成和营养价值有比较大的差别。

1. 碳水化合物 蔬菜中的碳水化合物包括淀粉、糖、纤维素和果胶。根茎类（尤其是薯类）含有较多的淀粉，一般含量可达到10% ~25%。一般蔬菜中的淀粉含量只有2% ~3%；一些有甜味的蔬菜中含有少量单糖和双糖。蔬菜中的纤维素、半纤维素、果胶含量丰富，是人体膳食纤维的重要来源。鲜果中碳水化合物以糖、淀粉为主，纤维素和果胶含量也很高。

2. 矿物质 蔬菜中含有丰富的矿物质，如钙、磷、铁、钾、钠、镁、铜等，是膳食中矿物质的主要来源，不仅满足人体的需要，对维持体内酸碱平衡也起重要作用。大多数蔬菜中虽然含有比较多的矿物质，但同时也因含有较多的草酸和膳食纤维而影响自身以及其他食物中钙、铁等矿物质的吸收。所以在选择蔬菜时，不能只考虑其钙的绝对含量，还应注意其草酸的含量。草酸能溶于水，食用含草酸较多的蔬菜时可先焯水，去除部分草酸。水果中含有丰富的维生素C和一定量的胡萝卜素。

3. 维生素 新鲜蔬菜是维生素C、胡萝卜素、核黄素和叶酸的重要来源。因维生素C的分布常常与叶绿素平行，所以深绿色的蔬菜中维生素C含量较高；胡萝卜素在绿色、黄色或红色蔬菜中含量较多。此外，叶菜中还含有核黄素、叶酸等。水果中富含各种矿物质和有机酸。

4. 蛋白质与脂肪 除了菌藻类、根茎类和鲜豆类的某些种类外，一般蔬菜中蛋白质的含量很低。此外，蔬菜中的脂肪含量亦较低。

（二）蔬菜、水果的加工、烹调

蔬菜、水果经加工可制成罐头食品、果脯、菜干、干果等。其在加工过程中易受损失的主要是维生素和无机盐，特别是维生素C。

根据蔬菜、水果的营养特点，在烹调中应注意水溶性维生素和矿物质的损失和破坏，特别是维生素C。烹调对蔬菜中维生素的影响与烹调过程中洗涤方式、切碎程度、用水量、pH、加热的温度及时间等因素有关。水果大多以生食为主，不受烹调加热的影响。但在加工成制品时，如果脯、干果、罐头食品等，其中的维生素将有不同程度的损失。

四、畜、禽、鱼、蛋、奶类

动物性食物是人们膳食的重要组成部分，包括畜类、禽类、水产类、奶类和蛋类等。该类食品能供给人体优质蛋白质、脂肪、矿物质和维生素，是食用价值和营养价值较高的食品，且味鲜美，易消化。

（一）畜禽肉类

畜禽肉的营养价值较高，饱腹作用强，可加工烹制成各种美味佳肴，是一种食用价值很高的食物。

1. 畜禽类的营养成分　畜禽肉中的蛋白质含量占10% ~20%，因动物的种类、年龄、肥瘦程度以及部位而异。畜禽肉的蛋白质为完全蛋白质，含有人体必需的各种氨基酸，并且必需氨基酸的构成比例接近人体需要，因此易被人体充分利用，营养价值高，属于优质蛋白质。

畜禽肉中的脂肪含量因动物的品种、年龄、肥瘦程度、部位等不同有较大差异，以饱和脂肪酸为主，含有的必需脂肪酸明显低于植物油脂，动物内脏中的胆固醇含量较多。

畜禽肉中的碳水化合物均以糖原形式存在于肌肉和肝脏中，含量极少。

矿物质的含量一般为0.8% ~1.2%，瘦肉中的含量高于肥肉，内脏高于瘦肉，以猪肝最丰富。畜禽肉中的铁主要以血红素铁形式存在，消化吸收率很高。在内脏中还含有丰富的锌和硒。肝脏和血液中铁的含量十分丰富，高达10mg ~30mg/100g，可称铁的最佳膳食来源。畜禽肉可提供多种维生素，主要以B族维生素和维生素A为主。

2. 畜禽类的合理利用　畜禽肉蛋白质营养价值较高，含有较多的赖氨酸，宜与谷类食物搭配食用，以发挥蛋白质的互补作用。为了充分发挥畜禽肉营养作用，还应注意将畜禽肉分散到每餐膳食中，防止集中食用。畜肉的脂肪和胆固醇含量较高，脂肪主要由饱和脂肪酸组成，食用过多易引起肥胖和高脂血症等疾病，因此膳食中的比例不宜过多。但是禽肉的脂肪含不饱和脂肪酸较多，因此老年人及心血管疾病患者宜选用禽肉。内脏含有较多的维生素、铁、锌、硒、钙，特别是肝脏中维生素B_2和维生素A的含量丰富，因此宜经常食用。

（二）蛋类

蛋类主要指鸡、鸭、鹅、鹌鹑、火鸡等禽类的卵。各种蛋的结构和营养价值大致相同，其中食用最普遍、销量最大的是鸡蛋。

1. 蛋类营养成分　蛋类蛋白质含量一般在10%以上。全鸡蛋蛋白质的含量为12%左右，蛋清中略低，蛋黄中较高。鸡蛋所含蛋白质氨基酸组成与人体需要最接近，是天然食物中最优良的蛋白质，适合人体需要，易消化吸收。蛋白质中赖氨酸和蛋氨酸含量较高，和谷类、豆类食物混合食用，可弥补其赖氨酸或蛋氨酸的不足。

蛋清中含脂肪极少，98%的脂肪存在于蛋黄当中。蛋黄中的脂肪呈乳融状且分散成细小颗粒，故易于消化和吸收。蛋类的胆固醇含量极高，主要集中在蛋黄，加工成咸蛋或松花蛋后，胆固醇含量无明显变化。

鸡蛋当中碳水化合物为1%左右。

蛋类所含的矿物质主要集中在蛋黄中，含有磷、镁、钙、硫、铁、铜、锌、氟等。蛋中所含铁元素数量较高，但以非血红素铁形式存在。由于卵黄高磷蛋白对铁的吸收具有干扰作用，故而蛋黄中铁的生物利用率较低，仅为3%左右。

蛋中维生素含量十分丰富，且品种较为完全，包括所有的B族维生素、维生素A、维生素D、维生素E、维生素K和微量的维生素C。其中绝大部分的维生素A、维生素D、维生素E和大部分维生素B_1都存在于蛋黄当中。

2. 蛋类的合理利用　生鸡蛋蛋清中，含有抗生物素蛋白和抗胰蛋白酶。烹调加热可破坏这两种物质，消除它们的不良影响。但是不宜过度加热，否则会使蛋白质过分凝固，甚至变硬变韧，成硬块，反而影响食欲及消化吸收。蛋黄中的胆固醇含量很高，大量食用能

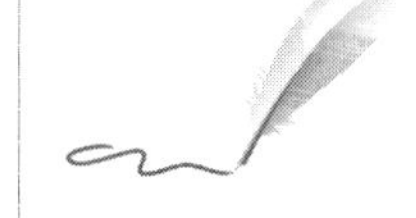

引起高脂血症，是动脉粥样硬化、冠状动脉粥样硬化性心脏病（冠心病）等疾病的危险因素，但蛋黄中还含有大量的卵磷脂对心血管疾病有防治作用。

（三）水产类

水产类原料的种类繁多，包括鱼、虾、蟹、贝（软体动物）等。根据其来源又可分为淡水产品和海水产品两类。

1. 水产类的营养价值 鱼虾类蛋白质较畜禽肉蛋白质易消化，亦为优质蛋白。存在于鱼类结缔组织和软骨中的含氮浸出物主要为胶原和黏蛋白，是鱼汤冷却后形成凝胶的主要物质。水产类原料中的脂类物质含量各不相同。为1%～10%，平均5%左右，呈不均匀分布，主要存在于皮下和脏器周围，肌肉组织中含量甚少。鱼类脂肪多由不饱和脂肪酸组成（占70%～80%），熔点低，常温下为液态，消化吸收率达95%左右。水产类碳水化合物的含量较低，约1.5%左右。鱼类中的矿物质含量占1%～2%。其中锌、磷、钙、钠、氯、钾、镁等元素的含量亦较丰富。鱼油和鱼肝油是维生素A和维生素D的重要来源，也是维生素E（生育酚）的一般来源。

2. 水产类的合理利用 鱼类因水分和蛋白质含量高，结缔组织少，较畜禽肉更易腐败变质，特别是青皮红肉鱼，如鲐鱼、金枪鱼，组氨酸含量高，一旦变质，可产生大量组胺，能引起人体组胺中毒。因此打捞的鱼类需及时保存或加工处理，防止腐败变质。有些鱼含有极强的毒素，如河豚，虽其肉质细嫩，味道鲜美，但其卵、卵巢、肝脏和血液中含有极毒的河豚毒素，若不会加工处理，可引起急性中毒而死亡。

（四）奶类及其制品

奶类是一类营养成分齐全，组成比例适宜，易消化吸收，营养价值较高，能满足初生幼仔生长发育的全部营养需要的天然食品。

1. 奶类的营养价值 奶类蛋白质为优质蛋白质，容易被人体消化吸收。其中，乳球蛋白与机体免疫有关。牛奶的脂肪含量为2.8%～4.0%，熔点较低，易消化，吸收率达97%。碳水化合物含量为3.4%～7.4%。人乳中含量最高，羊乳居中，牛乳最少。碳水化合物的主要形式为乳糖，有调节胃酸、促进胃肠蠕动和促进消化液分泌的作用；还能促进钙的吸收和助长肠道乳酸菌繁殖、抑制腐败菌的生长等，为婴儿肠道内双歧杆菌的生长所必需，对幼小动物的生长发育具有特殊的意义。矿物质主要包括钠、钾、钙、镁、氯、磷、硫、铜、铁等，是钙的良好来源，但奶中铁元素的含量偏低。牛奶中含有人体所需的各种维生素，包括维生素A、维生素D、维生素E、维生素K、B族维生素和微量的维生素C。

奶制品包括巴氏杀菌乳（消毒牛乳）、奶粉、炼乳、酸奶、奶油、奶酪等。

2. 奶类及其制品的合理利用 鲜奶水分含量高，营养素种类齐全，十分有利于微生物生长繁殖，因此须经严格消毒灭菌后方可食用。消毒方法常用煮沸法和巴氏消毒法。此外，奶应避光保存，以保护其中的维生素。

五、食用油脂、酒类与食糖

（一）食用油脂

根据来源，食用油脂可分为植物油和动物油。植物油含不饱和脂肪酸多，熔点低，常温下呈液态，消化吸收率高；动物油以饱和脂肪为主，熔点较高，常温下一般呈固态，消化吸收率不如植物油高。

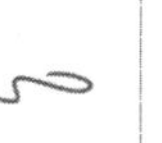

植物油是必需脂肪酸的重要来源，为了满足人体的需要，在膳食中不应低于总脂肪来源的 50%。动物油的脂肪组成以饱和脂肪酸为主，长期大量食用可引起血脂升高，增加心脑血管疾病的危险性，因此在高血脂病人中要控制食用。

（二）酒类

酒有着悠久的历史渊源，按酿造方法分类，酒可分为发酵酒、蒸馏酒和配制酒。酒都含有不同数量的乙醇、糖和微量肽类或氨基酸，这些都是酒的能量来源。每克乙醇可提供 29.2kJ（7kcal）的能量，远高于同质量的碳水化合物和蛋白质的能量值。酒提供能量主要取决于酒所含乙醇的量。糖是发酵酒类的主要营养成分，也是这类酒能量的主要来源。酒中的糖不仅具有营养作用，也影响和决定酒的口味。如葡萄酒中糖可增加甘甜、醇厚的味感。酒中的蛋白质主要以其降解产物如氨基酸和短肽的形式存在。由于酒的配料和酿造方法不同，含量相差较大。黄酒、葡萄酒、啤酒等发酵酒类中，氨基酸和短肽的含量较多，而在葡萄酒等果酒含量则较少，在蒸馏酒类几乎不含氨基酸。矿物质的含量与酿酒的原料、水质和工艺有着密切的关系。

（三）食糖和甜味剂

食品中天然含有的各种单糖和双糖都具有甜味，其中以果糖最高，蔗糖次之，乳糖甜度最低。日常使用的食糖主要成分为蔗糖，是食品中甜味的主要来源。除蔗糖之外，很多小分子碳水化合物都能够提供甜味，也广泛地应用于食品当中。其中果糖和葡萄糖的甜味有清凉感，这是由于它们具有较大的负溶解热，可以带走口腔中的能量所致。木糖醇、山梨醇、甘露醇等糖醇类物质为糖类加氢制成，为保健型甜味剂，不升高血糖，不引起龋齿，却保持了糖类的基本物理性质，已经广泛应用于糖尿病病人、减肥者食用的甜食，以及口香糖、糖果等食品当中。

第三节 合理营养与膳食指南

一、合理营养与平衡膳食

合理营养是指膳食中食物营养素种类齐全、数量充足、比例适当，并与身体需要保持相对平衡。平衡膳食是指选择多种食物，经过适当搭配做出的膳食，这种膳食能满足人们对能量及各种营养素的需求。

合理营养必须满足下列基本要求。

（一）食物多样，满足机体对热能及营养素的需要

食物的供给既要满足机体对营养素的需要，又要注意各营养素之间的比例要适当，充分发挥营养素的功能。

（二）合理烹调加工

食物烹调加工应尽量减少营养素损失、保持良好的感官性状、促进食欲和提高消化吸收率。

（三）合理的膳食制度

我国人民习惯一日三餐，两餐相隔 5～6 个小时。三餐热能分配，早餐占 25%～30%，午餐占 30%～40%，晚餐占 30%～35%。

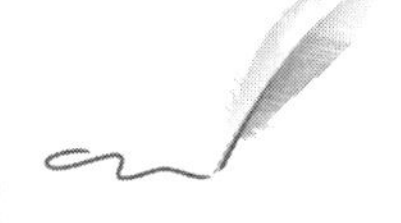

（四）食物要符合食品卫生要求

要保证食物在食用过程中没有病原微生物对食物的污染，避免农药残留以及食物添加剂过量等食品污染问题，保证食用安全。

> **考点提示**
> 合理营养；平衡膳食；平衡膳食宝塔。

二、膳食指南与平衡膳食宝塔

2016 年 5 月 13 日，国家卫生计生委发布《中国居民膳食指南（2016）》，结合中华民族饮食习惯以及不同地区食物可及性等多方面因素，参考其他国家膳食指南制定的科学依据和研究成果，提出符合我国居民营养健康状况和基本需求的膳食指导建议。指南由一般人群膳食指南、特定人群膳食指南和中国居民平衡膳食实践 3 个部分组成，其中针对 2 岁以上的所有健康人群提出 6 条核心推荐（图 3－1）。

扫码“看一看”

推荐一：食物多样，谷类为主。

推荐二：吃动平衡，健康体重。

推荐三：多吃蔬果、奶类、大豆。

推荐四：适量吃鱼、禽、蛋、瘦肉。

推荐五：少盐少油，控糖限酒。

推荐六：杜绝浪费，兴新食尚。

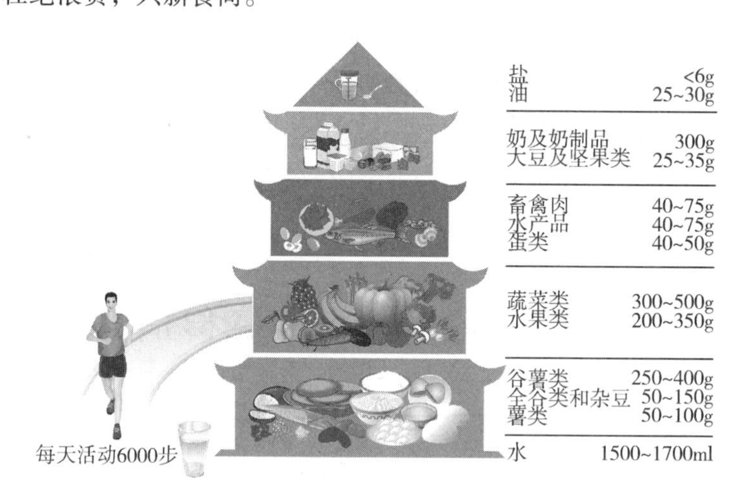

图 3－1　中国居民平衡膳食宝塔（2016）

第四节　特殊人群的合理营养

一、孕妇和乳母营养

从妊娠到哺乳期这一过程，营养需要与正常成年人有所不同。妊娠期要满足胎儿的需要，哺乳期要供应足够的乳汁。因此，孕妇及乳母的营养要满足母体的健康和胎儿、婴儿的正常发育。

（一）孕妇的营养

1. 孕期的营养需求　孕期内分泌、血液、肾脏、消化系统、体重、基础代谢率均发生改变，为了减少孕期反应及防止后期妊娠期高血压疾病、水肿、蛋白尿的发生，保证胎儿

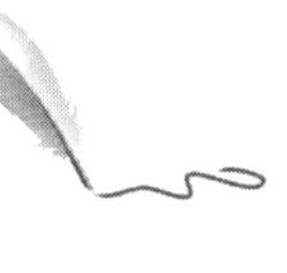

正常发育与产后乳汁充足，要保证孕期的合理营养。

孕中期热能供应在非孕基础上每日增加836kJ（200kcal）。但过量增加热能供应会引起体重的过多增长，保证适宜能量摄入的最佳方法是密切监测和控制孕期每周体重的增长。妊娠期的蛋白质需要量增加主要是为了胎儿的生长发育及孕体自身供给子宫、胎盘及乳房的发育。每日增加量为妊娠12周前5g，妊娠13～27周15g，妊娠28周以后20g。

孕妇膳食中可能缺乏的无机盐和微量元素主要是钙、铁和锌。因胎儿骨骼、牙齿所需的钙来自母体。铁的供应除要满足母体需要及储备相当量以补偿分娩时失血而造成的损失外，还需供给胎儿造血及肌肉组织所需的量，还必须在肝脏内储存一部分铁以供胎儿出生后6个月之内的消耗。维生素对保持孕妇生理、促进胎儿正常发育有重要作用。但不可大量摄入，脂溶性维生素过量不仅可引起中毒，而且有导致先天畸形的可能。

2. 孕期膳食指南　孕早期胚胎生长速度较缓慢，所需营养与孕前无太大差别，但应注意早孕反应对营养素摄入的影响。可选择促进食欲、容易消化的食物以减少呕吐，如粥、面包干、馒头、饼干、甘薯等；少食多餐，增进食量。孕中末期胎儿生长开始加快，母体子宫、胎盘、乳房等也逐渐增大，对蛋白质、能量以及维生素和矿物质的需要明显增加，需要充足的能量，保证充足的鱼、禽、蛋、瘦肉、奶类及钙、铁、维生素的充足供应。孕晚期应注意控制适宜的体重增长。

（二）乳母的营养

1. 哺乳期的营养需求　乳母的营养需要，一方面是为泌乳提供物质基础和正常泌乳的条件；另一方面是恢复或维持母体健康的需要。产后1个月内乳汁分泌每日约500ml，乳母的膳食能量适当供给即可，至3个月后每日泌乳量增加到750～850ml，对能量的需求增高。虽然孕期的脂肪储备可为泌乳提供约1/3的能量，但是另外的2/3就需要由膳食提供。蛋白质的摄取，乳母比非妊娠期妇女每日多摄入20g，脂肪供给量应占总能量的20%～25%为宜。钙的AI为1200mg/d；铁的AI为25mg/d；碘的RNI为200mg/d；锌的RNI增加10mg/d；硒的RNI为65μg/d。各种维生素都应适当增加。

2. 哺乳期膳食指南　哺乳期食物种类应齐全多样，一日以4～5餐为宜，粗细粮搭配，每日300～500g。供给充足的优质动物性蛋白质，如鱼类、禽、瘦肉等。多食含钙丰富的食品，如乳及乳制品、小鱼、小虾米（皮）。多食含铁丰富的食品，如动物的肝脏、肉类、鱼类、大豆及其制品等。摄入足够的新鲜蔬菜、水果和海产品。

二、婴幼儿与学龄前儿童营养

（一）婴儿期营养

1. 婴儿的营养需求　为了使婴儿的体重正常增长，能量及营养素摄入必须满足消耗及正常生长所需，正常母乳的营养构成及营养素含量是最适宜婴儿营养需要的食品。可以依据婴儿年龄、体重及发育速度来估计总能量的需要。婴儿生长迅速不仅蛋白质的量按每单位体重计大于成人，而且需要更多优质蛋白质。母乳中必需氨基酸的比例最适合婴儿生长的需要。

通常6个月以内全母乳喂养的婴儿无明显的缺钙。足月新生儿体内有300mg左右的铁储备，通常可防止出生后4个月内的铁缺乏。早产儿及低出生体重儿的铁储备相对不足，在婴儿期容易出现铁缺乏。婴儿在4～5个月后急需从膳食中补充铁，如强化铁的配方奶、

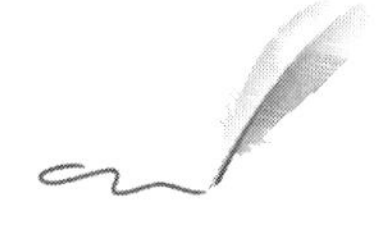

米粉、肝泥及蛋黄等。母乳中的维生素尤其是水溶性维生素含量受乳母的膳食和营养状态的影响。膳食均衡的乳母，其乳汁中的维生素一般能满足婴儿的需要。

2. 婴儿膳食指南

（1）母乳喂养　母乳中营养成分能满足生后4～6个月内婴儿的营养需要，是婴儿最佳的天然食物和饮料。并且能帮助孩子抵抗疾病；婴儿吸吮母乳还有助于其颌骨和牙齿的发育。因此，母乳喂养应持续到1～2周岁。母乳喂养增进母子之间的感情，有助于婴儿的智力发育。母乳喂养经济方便又不易引起过敏，母乳喂养婴儿经济方便，也不存在过度喂养的问题。我国为了推动和普及母乳喂养，大力推广爱婴医院和母婴同室。

（2）人工喂养　因各种原因不能用母乳喂养婴儿时，可采用配方奶粉进行人工喂养或者混合喂养。婴儿配方奶是在牛奶的基础上，降低蛋白质的总量，以减轻肾负荷；调整蛋白质的构成以满足婴儿的需要。人工喂养所用乳量可根据婴儿的能量需要量来计算。

（3）合理添加辅食　婴儿在4～6个月时应逐步添加辅助食品，添加辅助食品的原则是：逐步适应，由稀到稠，由少到多，由细到粗，因人而异。

（二）幼儿营养

1. 幼儿营养需求　1周岁到满3周岁之前为幼儿期。幼儿基础代谢率高于成年人，对蛋白质的需求比成人高。一般要求蛋白质所供能量应占膳食总能量的12%～15%，其中有一半应是优质蛋白质。1～3岁的幼儿，由脂肪提供的能量在30%～35%为宜，活动量大的幼儿，因身体消耗的能量多，对碳水化合物的需要量也多。还需保证充足的矿物质和维生素供应。

2. 幼儿膳食指南　营养齐全、搭配合理；合理加工与烹调，幼儿食物应细、软、碎、烂，避免刺激性强和油腻的食物；合理安排进餐，一般可安排早、中、晚三餐，午点和晚点两点；注意饮食卫生，从小培养良好的卫生习惯；不挑食、不偏食。

（三）学龄前儿童营养

1. 学龄前儿童营养需求　3周岁后至6～7岁入小学前称为学龄前期，仍然处于迅速生长发育之中，加上活泼好动，需要更多的营养。3～6岁学龄前儿童总能量供给范围是5439～7113kJ/d（1300～1700kcal/d），应注意热能摄入超量导致儿童肥胖。学龄前儿童应保证优质蛋白质和必需脂肪酸的摄入。不宜摄入过多的糖和甜食，膳食中应以含有复杂碳水化合物的谷类为主。

2. 学龄前儿童膳食指南　多样食物合理搭配；清淡少盐，易于消化；制定合理膳食制度；不挑食、不偏食，培养健康的饮食习惯。每天充足饮水，少喝含糖高的饮料。

三、老年人营养

（一）老年人的营养需求

老年人由于基础代谢下降，体力活动减少和体内脂肪组织比例增加，对能量的需要量相对减少。老年人的能量需要量的多少是以体重来衡量的，能量的摄入量与消耗量以保持平衡并可维持理想体重为宜。蛋白质的摄入量应以质优量足且应以维持正氮平衡为原则。一般每日按1.0～1.2g/（kg·d）摄入。脂肪以含多不饱和脂肪酸的植物油为主，可占热能的20%～30%。降低糖和甜食的摄入量，除淀粉外，以摄入果糖为主。为了防止钙的摄入不足或导致骨质疏松症，每日膳食钙适宜摄入量为1000mg，铁的补充要充足，微量元素硒、锌、铜、铬每日膳食中也要有一定的供给量。应保证老年人对各种维生素的摄入以促进代谢、保持平衡及增强抗病能力。

（二）老年人的膳食指南

老年人膳食食物要粗细搭配，易于消化；保证充足的新鲜蔬菜和水果的摄入；积极参加适量体育活动，保持能量平衡；食盐控制在每日6g以下；不宜过多食用糖；忌烈性酒及辛辣食物。

第五节　营养调查与评价

完整的营养调查评价应包括膳食调查、营养状况体格检查和人体营养水平的实验室生化检查三个部分。

一、膳食调查

（一）膳食调查方法

膳食调查是通过调查人群（或个体）在一段时间的膳食中营养素和热能的摄入量，评价每人每日膳食中摄取的营养素与热能是否合适。常用的调查方法有3种。

1. 询问法　通过询问被调查者24小时所摄入食物的种类和数量，来推算被调查者营养素和热能的摄入量。这种方法很简便，省时、省人、省物。缺点是所得资料比较粗略，一般用于家庭和个人的营养调查。

扫码“看一看”

2. 记账法　对有账目可查的集体单位一定时期内的伙食账目进行分类统计，然后根据总人数计算出每人每日营养素摄入量。该方法简便、快捷，但所得资料不够精确。只适用于有账目可查的学校、机关、部队、团体。

3. 称重法　调查时对被检单位（或个人）每餐所消耗的所有食品分别进行称量，由此得出每人每日营养素及能量的摄入量。此法优点为能准确地反映被检单位和个人的膳食情况，但缺点是费人力、费时间。适用于有特殊营养要求的单位、家庭和个人，如幼儿、运动员、孕妇、乳母以及特殊作业工人。

（二）膳食营养评价

我们对膳食调查的目的就是要通过调查了解平均每人每日摄入食物的名称、数量，计算出每人每日摄取的营养素及热能，然后与我们供给量标准相比较，发现膳食营养问题，提出改进措施。

二、营养状况体格检查

营养状况体格检查包括身体测量、临床体检和营养缺乏病体征检查。主要测量项目为身高（身长）、体重、上臂围、腰围、臀围及皮褶厚度等。

（一）测量指标

1. 身高　测量时间最好在上午10点左右。3岁以下幼儿测身高时取卧姿，用专用的身长计测量。

2. 体重　常与身高同时测量。

3. 皮褶厚度　通常测量部位有3个：三头肌部，即右上臂背侧中点上约2cm处；肩胛下部，即右肩胛下方2cm处；腹部，即脐右侧1cm处。

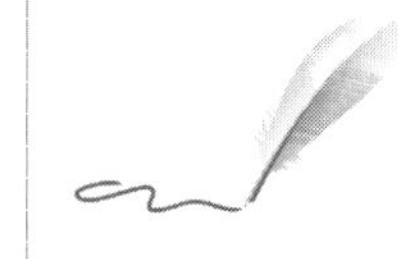

4. 上臂围　指上臂中点的围长。测量时要求被测者右臂自然下垂，用软尺测量上臂外

侧肩峰至鹰嘴突连线的中点的围长。

（二）评价指标

1. 理想体重 是对维持机体健康最适宜的体重。我国常用的计算公式成人（当身高为165cm以下者）为：标准体重（kg）=身高（cm）-105；身高低于125cm的幼儿为：标准体重（kg）=3+［身高（cm）-50］/3.8。若实测体重在标准体重的±10%范围，则可认为体重正常，+10%～+20%为超重，+20%以上为肥胖，-10%～-20%为消瘦，-20%以下为严重消瘦。

2. 体质指数（BMI） 是目前评价机体营养状况及肥胖度最常用的指标。计算公式为：BMI=体重（kg）/［身高（m）］^{2}。BMI在18.5～23.9为正常范围，24.0～27.9为超重，28.0以上为肥胖，低于18.5为体重过低。

3. 皮褶厚度 三头肌皮褶厚度为，成人正常值：男12.5mm，女16.5mm。测量值相当于正常值的90%以上者为正常，相当于正常值的80%～90%者为轻度营养不良，相当于正常值的60%～80%者为中度营养不良，低于正常值的60%者为重度营养不良。

4. 上臂肌围 能反映机体蛋白质储存情况，与血清白蛋白含量有密切关系。上臂肌围（cm）=上臂围（cm）-3.14×皮褶厚度（cm）。成人正常值为男25.3cm，女23.2cm。评价时也要计算测量值相当于正常值的百分比，标准同皮褶厚度。

（三）营养失调的临床体格检查

营养缺乏时，体征表现见表3-1。

表3-1 营养缺乏的体征

部 位	体 征	缺乏的营养素
全身	消瘦或水肿、发育不良	能量、蛋白质、锌
	贫血	蛋白质、铁、叶酸、维生素B_{12}、维生素B_6、维生素C
皮肤	干燥、毛囊角化	维生素A
	癞皮病皮炎	烟酸
	阴囊炎、脂溢性皮炎	维生素B_2
	出血	维生素C、维生素K
头发	失去光泽、稀少	蛋白质、维生素A
眼睛	夜盲、角膜干燥、毕脱氏斑	维生素A
唇	口角炎、唇炎	维生素B_2、烟酸
口 腔	舌炎、舌猩红、舌肉红	维生素B_2、烟酸
	地图舌	维生素B_2、烟酸、锌
	舌水肿	维生素B_2、烟酸
	牙龈炎、牙龈出血	维生素C
指 甲	舟状甲	铁
骨 骼	鸡胸、串珠肋、方颅、“O”型腿、“X”型腿、骨软化症	维生素D
神经系统	多发性神经炎	维生素B_1
	精神错乱	维生素B_1、烟酸
	中枢神经系统失调	维生素B_{12}、维生素B_6
循环系统	水肿、右心肥大	维生素B_1、蛋白质
其他	甲状腺肿	碘

三、实验室检查

人体营养水平的实验室生化检查是借助生理、生化等实验手段测定受检者的血液、排泄物、分泌物以及毛发等所含的各种营养素、营养的代谢物和其他化学成分的变化，用以评价膳食中营养素的水平、吸收与利用情况，发现人体营养储备低下、临床营养不足、营养过度等情况，对某一人群的营养水平和健康水平进行全面的评价。

本章小结

人体需要的营养素主要包括蛋白质、脂肪、碳水化合物、矿物质、维生素、水、膳食纤维七大类。通过食物中蛋白质的含量、蛋白质消化率、蛋白质的生物学价值来评价食物中蛋白质的营养学价值；蛋白质提供的热能占每日摄入总热能的10% ~15%。通过食物脂肪的消化率、必需脂肪酸的含量、脂溶性维生素含量、油脂的稳定性来评价膳食脂肪的营养价值；脂肪提供热能占每日摄入总热能的20% ~30%。碳水化合物供给量为总能量摄入的55% ~65%。各类维生素与矿物质不足时会出现各种营养缺乏症，应通过适当的食物予以补充。

各类食物营养的价值不同，食物营养价值的高低取决于食物中营养素种类、数量、相互比例及人体的消化吸收率。中国居民膳食指南与平衡膳食宝塔可以提供符合我国居民营养健康状况和基本需求的膳食指导建议。特殊人群因生理需求特点，其营养要求与普通人群有些差异，应根据不同人群的特点予以合理营养。完整的营养调查评价包括膳食调查、营养状况体格检查和人体营养水平的实验室生化检查三个部分。

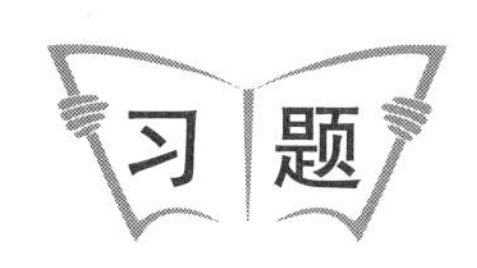

选择题

【A1/A2 型题】

1. 谷类、薯类是我国膳食能量的主要来源，但其主要的缺陷是缺乏

   A. 脂肪　　B. 优质蛋白质　　C. 碳水化合物　　D. 维生素　　E. 矿物质

2. 大豆及其制品营养特点不正确的的是

   A. 蛋白质含量高，为优质蛋白　　B. 不饱和脂肪酸含量高

   C. 豆制品的营养价值要高于整粒大豆　　D. 不含维生素

   E. 含有一定的保健成分

3. 影响蔬菜中钙吸收的主要因素是

   A. 维生素 C　　B. 草酸　　C. 琥珀酸　　D. 油酸　　E. 乳糖

4. 营养就是

   A. 多摄入各种有利于健康的食物

   B. 机体从外界摄取食物为满足自身的生理需要

   C. 为了健康和生长发育，多吃营养品、滋补品

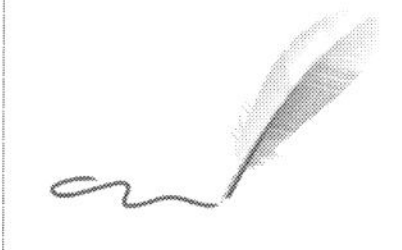

D. 机体从外界摄取食物以满足自身生理需要所必需的生物学过程

E. 以上都正确

5. 营养素的供给量是指在需要量的基础上

A. 根据人的饮食习惯而制定的

B. 根据生产情况而制定的适宜需要量

C. 根据社会条件，经济条件而制定的量

D. 考虑了人群的安全率、饮食习惯、食物生产、社会和经济条件而制定的适宜的需要量

E. 等于营养素的生理需要量

6. 我国居民膳食中碳水化合物供热占总热能的适宜比是

A. 10% ~15%　B. 20% ~30%　C. 55% ~65%　D. >70%　E. 以上都不对

7. 以下哪种氨基酸对于婴幼儿来说是必需氨基酸

A. 精氨酸　B. 组氨酸　C. 丝氨酸　D. 胱氨酸　E. 以上都不对

8. 膳食中可促进铁吸收的因素是

A. 抗坏血酸　B. 脂肪酸　C. 草酸　D. 植酸　E. 膳食纤维

9. 具有抗氧化作用的维生素是

A. 维生素 A　B. 维生素 D　C. 维生素 E　D. 叶酸　E. 维生素 B

10. 为预防婴幼儿缺铁性贫血，应从何时开始补充含铁丰富的食品

A. 出生后 2 周　B. 出生后 1 个月

C. 出生后 4 个月　D. 出生后 6 个月

E. 1 岁以后

11. 维生素 A 的良好食物来源是

A. 动物肝脏　B. 深色蔬菜　C. 豆类　D. 肉类　E. 膳食纤维

12. 不是铁良好的食物来源的是

A. 猪肝　B. 猪血　C. 牛奶　D. 羊肉　E. 牛肉

13. 食物中长期缺乏维生素 B_1 易引起

A. 蛋白质热能营养不良　B. 癞皮病

C. 脚气病　D. 败血病

E. 坏血病

14. 中国居民膳食宝塔最高层是

A. 蔬菜　B. 谷类　C. 奶类　D. 油脂　E. 水果

15. 在以下食物中饱和脂肪酸含量最低的油脂是

A. 牛油　B. 猪油　C. 鱼油　D. 羊油　E. 鸡鸭油脂

16. 每克食物蛋白质在体内代谢产生的能量为

A. 16.74kJ　B. 37.6kJ　C. 2.39kJ　D. 20.74kJ　E. 4kJ

17. 蔬菜水果在加工烹调时，较易损失的是

A. 维生素 B_1　B. 维生素 B_2　C. 维生素 C　D. 钙　E. 铁

18. 由于孕期妇女特殊生理功能的需要，在 4 ~6 个月每日应增加蛋白质

A. 30g/d　B. 20g/d　C. 15.8g/d　D. 15g/d　E. 10g/d

19. 下列哪项不是维生素 D 在人体的缺乏症

A. 在成人发生骨软化症　　B. 在儿童发生癞皮病

C. 在婴幼儿发生佝偻病　　D. 在老年人可发生骨质疏松症

E. “X”型腿和“O”型腿

20. 人体营养状况评价不包括

A. 膳食调查　　B. 临床生化检测

C. 个人经济状况调查　　D. 人体测量

E. 营养缺乏症

21. 老年人膳食应注意

A. 低盐、高蛋白质　　B. 低盐、低胆固醇

C. 奶及奶制品　　D. 动物性食品

E. 高热能、高蛋白

22. 有利于钙吸收的因素是

A. 膳食纤维　　B. 植酸　　C. 草酸　　D. 乳糖　　E. 磷酸

23. 下列哪项不是维生素 A 缺乏时眼部的表现

A. 眼干燥症、角膜溃疡　　B. 色盲症

C. 生长发育受阻　　D. 皮肤粗糙

E. 夜盲症

24. 某患儿有“方颅”“枕秃”“串珠胸”，夜间经常啼哭等症状，导致这些症状最可能的原因是

A. 铁缺乏　　B. 维生素 A 缺乏　　C. 受惊吓　　D. 钙缺乏　　E. 脚气病

25. 一个婴儿出生后一直人工喂养牛奶，3 个月只添加鸡蛋，11 个月以后，发现此婴儿生长缓缓慢，消瘦，面色苍白，你认为这个婴儿可能缺乏

A. 维生素 D　　B. 维生素 A　　C. 铁　　D. 锌　　E. 钙

（范　敏）

扫码“练一练”

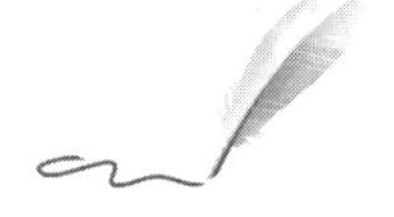

第四章　食物中毒与食品安全

学习目标

1. **掌握**　食物中毒的概念及特征、食物中毒的分类；食品安全和食源性疾病的概念、食品污染的种类。

2. **熟悉**　各种食物中毒的特点及预防措施；食物中毒的调查与处理；食品添加剂的使用原则。

3. **了解**　食品添加剂的概念及卫生要求。

4. 能辨别各种食物中毒，并熟练地进行食物中毒现场调查与处理；结合食品卫生知识针对性地开展食品安全健康教育。

第一节　食物中毒

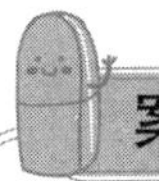

案例讨论

[**案例**] 2015年2月25日，某县食品药品监督管理局接到群众举报，称87名就餐者在某酒楼就餐后出现呕吐、腹痛、腹泻、发热等症状。该县食品药品监督管理局派执法人员立即赶赴事发现场，在配合卫生行政部门做好患者救治的同时，对酒楼可能存在的违法行为开展调查。经对现场留样的菜品和患者排泄物抽样检验，致病性微生物沙门菌超过食品安全标准限量。

[讨论]

1. 该事件是否属于食物中毒？依据是什么？
2. 如何预防此类事件？

一、食物中毒概述

（一）食物中毒的定义

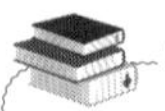

考点提示

食物中毒的概念与急性胃肠炎、食源性疾病等区别。

食物中毒指摄入了含有生物性、化学性有毒有害物质的食品或把有毒有害物质当作食品摄入后出现的非传染性（不属于传染病）急性、亚急性疾病。凡食入非可食状态食物、暴饮暴食所引起的急性胃肠炎；因摄入食物而感染的传染病、寄生虫病、人畜共患传染病等食源性疾病或摄食者本身有胃肠道疾病、过敏体质者食入某食物后发生的疾病，均不属于此范畴。不论是一次性还是长期连续摄入“有毒食物”，凡是以慢性毒害为主要特征的也不是食物中毒。

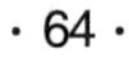

（二）食物中毒的特征

虽然食物中毒的原因不同，症状各异，但一般都具有如下流行病学特征和临床特征。

1. 潜伏期短　一般由几分钟到几小时，食入“有毒食物”后于短时间内几乎同时出现一批患者，来势凶猛，很快形成高峰，呈暴发流行。

2. 患者临床表现相似　多以急性胃肠道症状为主。

3. 发病与食入某种食物有关　患者在近期同一段时间内都食用过同一种“有毒食物”，发病范围与食物分布呈一致性，不食者不发病，停止食用该种食物后很快不再有新病例。

4. 一般人与人之间不传染　发病曲线呈骤升骤降的趋势，没有传染病流行时发病曲线的余波。

5. 有明显的季节性　夏秋季多发生细菌性和有毒动植物食物中毒；冬春季多发生肉毒梭菌食物中毒（简称肉毒中毒）和亚硝酸盐中毒等。

（三）食物中毒的分类

通常按病原学将食物中毒分为以下几种。

1. 细菌性食物中毒　指摄入被致病菌或其毒素污染的食物而引起的食物中毒。常见的感染型食物中毒包括沙门菌属、变形杆菌属、副溶血性弧菌、致病性大肠菌属、韦氏梭状芽孢杆菌等引起的食物中毒。毒素型食物中毒包括肉毒梭菌毒素、葡萄球菌肠毒素等引起的食物中毒。

2. 有毒动植物食物中毒　指误食有毒动植物或摄入因加工、烹调不当未除去有毒成分的动植物而引起中毒。有毒动物中毒如河豚、有毒贝类、鱼类组胺等所引起的食物中毒。有毒植物中毒如毒蕈、木薯、四季豆、发芽马铃薯、新鲜黄花菜、生豆浆等引起的食物中毒。

3. 真菌及其毒素食物中毒　指摄入被产毒真菌及其毒素污染的食物而引起的食物中毒。

4. 化学性食物中毒　指误食有毒化学物质或食用被有毒化学物质污染的食物中毒。如砷化物、亚硝酸盐，有机磷农药、磷化锌等引起的食物中毒。

二、细菌性食物中毒

细菌性食物中毒是食物中毒中最常见的一类，发病率较高而病死率一般较低。由活菌引起的食物中毒称感染型，由菌体产生的毒素引起的食物中毒称毒素型。

（一）沙门菌属食物中毒

1. 病原　沙门菌属有2000个血清型，我国已发现100多个血清型。致病性最强的是猪霍乱沙门菌，其次是鼠伤寒沙门菌和肠炎沙门菌，沙门菌为具有鞭毛、能运动的革兰阴性杆菌，不耐热，55℃ 1小时或60℃ 15~30分钟可被杀灭，100℃立即死亡。自然界中广泛存在，存活力较强，在水和土壤中可存活数日至数月，在含盐量为10%~15%的腌肉中可存活2~3个月，在蛋中存活20~30天。该菌在适宜的基质上、20~30℃条件下可迅速繁殖，经2~3小时即可达到引起中毒的细菌数量。

2. 流行特点　①季节性：沙门菌属食物中毒全年均可发生，以夏秋季节多见。②中毒食品主要为畜肉类及其制品，其次为家禽、鱼虾、蛋奶类。③中毒主要是由于加工和储存食物的用具（容器）生熟不分、交叉感染及食用时加热不充分、未烧熟煮透所致。

3. 中毒机制　大量细菌进入机体后，可在小肠或结肠内继续繁殖，破坏肠黏膜，并通

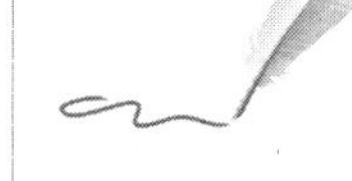

过淋巴系统进入血流，引起全身感染，出现菌血症。当沙门菌在淋巴结和网状内皮系统被破坏后，释放出毒力很强的内毒素，与活菌共同侵犯肠黏膜，引起炎症改变，抑制水和电解质的吸收，从而出现胃肠炎症状。内毒素亦可作为致热源使体温身高。

4. 临床特点 进入机体活菌数量达到10万~10亿个才会出现临床症状，潜伏期为6小时~3天，一般为12~24小时。临床表现依症状不同可分为五型，即胃肠炎型、类霍乱型、类伤寒型、类感冒型和类败血症型。其中以胃肠炎型最为多见，表现为：体温升高（38~40℃）、恶心、呕吐、痉挛性腹痛、腹泻，大便多为黄绿色水样便，一日7~8次，大便有恶臭，内有未消化的食物残渣，偶带脓血。病程3~5天，一般两天后停止腹泻，食欲恢复正常，预后良好。老年人、儿童、体弱者，如治疗不及时，可导致死亡。

5. 预防措施 加强监督，严格检疫制度，防止被沙门菌感染或污染的畜禽肉流入市场；加强卫生管理，防止肉类食品特别是熟肉制品被污染。低温贮藏食品，生熟食品分开保存，并尽可能缩短储存时间。彻底加热杀灭沙门菌：烹调时要使肉块内部温度达到80℃持续12分钟，蛋类应煮沸8~10分钟，熟肉制品食用前应再次加热。

（二）副溶血性弧菌食物中毒

1. 病原 副溶血性弧菌为嗜酸性弧菌，革兰染色阴性，无芽胞，一端有单鞭毛，运动活泼，需氧或兼性厌氧。在含盐3%~4%的培养基中生长良好。最适生长的pH值为7.5~8.5，温度37℃，不耐高温，80℃ 1分钟或56℃ 5分钟即可杀灭。对酸敏感，在2%醋酸中或50%的食醋中1分钟即可死亡。

2. 流行特点 ①季节性，即多发生在夏秋季，6~9月最高。②中毒食品主要为鱼、虾、蟹、贝类等海产品，亦可由受海产品污染的其他食物如凉拌菜等所引起，以含盐量不高的腌制品中多见。③中毒原因为烹调时未烧熟、煮透，或污染的熟食品未再彻底加热。

3. 中毒机制 随食物进入人体的活菌，在肠道内继续繁殖，侵入肠上皮细胞，引起肠黏膜上皮细胞和黏膜下组织病变，数小时后出现急性胃肠炎症状。该菌破坏后可释放肠毒素和耐热性溶血素，后者具有心脏毒性。

4. 临床特点 潜伏期多为10小时左右，一般8~40小时，主要症状有恶心、呕吐、上腹部阵发性剧烈疼痛、频繁腹泻、洗肉水样或带黏液便，无里急后重，每日5~6次，体温39℃。重症病人可有脱水、血压下降、意识不清等。病程2~4天，一般预后良好，无后遗症，少数病人因休克、昏迷而死亡。

5. 预防措施 防止污染，加工过程中生熟用具要分开，停止食用可疑污染的食品。控制繁殖，宜在低温下储藏，尤其是海产品及各种熟食制品。杀灭病原菌，鱼、虾、蟹、贝类等海产品应煮透，加热时间为100℃ 30分钟；凉拌海蜇等应清洗干净后在100℃沸水中漂烫数分钟或在食醋中浸泡10分钟，以杀灭病原菌。

（三）变形杆菌食物中毒

1. 病原 变形杆菌是寄生于人和动物肠道中的革兰阴性杆菌。依菌体抗原分为不同的组群，引起食物中毒的主要是普通变形杆菌、奇异变形杆菌、摩氏摩根菌。变形杆菌属于腐败菌，在自然界分布广泛，需氧或兼性厌氧，其生长繁殖对营养要求不高。变形杆菌对热抵抗力不强，加热55℃持续1小时即可将其杀灭。

2. 流行特点 ①季节性：全年均可发生，大多数发生在5~10月，7~9月最多见。②中毒食品主要为动物性食品，特别是熟肉以及内脏的熟制品；此外，凉拌菜、剩饭、水产品等也有引起变形杆菌食物中毒的报告。③中毒原因为食用前未加热或加热不彻底。

3. 中毒机制　大量的变形杆菌随食物进入机体后，可侵入肠道，导致肠道炎性反应。另外，某些变形杆菌还可产生肠毒素，导致腹泻等症状。

4. 临床特点　潜伏期一般为12～16小时，主要临床表现为恶心、呕吐、发冷、发热、头晕、头痛、乏力；脐周阵发性剧烈腹痛，水样便伴有黏液、恶臭，一日数次至十余次；体温37.8～40℃不等，但多在39℃以下，病程为1～3天，多数在24小时内恢复，一般预后良好。

5. 预防措施　加强食品卫生管理，注意饮食卫生。

（四）金黄色葡萄球菌食物中毒

1. 病原体　葡萄球菌广泛分布于自然界，健康人的皮肤和鼻咽部、化脓灶都有该菌存在。该菌为革兰阳性球菌，不耐热，但能耐受干燥和低温。在28～38℃生长良好，繁殖的最适温度为37℃，最适pH 7.4，在含20%～30% CO_2条件下有利于产生大量肠毒素。肠毒素（外毒素）是一种蛋白质，已知有A～E五种抗原型，A型的毒力最强，食物中毒多由此型所致。该肠毒素耐热性强，在食品中一般烹调方法不能破坏，须经100℃ 2小时方可破坏。

2. 流行特点　①季节性：全年皆可发生，但多见于夏秋季节。②中毒食品：主要为奶类及其制品、肉制品、剩米饭、糯米饭等，国内报道以奶油蛋糕、冰淇淋等奶及奶制品最为常见。③中毒原因：为被葡萄球菌污染后的食品在较高温度下保存时间过长，产生足以引起食物中毒的葡萄球菌肠毒素。

3. 中毒机制　只随食物摄入活细菌而无葡萄球菌肠毒素不会引起食物中毒，只有摄入达中毒剂量的该菌肠毒素才会致病。肠毒素作用于胃肠黏膜，引起充血、水肿甚至糜烂等炎症改变及水与电解质代谢紊乱，出现腹泻；同时刺激迷走神经的内脏分支而引起反射性呕吐。

4. 临床特点　潜伏期一般为1～6小时，多为2～4小时。主要症状有恶心、剧烈反复呕吐、上腹部疼痛、水样便，体温正常或低热。病程短，1～2天内即可恢复健康，预后一般良好。

5. 预防措施　①防止污染：定期对食品加工人员、饮食从业人员及保育员等进行健康检查，患有疖肿、手指化脓、化脓性咽炎等疾病时应暂时调换工作，避免带菌者对食品的污染；对患有皮肤化脓性感染的牲畜、乳腺炎的奶牛及时治疗，患乳腺炎奶牛挤出的奶不能饮用。②防止肠毒素的生成：食物应低温储藏或放置在阴凉通风的地方，放置时间不应超过6小时，尤其在气温较高的夏秋季节，食用前还应彻底加热。

（五）肉毒梭菌食物中毒

1. 病原　肉毒梭状芽孢杆菌（简称肉毒梭菌）系革兰阳性厌氧杆菌，有芽孢。广泛分布于土壤、江河湖海污泥中及鱼类和动物粪便中，借其芽孢可长期存活。耐高温，芽孢需干热180℃ 5～15分钟或湿热100℃ 6小时方被杀灭。10%盐酸1小时或20%甲醛24小时也能杀死芽孢。在适宜条件（无氧、发酵、适宜的营养基质、18～30℃）下肉毒梭菌可迅速生长，大量繁殖，同时产生一种以神经毒性为主要特征的可溶性剧毒的肉毒毒素（外毒素）。该毒素毒性极强，不耐热，80℃ 30分钟或100℃ 10～20分钟可完全破坏，pH >7.0时亦可迅速分解，暴露于日光下迅速失去活力。在干燥、阴暗、密封条件下可保存多年。

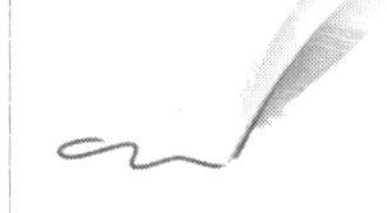

2. 流行特点 ①季节性：肉毒梭菌食物中毒主要发生在4、5月份。②中毒食品：可因饮食习惯和膳食结构不同而异。国外多为火腿、香肠、罐头食品；我国主要见于家庭自制发酵豆、面制品（豆酱、面酱、红豆腐、臭豆腐、豆豉等），也见于肉类和其他食品。③中毒原因：被肉毒梭菌污染的食品，在食用前未彻底加热。

3. 中毒机制 肉毒毒素经消化道吸收后进入血液循环，主要作用于中枢神经系统颅脑神经核、神经－肌肉接头处及自主神经末梢，阻止神经末梢释放乙酰胆碱，引起肌肉麻痹和神经功能不全。

4. 临床特点 潜伏期为6小时～10天，一般1～4天。早期有全身乏力、头晕、食欲不振，以后逐渐出现视物不清、眼睑下垂、复视、瞳孔散大等神经麻痹症状；重症患者则出现吞咽、咀嚼、语言、呼吸困难，头下垂，运动失调，心力衰竭等。体温、血压正常，无感觉障碍，意识清楚。病死率较高，多死于发病后10天内。经积极治疗后逐渐恢复健康，一般无后遗症。

5. 预防措施 ①加强卫生宣教，不食可疑食品。家庭自制发酵食品时，应将原料彻底清洗、蒸煮。②加工后的食品在低温环境储存，罐头食品要符合卫生要求，注意保质期。③食用前对可疑食品进行彻底加热，一般加热100℃ 10～20分钟，可破坏各型肉毒毒素。

（六）细菌性食物中毒的防治原则

1. 处理原则 ①迅速排除毒物：常用催吐、洗胃等方法。②对症治疗：治疗腹痛、腹泻，纠正酸中毒和水、电解质紊乱，抢救循环衰竭和呼吸衰竭等。③特殊治疗：细菌性食物中毒患者可用抗生素治疗，但葡萄球菌毒素中毒一般不需要用抗菌药，以保暖、输液、饮食调节为主。肉毒中毒患者应尽早使用多价抗毒血清，注射前要做过敏试验；并可用盐酸胍以促进神经末梢释放乙酰胆碱。

2. 预防原则 ①防止食品污染。②控制病原体繁殖及外毒素的形成。③彻底加热杀灭细菌及破坏毒素。

三、真菌毒素和霉变食品中毒

真菌毒素和霉变食品中毒包括某些真菌天然含有的有毒成分和某些真菌繁殖过程中产生的真菌毒素引起的食物中毒，发病率和死亡率均较高，有明显的季节性和地区性，如霉变甘蔗和赤霉病麦食物中毒。

（一）霉变甘蔗中毒

甘蔗在不良条件下长期贮存，由于大量微生物的繁殖引起霉变，或在未完全成熟时即收割，可因其含糖量较低，有利于真菌生长繁殖产生霉变，食用这种甘蔗后可引起中毒，发病者多为儿童，且病情常较严重甚至危及生命。

1. 有毒成分 霉变甘蔗中的甘蔗节菱孢霉产生的毒素为3－硝基丙酸（3－NPA），是一种神经毒，主要损害中枢神经。

2. 临床表现 潜伏期短，短者10分钟，长者几小时，潜伏期愈短，症状愈严重。发病初期主要表现为一时性消化功能紊乱，出现恶心、呕吐、腹痛、腹泻，随后出现神经系统症状，头晕、头痛、眼发黑、复视等，重者可出现阵发性抽搐，抽搐时可有四肢屈曲内旋、手呈鸡爪状、大小便失禁、牙关紧闭、瞳孔散大，口唇及面部发绀、口吐白沫或呈强直状态，随后进入昏迷状态。体温初期正常，几天后升高，患者常死于呼吸衰竭，幸存者留下终身残疾，后遗症为锥体外系神经受损，多见于昏迷时间超过1周且急性期脑水肿严重者。

3. 预防措施 ①甘蔗应在成熟后收割，不成熟的甘蔗容易霉变。②甘蔗贮存过程中应防止霉变、防捂、防冻，存放时间不能过长，并定期对甘蔗进行感官检查，已霉变的甘蔗禁止出售。③加强宣传教育，教育群众不买、不吃霉变甘蔗。

（二）赤霉病麦中毒

赤霉病麦食物中毒是由于误食已发生赤霉病的麦类、玉米等谷物引起的以呕吐为主要症状的一种急性中毒。我国多见于长江中下游地区，也见于东北、华北地区。

1. 病原 赤霉病麦是由于真菌中的镰刀菌感染了麦子，主要为禾谷镰刀菌。禾谷镰刀菌最适生长温度为16～24℃，湿度85%，小麦、大麦、元麦等在田间抽穗灌浆时条件合适即可发生赤霉病，也可见于稻谷、蚕豆、玉米和甘薯等作物。赤霉病麦引起中毒的有毒成分为赤霉病麦毒素，现已鉴定出42种，主要有雪腐镰刀菌烯醇、镰刀菌烯酮－X、T－2毒素等，这类毒素属于单端孢霉烯族化合物，是镰刀菌产生的真菌代谢产物。赤霉病麦毒素对热稳定，一般烹调方法不能破坏，进食数量越多，发病率越高，发病程度越严重。

2. 临床表现 潜伏期10～30分钟，短者几分钟，长者1～2小时或5小时左右，轻者头晕、腹胀，较重者眩晕、头痛、恶心、呕吐、乏力，少数伴有腹痛、腹泻、流涎、颜面潮红，严重者可出现呼吸、脉搏、体温和血压波动，四肢酸软、步态不稳、形似醉酒。病程1～2天，预后较好。

3. 预防措施 ①加强田间和贮藏期的防霉措施，防止麦类、玉米等谷物受到真菌的侵染和产毒是预防赤霉病麦中毒的关键。②制定粮食中赤霉病麦毒素的限量标准，加强粮食卫生管理。③去除或减少粮食中的病粒或毒素。

四、有毒动植物食物中毒

有毒动植物食物中毒可发生于下列情况：误食外形上与食品相似的有毒动植物（毒蕈）；将天然含有毒成分的动植物或制品当作食品（桐油、大麻油、河豚）；贮存过程中产生了大量有毒成分的可食动植物食品（发芽马铃薯、鲐鱼）；加工烹调过程中未能破坏或除去有毒成分的植物性食物（木薯、苦杏仁）。

（一）河豚中毒

河豚又名鲀，有上百个品种，是一种味道鲜美但含剧毒的鱼类。中毒多发生在日本、东南亚及我国沿海、长江下游一带。

1. 毒性 有毒物质为河豚毒素，是一种神经毒，对热稳定，需220℃以上方可分解；盐腌或日晒不能破坏。鱼体中含毒量在不同部位和季节有差异，卵巢和肝脏有剧毒，其次为肾脏、血液、眼睛、鳃和皮肤。鱼死后内脏毒素可渗入肌肉，而使本来无毒的肌肉也含毒。产卵期卵巢毒性最强。

2. 中毒机制 河豚毒素可阻断神经－肌肉间的传导，使随意肌发生进行性麻痹，对骨骼肌纤维和感觉神经有阻断作用；可导致外周血管扩张及动脉压急剧降低；出现中枢神经系统兴奋性障碍，对呼吸中枢有特殊抑制作用。

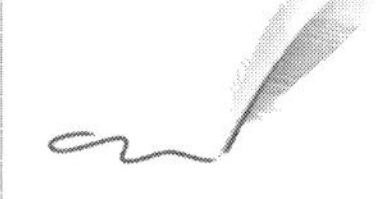

3. 临床表现 潜伏期10分钟～3小时。早期有手指、舌、唇刺痛感，然后出现恶心、

呕吐、腹痛、腹泻等胃肠症状以及四肢无力、发冷、口唇和肢端知觉麻痹。重症患者瞳孔与角膜反射消失，四肢肌肉麻痹，以致发展到全身麻痹、瘫痪。呼吸表浅而不规则，严重者呼吸困难、血压下降、昏迷，最后死于呼吸衰竭。

4. 防治措施 目前对此尚无特效解毒剂，对患者应尽快排出毒物和给予对症处理。预防的关键是加强宣传教育，防止误食。新鲜河豚应统一加工处理，经鉴定合格后方准出售。

（二）毒蕈中毒

我国有可食蕈300余种，毒蕈80多种，其中含剧毒素的有10多种。常因误食而中毒，多散在发于高温多雨季节。

1. 毒素与中毒特征 一种毒蕈可含多种毒素，多种毒蕈也可含有一种毒素。毒素的形成和含量常受环境影响。中毒程度与毒蕈种类、进食量、加工方法及个体差异有关。根据毒素成分，中毒类型可分为四种。

（1）胃肠炎型 可能由类树脂物质，胍啶或毒蕈酸等毒素引起。潜伏期10分钟～6小时，表现为恶心、剧烈呕吐、腹痛、腹泻等。病程短，预后良好。

（2）神经精神型 引起中毒的毒素有毒蝇碱、蟾蜍素和幻觉原等。潜伏期6～12小时。中毒症状除有胃肠炎外，主要有神经兴奋、精神错乱和抑制。也可有多汗、流涎、脉缓、瞳孔缩小等。病程短，无后遗症。

（3）溶血型 由鹿蕈素、马鞍蕈毒等毒素引起，潜伏期6～12小时，除急性胃肠炎症状外，可有贫血、黄疸、血尿、肝脾大等溶血症状。严重者可致死亡。

（4）肝肾损害型 主要由毒伞七肽、毒伞十肽等引起。毒素耐热、耐干燥，一般烹调加工不能破坏。毒素损害肝细胞核和肝细胞内质网，对肾也有损害。潜伏期6小时至数天，病程较长，临床经过可分为六期，即潜伏期、胃肠炎期、假愈期、内脏损害期、精神症状期、恢复期。该型中毒病情凶险，如不及时积极治疗，病死率甚高。

2. 防治措施 ①急救措施：立即采取催吐、洗胃、清肠等措施，尽快去除有毒物质。②合理使用药物治疗：神经精神型用阿托品治疗，溶血型可给予肾上腺皮质激素及输血等，肝肾损害型早期给予保肝治疗，同时可用巯基解毒药物等。③对症治疗和支持治疗。

预防措施主要是加强宣传教育，提高对毒蕈的识别能力，防止误采、误食。

五、化学性食物中毒

化学性食物中毒在我国属常见的一类食物中毒，且近年有上升趋势。其发病率和病死率均较高，但发病无明显的季节性和地区性。

（一）亚硝酸盐中毒

亚硝酸盐来源广泛，天然存在于水及蔬菜中，也可来自化工产品。其中毒以散发和儿童居多，多发生于农民家庭或集体食堂。

1. 中毒原因 多为过量食用不新鲜蔬菜、腌制不够充分的咸菜，以及放置太久的熟剩菜和苦井水，也可因食用或误食过量的硝酸盐和亚硝酸盐加工过的肉类食品导致中毒。

2. 毒性 亚硝酸盐进入血液后，能将血红蛋白的二价铁氧化为三价铁，使血红蛋白成为高铁血红蛋白，失去携带氧的能力，造成组织缺氧。

3. 临床表现 发病急，潜伏期短，一般为数十分钟或1～3小时，症状以发绀为主。皮肤黏膜、口唇、指甲下最明显，除发绀外，并有头痛、头晕、心率加快、恶心、呕吐、腹痛、腹泻、烦躁不安。严重者有心律不齐、昏迷或惊厥，常死于呼吸衰竭。

4. 防治措施　急救措施为早期排除未吸收的毒物，催吐、洗胃、导泻；及时应用解毒剂亚甲蓝；采用1%亚甲蓝小剂量口服或缓慢静脉滴注，亚甲蓝、维生素C和葡萄糖三者合用效果更佳。预防措施为严格管理亚硝酸盐，防止其污染食品或误食误用；保持蔬菜新鲜，勿食存放过久的变质蔬菜以及腌制不充分的蔬菜；肉制品及肉类罐头的亚硝酸盐使用量、残留量，应严格执行国家标准；加强水质监测，不饮用亚硝酸盐和硝酸盐含量过高的井水。

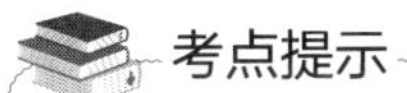

考点提示

亚硝酸盐为强氧化剂，进入血液后可使血中低铁血红蛋白氧化成高铁血红蛋白，从而失去输送氧的功能，致使组织缺氧，出现发绀症状而中毒。

（二）砷化物中毒

砷和砷化物在工业、农业和医药上用途很广，无机砷化物一般均有剧毒。最常见的是三氧化二砷，俗称砒霜，为无臭无味的白色粉末。成人的中毒剂量为5～50mg，致死量为60～300mg。

1. 中毒原因　急性中毒主要因为误食引起，如误把砒霜当成面碱、盐食用或误食其拌过的种子、毒死的畜禽肉。滥用含砷杀虫剂喷洒果树及蔬菜，造成水果、蔬菜中砷的残留量过高；喷洒含砷农药后不洗手立即进食；食品工业用原料或添加剂质量不合格，使食品中砷含量超过食品卫生标准；盛放过砷的容器、用具污染了食物等，都可以引起中毒。

2. 中毒机制　①砷与酶的巯基有很强的亲和力，使酶失去活性，细胞代谢发生障碍，并由此引起神经系统症状。②麻痹血管运动中枢和直接作用于毛细血管，使肠胃黏膜及各个脏器淤血及出血，内脏毛细血管麻痹、扩张，血压下降。③对消化道的直接腐蚀作用，引起消化道的糜烂、溃疡和坏死。

3. 临床表现　潜伏期数分钟至数小时。发病初期表现为咽干、口渴、流涎、口中金属味、咽喉及上腹部烧灼感；随后出现恶心、反复呕吐，甚至吐出黄绿色胆汁，重者呕血；腹泻初为稀便，后呈米泔样便混有血液。症状加重时全身衰竭、脱水、体温下降、意识消失。重症患者出现神经系统症状，如头痛、狂躁、抽搐、昏迷等，抢救不及时可因呼吸循环衰竭而死亡。

4. 防治措施　急救措施为催吐、洗胃及导泻，尽快去除毒物。洗胃必须彻底，因砷化物常为颗粒状，易残留于胃黏膜皱襞上不易排出，故中毒后4小时，洗胃仍有效。洗胃后口服解毒剂氢氧化铁，防止砷化物吸收并保护胃黏膜；尽早使用特效解毒剂，一般首选二巯基丙磺酸钠。纠正水与电解质紊乱及酸碱失衡。预防措施为健全农药管理制度，实行专人专库保管，严禁农药与食品混放、混装；盛放过砷化合物的容器严禁存放粮食和食品。含砷杀虫剂用于防治果树、蔬菜的害虫时，应符合国家农药安全使用准则，以防蔬菜、水果农药残留量过高；食品加工用的原料和添加剂的砷含量不得超过国家允许标准。

六、食物中毒调查与处理

接到食物中毒报告后，组织有关人员立即赶赴现场，迅速抢救患者。对可疑食物暂时封存，禁止继续食用或出售。同时对可疑食品、患者排泄物和洗胃液等取样立即送检，以便明确诊断，初步确定为食物中毒后及时向卫生监督部门报告。

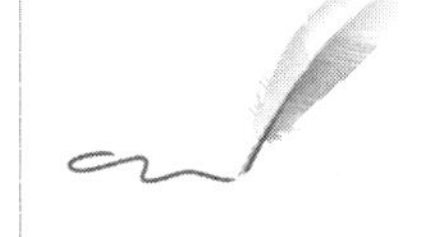

（一）食物中毒的报告

1. 法定报告人 发生食物中毒的单位和接收患者进行治疗的单位是法定食物中毒的报告人。

2. 法定接受单位 食物中毒报告的法定接受单位是县级以上人民政府卫生行政部门。

3. 报告时限 中毒人数超过30人的，应当于6小时内报上级人民政府和上级人民政府卫生行政部门；超过100人的集体性食物中毒或有死亡病例的重大食物中毒要求逐级上报，并在6小时内报至卫生部。

4. 报告内容 包括中毒单位、地址、中毒发生的时间、中毒人数、可疑中毒食品、主要症状和患者接受治疗的医疗机构名称、地址等。

（二）食物中毒的调查

目的是及时查明中毒原因和性质，制止中毒的继续发生，抢救患者，提出切实可行的预防措施。具体步骤如下。

1. 一般调查 首先了解中毒发生的时间和经过，判断中毒与食物的关系。了解患者的数量、分布情况和临床特点并积极抢救治疗，掌握患者发病前24小时、48小时或72小时内进餐食谱，找出中毒餐次和可疑食物并做好记录，对可疑食物立即封存。

2. 采样检查 应认真、快速、准确地采样送检，以明确中毒的性质。应在现场调查的基础上，采集可疑食物的剩余部分、原料、半成品，中毒人的排泄物、洗胃水和血液，容器、炊具的涂抹标本后冲洗液等，送当地卫生防疫部门检验，以查明中毒原因。一般情况下，液体物采样100～200ml，固体食物如肉、肉制品等采样200～500g。

采样注意事项：采样是否正确，直接影响检验结果。采样时要注意样本的代表性。做细菌检验时，应严格无菌操作。采集样本的容器要清洁、干燥、灭菌，样品密封包装，并贴上标签、编号、明确送检项目或重点。

3. 中毒原因调查 除一般情况调查和采样检验以外，还应做以下调查。①可疑中毒食品的来源、运输、储存和销售情况。②食品的加工方法、加热温度和时间，存放场所的温度及时间等。③炊具的卫生要求，如刀、砧板是否生熟分开等，进食环境的卫生状况。④食品从业人员的近期健康状况及传染病史，临床检查的反馈情况，共同进食人员的去向及健康状况等。

（三）食物中毒的处理

1. 积极妥善处理患者，以老、幼、重患者为抢救重点，尽量避免患者死亡。

2. 及时处理可疑食物及中毒现场。细菌性食物中毒剩余食物煮沸15分钟后弃之。患者的排泄物用20%石灰乳、5%来苏尔或漂白粉消毒。炊事用具等可用1%～2%碱水或肥皂水洗涤干净后煮沸消毒。

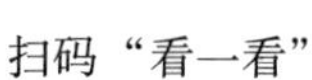

3. 对炊事人员或食品销售人员中带菌者或患肠道传染病、上呼吸道感染病、化脓性皮肤病者，应调离并积极治疗。

> **考点提示**
> 食物中毒的现场处理：①控制措施。②追回、销毁导致中毒的食物。③中毒场所处理。

4. 针对本次食物中毒的原因，制定合理的卫生管理制度和预防措施。

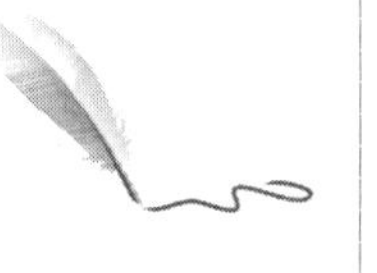

5. 食物中毒调查处理结束后，应将调查经过、结论、处理和预防措施等报告相关

部门。

第二节　食品安全与食品污染

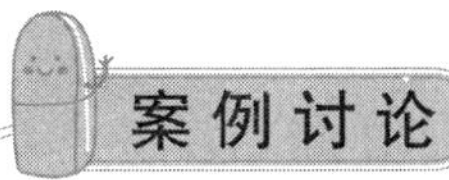

［案例］2010年2月，陕西某乳业公司因涉嫌生产、销售不符合卫生标准的“毒奶粉”被曝光，一批早在2008年就被要求排查、清零的10吨三聚氰胺超标奶粉再次流入市场。随后，上海、宁夏等地也纷纷曝出2008年问题奶粉重现市场的案件。

［讨论］

1. 三聚氰胺是食品添加剂吗？为什么？
2. 如何预防三聚氰胺“毒奶粉”的危害？

一、食品安全与食源性疾病

（一）食品安全

我国2009年2月28日颁布的《中华人民共和国食品安全法》把食品安全的含义定为：食品无毒、无害，符合应当有的营养要求，对人体健康不造成任何急性、亚急性或者慢性危害。

近30年来，食品安全概念的内涵有了很大发展。首先，食品安全属于综合概念。它包括食品卫生、食品质量、食品营养等内容和食品（食物）种植、养殖、加工、包装、贮藏、运输、销售、消费等环节。第二，食品安全具有社会属性。不同国家、不同地域以及不同历史时期，食品安全所面临的突出问题和治理要求有所不同。第三，食品安全彰显了法律效应。进入20世纪80年代以来，一些国家以及有关国际组织从社会系统工程建设的角度出发，逐步以食品安全的综合立法替代卫生、质量、营养等要素立法。如1990年英国颁布了《食品安全法》，2000年欧盟发表了具有指导意义的《食品安全白皮书》，2003年日本制定了《食品安全基本法》，2009年6月1日我国正式实施《中华人民共和国食品安全法》。

（二）食源性疾病

1. 食源性疾病的概念　WHO将食源性疾病定义为“凡是通过摄食而进入人体的致病因子（病原体）所造成的人体患感染性或中毒性的疾病”。

2. 食源性疾病的特征　①在食源性疾病发生过程中，食物只是起携带和传播病原物质的媒介作用，其本身并不致病。②导致人体罹患食源性疾病的病原物质是食物中所含有的各种致病因子。③人体摄入食物中所含有的致病因子可引起以中毒或感染两种病理变化为主要发病特点的各类临床综合征。

二、食品污染与食品污染物

（一）食品污染的概念

食品污染是指在食品生产、加工、贮存、运输、销售到食用的全过程中，对人体健康有害的生物性、化学性和物理性物质进入食品的现象，它造成食品安全性、营养性、感官

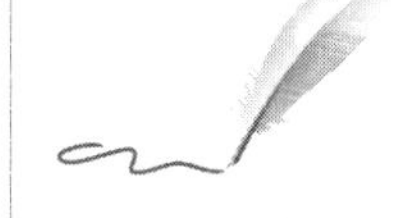

性状的变化，改变或降低食品原有的营养价值和卫生质量，并对人体产生危害。

（二）食品污染的分类

按照污染物的性质不同，食品污染可以分为三类。

1. 生物性污染 生物性污染较常见，危害也较大。主要有细菌与细菌毒素、真菌与真菌毒素、寄生虫、昆虫以及病毒等。

2. 化学性污染 化学性污染来源复杂，种类繁多。包括来自生产、生活和环境中的污染物，如农药、有害金属等；从工具、容器、包装材料及涂料中溶入食品的有毒成分、单体及助剂等；在食品加工、贮存过程中生成的有害物质，如酒中的醇类、醛类等；滥用的食品添加剂等。

3. 物理性污染 包括污染食品的杂物（如玻璃、尘土、杂质）和放射性污染物。食品的放射性污染主要来自放射性物质的开采、冶炼、生产、在生活中的应用、排放及意外事故，特别是半衰期较长的放射性核素污染对食品卫生的影响更为严重。

（三）食品污染物对人体健康的影响

食品污染后，食品质量降低，引起人体肠道传染病和人畜共患传染病、各种寄生虫病、食物中毒、慢性中毒及致癌、致畸、致突变等健康损害。

1. 急性毒性 污染物随食物进入人体在短时间内造成机体损害，出现临床症状（如急性肠胃炎型）称为急性中毒。引起急性中毒的污染物有细菌及其毒素、霉菌及其毒素和化学毒物等。

2. 慢性毒性 食物被某些有害物质污染，其含量虽少，但由于长期持续不断地摄入体内并且在体内蓄积，几年、十几年甚至几十年后引起机体损害，表现出各种各样慢性中毒症状，如慢性铅中毒、慢性汞中毒、慢性镉中毒等。

3. 远期毒性 某些食品污染物通过孕妇作用于胚胎，使在发育中的细胞分化和器官形成不能正常进行，出现畸形儿甚至死胎。亚硝胺，黄曲霉毒素、多环芳烃，以及镍、铅等污染物还有致突变和（或）致癌作用。

（四）常见食品污染物及危害

1. 生物性污染物

（1）食品细菌 食品中常见的细菌称为食品细菌，包括致病菌、条件致病菌和非致病菌。致病菌直接引起人体疾病，可有两种方式污染食品。一是动物生前感染，如患沙门菌病的畜禽，其肌肉、内脏、乳、蛋都带有沙门菌；二是致病菌通过带菌者粪便、病灶分泌物，苍蝇、生活用具、水、工作人员的手等污染食品。国家卫生标准规定在任何食品中不得检出致病菌。条件致病菌通常不致病，只是在一定特殊条件下才有致病力。非致病菌多数为腐败菌，一般不会引起疾病，但与食品的腐败变质关系密切，是评价食品卫生质量的重要指标。

（2）黄曲霉毒素 是黄曲霉菌和寄生曲霉菌中一部分产毒菌株产生的代谢产物。产生该毒素的最适温度是25～32℃，相对湿度是80%～90%，含氧气1%以上。黄曲霉毒素不溶于水，耐热性强，280℃时才发生裂解，一般的烹调加工不被破坏，易溶于油和一些有机溶剂（如氯仿、甲醇及乙醇等），在碱性溶液中能分解破坏。目前已分离鉴定出20余种黄曲霉毒素，如AFB_1、AFG_1和AFM_1等。在自然污染的食品中以AFB_1最多见，而且其毒性和致癌性也最强，故在食品监测中以 AFB_1 作为污染指标。

黄曲霉毒素主要污染粮油及其制品，如玉米、花生及花生制品、稻米、小麦、大麦、高粱、芝麻等。我国污染较重的是长江流域以及长江以南的高温、高湿地区。

黄曲霉毒素的主要危害：①急性毒性黄曲霉毒素是剧毒物，它的毒性比氰化钾强 10 倍，比砒霜强 68 倍。黄曲霉毒素急性中毒主要表现为中毒性肝炎，症状是一过性发热、呕吐、厌食、黄疸，继之出现腹水、下肢水肿，可致死亡。②毒性黄曲霉毒素慢性中毒的主要表现是生长障碍、亚急性或慢性肝损伤。其他症状包括食物利用率下降、体重减轻、生长发育缓慢，还能导致母畜不孕或产仔少等。③致癌性黄曲霉毒素对动物有强烈的致癌性。动物长期摄入低浓度或短期摄入高浓度的黄曲霉毒素均可诱发实验性肝癌，也可导致其他部位的肿瘤，如消化道肿瘤、肾脏肿瘤等。其与人类癌症的关系，目前难以得到直接证据，但肝癌流行病学研究发现，食物中黄曲霉毒素污染严重和人类实际摄入量比较高的地区，原发性肝癌的发病率较高。

(3) 镰刀菌毒素　镰刀菌毒素是镰刀菌属中多种真菌所产生的代谢产物，常污染粮食。镰刀菌毒素包括单端孢霉烯族化合物、玉米赤霉烯酮、丁烯酸内酯和串珠镰刀菌毒素（伏马菌素）。联合国粮食及农业组织（FAO）和 WHO 联合召开的第三次食品添加剂和污染物会议，将镰刀菌毒素同黄曲霉毒素一样看待，认为是自然发生的最危险的食品污染物，已列入当前国际最重要的研究课题之一。镰刀菌毒素可引起人畜发生急性、亚急性或慢性中毒。近年来，镰刀菌毒素的致癌、致畸、致突变的潜在危害越来越受到关注。

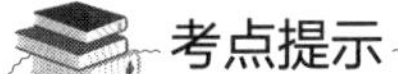
考点提示

黄曲霉毒素具有较强的肝脏毒性，抑制肝细胞 DNA、RNA 及蛋白质的合成。中毒动物主要表现为肝损伤，肝实质细胞坏死，胆管增生，肝细胞脂质消失延迟和肝出血。

2. 化学性污染物

(1) 农药　农药是指用于预防、消灭或者控制危害农业、林业的病、虫、草和其他有害生物，以及有目的地调节植物、昆虫生长的化学合成，或者来源于生物、其他天然物质的一种物质或者几种物质的混合物及其制剂。

进入人体的农药约 90% 是通过食物摄入的。食品中农药残留的主要来源有以下几种。①施用农药对农作物的直接污染：包括表面黏附污染和内吸性污染。②农作物从污染的环境中吸收农药：大量农药进入空气、水和土壤，成为环境污染物。农作物可长期从污染的环境中吸收农药，尤其是从土壤和灌溉水中吸收农药。③通过食物链污染食品：如饲料污染农药而导致肉、奶、蛋的污染；含农药的工业废水污染江河湖海进而污染水产品等。④其他来源的污染，如粮食使用熏蒸剂等对粮食造成的污染，禽畜饲养场所及禽畜身上施用农药对动物性食品的污染，粮食储存加工、运输销售过程中的污染，事故性污染等。

食品中残留的农药母体、衍生物、代谢物及降解物都会对人体造成急慢性中毒，导致中枢神经系统和肝的损害，同时具有三致作用及神经毒性、生殖毒性的可能。多种农药还能产生协同作用，其毒性更大。

(2) N－亚硝基化合物　N－亚硝基化合物是对动物具有较强致癌作用的一类化学物质，已研究的有 300 多种亚硝基化合物，其中 90% 具有致癌性。

N－亚硝基化合物的生产和应用并不多，但其前体物质硝酸盐、亚硝酸盐和胺类物质则

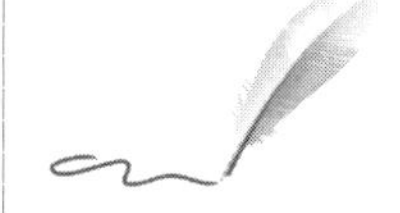

广泛存在于环境和食品中，在一定条件下合成N－亚硝基化合物。在自然界中N－亚硝基化合物含量比较高的食物有海产品、肉制品、啤酒及不新鲜的蔬菜等。此外N－亚硝基化合物可在机体内合成：胃pH值为1～4，适合合成亚硝胺，因此胃可能是合成亚硝胺的主要场所；口腔和感染的膀胱也可以合成一定的亚硝胺。

N－亚硝基化合物可通过呼吸道、消化道、皮下肌内注射、皮肤接触等方式引起动物肿瘤，且具有剂量－效应关系。不管是一次冲击量还是少量多次的给予动物，均可诱发癌肿。到目前为止，还没有发现有一种动物对N－亚硝基化合物的致癌作用具有抵抗力。各种不同的亚硝胺对不同的器官有作用，如二甲基亚硝胺主要是导致消化道肿瘤，可引起胃癌、食管癌、肝癌、肠癌、膀胱癌等。妊娠期的动物摄入一定量的N－亚硝基化合物可通过胎盘使子代动物致癌，甚至影响到第三代和第四代。N－亚硝基化合物对动物有致癌性，已被公认，但对人是否有直接致癌作用尚无定论。

（3）多环芳烃类化合物　多环芳烃类化合物是指两个或两个以上苯环稠合在一起的一系列烃类化合物及其衍生物，目前已鉴定出数百种，其中苯并（a）芘是第一个被发现的环境化学致癌物而且致癌性很强。

食品中的污染来源如下。①高温烹调加工时，食品成分发生热解或热聚合反应直接生成。②用煤炭和植物燃料烘烤或熏制食品时直接污染。③土壤、水和大气中的多环芳烃类化合物直接或间接污染植物性食品、水产品。④食品加工、贮存中被机油、沥青和包装材料等污染。⑤植物和微生物合成微量多环芳烃类化合物。

苯并（a）芘对动物具有致癌性、致突变性及生殖系统毒害性，在小鼠并可经胎盘使子代发生肿瘤，也可使大鼠胚胎死亡、仔鼠免疫功能下降。多环芳烃类化合物对人体的主要危害部位是呼吸道和皮肤，人长期处于多环芳烃污染的环境中，可引起急性或慢性损害及致癌性，如日光性皮炎、痤疮型皮炎、毛囊炎及皮肤癌和肺癌等。人群流行病学研究资料显示，食品中苯并（α）芘含量与胃癌的发生相关，如在冰岛、匈牙利和拉脱维亚某些地区以及我国新疆胃癌高发区，居民经常食用含苯并（a）芘较高的熏肉、熏鱼类食品。

（4）有毒金属　某些金属通过食物进入人体，可干扰人体正常生理功能，危害人体健康，如汞、镉、铅、砷等，常称为有毒金属。食品中的有毒金属，一部分来自于农作物对金属元素的生物富集；另一部分则来自于环境污染及食品生产加工、贮藏、运输过程中的污染。

有毒金属的毒作用特点如下。①强蓄积性，生物半衰期长，进入人体后排出缓慢。②通过食物链的生物富集作用可在生物体及人体内达到很高浓度。③对人体的危害以慢性中毒和远期效应为生，如砷化物可引起慢性中毒，诱发恶性肿瘤。

3. 物理性污染物

（1）杂物污染　食品中的杂物主要来自如下两方面。①食品产、储、运、销的污染物，如粮食收割时混入的草籽、液体食品容器中的杂物等。②食品的掺假掺杂，如粮食中掺入的沙石、肉中注入的水等。

（2）放射性污染　环境中天然放射性核素以及放射性核素的人为污染，均可通过水、空气、土壤、食物链转移到食品中。摄入放射性物质污染的食品后，对人体内各种组织、器官和细胞可产生低剂量、长期内照射效应，主要表现为免疫系统、生殖系统的损伤和致癌、致畸、致突变作用。

三、各类食品的污染与防治

（一）粮豆

1. 污染来源　①粮豆在农田生长期及收获、贮存过程中均可受到真菌及其毒素的污染。②农药残留：农药可通过直接喷洒施用和水、空气及土壤途径污染粮豆作物。③工业废水和生活污水灌溉农田时，其中可能含有的汞、镉、砷、铅、铬、酚和氰化物等，可对粮豆作物造成污染。④仓储害虫：我国常见的仓储害虫有甲虫（大谷盗、米象等）、螨虫（粉螨）及蛾类（螟蛾）等50余种。⑤无机夹杂物和有毒植物种子的污染，前者如砂石、泥土、金属等，后者有麦角、毒麦、曼陀罗籽、苍耳子等。

2. 防治措施　①为防止真菌和仓储害虫生长繁殖，应将粮谷类水分控制为12%～14%，豆类为10%～13%。②严格执行粮库的有关卫生管理要求。③粮豆运输时，要认真执行各项规章制度，防止意外污染。④严格遵守《农药安全使用规定》《农药安全使用标准》《农田灌溉水质标准》及有关辐照食品的国家标准，并做到定期检测。⑤在粮豆的选种、农田管理、收获、加工过程中，防止无机夹杂物和有毒种子的污染。

（二）蔬菜、水果

1. 污染来源　①施用人畜粪便和生活污水灌溉，可使蔬菜、水果被肠道致病菌和寄生虫卵污染，蔬菜、水果在收获、运输和销售过程中也可受到肠道致病菌污染。②工业废水未经处理直接灌溉农田，可使蔬菜受到污染。③农药残留。④其他污染，如蔬菜和水果在生长时遇到干旱或过多施用氮肥，收获后在不恰当的环境中储存和腌制，其硝酸盐和亚硝酸盐的含量会增加，利用激素催熟等。

2. 防治措施　①防止肠道致病菌和寄生虫卵的污染：人畜粪便应经无害化处理再使用；生活污水灌溉前，应先沉淀去除寄生虫卵；生食蔬菜、水果时应清洗干净或消毒。②严格执行有关农药安全使用的各项规定，禁止在蔬菜、水果中使用高毒农药，慎用激素类农药。③工业废水经无害化处理后方可用于灌溉，并应避免与瓜果、蔬菜直接接触，收获前3～4周停止使用工业废水灌溉。④为避免腐败和亚硝酸盐含量过多，蔬菜和水果最好不要长期保藏。

（三）蛋类

1. 污染来源　①微生物污染：主要是沙门菌、金黄色葡萄球菌和引起腐败变质的微生物污染；细菌可通过血液侵入卵巢，在蛋黄形成过程中污染禽蛋；蛋壳在泄殖腔、不洁的产蛋场所运输和贮藏过程中受到细菌污染，并在适宜条件下，通过蛋壳的气孔进入蛋内生长繁殖，使禽蛋腐败变质。②化学性污染：农药、激素、抗生素、铅、汞等化学物质，也可造成禽蛋的污染。

2. 防治措施　加强禽类饲养条件的卫生管理，保持禽类和产蛋场所卫生；加强禽蛋的卫生质量监督检查；注意鲜蛋的适宜保存条件。

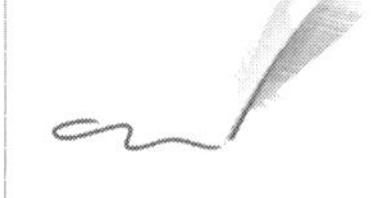

（四）奶类

1. 污染来源　①挤奶过程中细球菌、八联球菌、酵母菌和真菌等的污染，微生物污染奶后可在其中大量繁殖，导致奶的腐败变质。②致病菌污染；一是动物本身的致病菌，通过乳腺进入奶中，如牛型结核分枝杆菌、布鲁菌、口蹄疫病毒、炭疽杆菌等；二是挤奶时和奶挤出后至食用前的各个环节，受到挤奶员的手、挤奶用具、容器、空气和水以及畜体表面致病菌的污染。③有毒有害物质残留：应用抗生素、饲料中农药残留量高或受真菌及其毒素污染、重金属和放射性核素等对奶的污染。

2. 防治措施 ①做好挤奶过程中各环节的卫生工作，减少微生物对奶的污染。②对各种病畜奶应按照规定分别给予无害化处理，合理使用兽药治疗病畜。③采取措施，防止饲料的污染。④各种奶制品均应符合相应的安全标准。

（五）畜禽肉

1. 污染来源 ①腐败变质。②人畜共患传染病或寄生虫病。③兽药残留：病畜禽的治疗用药量大，或饲料中的添加用药都可能会在畜禽肉体中残留，导致中毒或使病菌耐药性增强。④肉制品加工中多环芳烃、亚硝酸盐的污染。

2. 防治措施 ①加强畜禽屠宰的管理，做到畜禽病健分离和分宰。②严格执行检验检疫制度，病畜肉必须进行无害化处理或者销毁。③保持加工、贮存、运输、销售等环节的卫生。④合理使用兽药，执行动物性食品兽药最高残留限量标准。⑤肉制品加工时必须保证原料肉的卫生质量，防止滥用添加剂。

（六）油脂

1. 污染来源 ①油脂酸败指油脂和含油脂的食品，在贮存过程中经生物酶、光和氧的作用，而发生一系列化学变化，引起变色、气味改变等感官性状恶化。②有毒有害物质污染：真菌及其毒素污染油料种子后，其毒素可转移到油脂中；油脂在生产和使用过程中可能受到多环芳烃类化合物的污染；植物中的天然毒物如棉酚、芥子油苷、芥酸。

2. 防治措施 ①保证油脂纯度，低温、遮光，密封、无氧保存或在油脂中加入抗氧化剂，避免金属离子污染，以防止油脂酸败变质。②在生产加工和使用时，减少多环芳烃的污染，防止真菌及其毒素污染油料种子；使用油脂加工食品时，应尽量避免油温过高，减少反复使用次数，随时添加新油，以防止聚合物形成。③加强质量检验，不符合标准的食用油脂不准进入市场。

（七）酒类

酒的基本成分是乙醇。按其生产工艺分为蒸馏酒（如白酒）、发酵酒（啤酒、黄酒和果酒等）和配制酒（又称露酒）。

1. 污染来源 ①微生物污染：发酵酒乙醇含量低，较容易受到微生物污染；酿造黄酒时，如选料不慎使用受潮的谷物，在酿造过程中会产生黄曲霉毒素。②有毒有害物质污染：如原料中的果胶，在果胶酶或酸、碱的作用下，分解为果胶酸和甲醇；大麦芽的直接烘干可使啤酒中的N－二甲基亚硝胺增高；果酒生产中使用SO_2，可起到杀菌、澄清、增酸和护色的作用，若使用量不当或发酵时间过短，可以造成SO_2残留；使用含铅量较高的酿酒器具，其中的铅可转入酒中。

2. 防治措施 ①严格执行原料、辅料标准，定期进行菌种筛选和纯化。②与酒接触的容器、管道、蒸馏冷凝器、酒池等所用的材料和涂料必须无毒无害，符合相关标准的要求。

③在酒类生产经营过程中不得掺假、掺杂。④加强生产、贮存、运输、销售过程中的卫生管理。

四、主要食品添加剂及其安全使用

（一）概念

食品添加剂是指为改善食品品质和色、香、味以及防腐和加工工艺的需要而加入食品中的化学合成或者天然物质。

（二）种类

食品添加剂依其来源可分为天然食品添加剂和人工化学合成食品添加剂两大类。前者是利用动植物或微生物的代谢产物为原料，经提取而获得的天然物质；后者系人工化学合成物质。按不同的用途可分为防腐剂、抗氧化剂、着色剂、发色剂、漂白剂、香精、香料、调味剂等。

（三）毒性

一部分化学合成的食品添加剂具有一定的毒性或致癌性，有时在其生产过程中也可能混入有毒杂质。因食品添加剂可随食品长期作用于人体，在一定条件下可能造成健康危害。

（四）食品添加剂的卫生要求

1. 食品添加剂应经过充分的毒理学鉴定，确定在使用的剂量范围内对人体无害。

2. 进入人体后应能参加人体正常的物质代谢，能被正常解毒过程解毒后全部排出体外；或不被消化而全部排出体外。

3. 食品添加剂应有严格的质量标准，有毒杂质不得检出或不得超过容许限量。

4. 食品添加剂加入后应不破坏食品的营养价值。

5. 应在较低使用量的条件下达到预定的使用效果。

6. 添加剂在食品中应能用现代分析手段加以检测，以便随时加以监督。

7. 使用时必须符合中华人民共和国原国家卫计委发布的《食品添加剂使用卫生标准》和《食品添加剂卫生管理办法》。不得以食品添加剂掩盖食品的腐败变质、质量缺陷或掺假、掺杂或伪造为目的；不得经营和使用无卫生许可证、无产品检验合格证及污染变质的食品添加剂。

本章小结

食物中毒有细菌性食物中毒、有毒动植物食物中毒、真菌及其毒素中毒、化学性食物中毒；食物中毒的调查与处理应以国家有关法律、法规和标准执行。食品安全属于综合性概念，具有社会属性，食品安全彰显了法律效应；食品污染根据来源可分为生物性、化学性及物理性污染，食品污染可对人体健康造成急、慢性危害，甚至长期危害（致癌、致畸、致突变）。

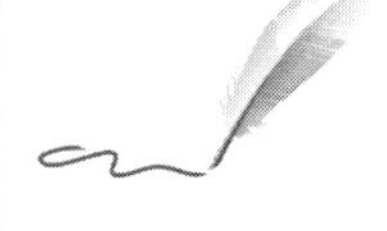

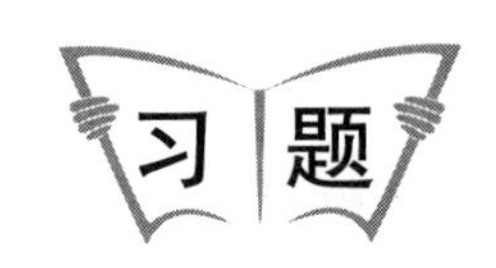

一、选择题

【A1/A2 型题】

1. 河豚毒素最主要的毒作用是
   A. 引起颅神经损害
   B. 引起中毒性休克
   C. 引起随意肌进行麻痹
   D. 引起肾功能急性衰竭
   E. 以上都不是
2. 下列哪一类型的细菌性食物中毒是典型的毒素中毒型食物中毒
   A. 沙门菌食物中毒
   B. 变形杆菌食物中毒
   C. 葡萄球菌食物中毒
   D. 副溶血性弧菌食物中毒
   E. 大肠杆菌食物中毒
3. 细菌性食物中毒多见于夏秋季节，主要是由于
   A. 气温较高，微生物易于生长繁殖
   B. 进食熟肉类食品多
   C. 人口流动性大
   D. 夏季食物易受污染
   E. 生熟交叉污染
4. 引起副溶血性弧菌的主要食品是
   A. 谷类　B. 豆类　C. 肉类　D. 海产品　E. 奶类
5. 引起肉毒中毒最多见的食品是
   A. 肉制品
   B. 鱼制品
   C. 自制发酵食品
   D. 豆制品
   E. 罐头食品
6. 根据食物中毒的特点和原因，食物中毒的现场处理不包括
   A. 封存、停止食用有毒食品
   B. 实施行政控制措施
   C. 治疗病人
   D. 追回、销毁有毒食品
   E. 追查和处理食物中毒责任人或单位
7. 卫生医师到达食物中毒现场调查处理时，其主要任务是
   A. 进行必要和可能的抢救
   B. 尽快采集病人的粪便及呕吐物
   C. 收集剩余食物及餐具的涂样
   D. 指导现场的消毒处理
   E. 以上都是
8. 食源性疾病最常见的致病因素是
   A. 细菌及其毒素
   B. 真菌
   C. 病毒
   D. 重金属
   E. 放射性物质
9. 使黄曲霉毒素发生裂解的温度是

A. 100℃　B. 280℃　C. 180℃　D. 120℃　E. 160℃

10. 人食用被农药污染的水生生物后，对人体可产生的影响是

A. 通过食物链的逐级稀释，对人体产生微小的不良效应

B. 通过食物链的逐级稀释，对人体不产生不良效应

C. 通过食物链的逐级浓缩，对人体产生严重的不良效应

D. 农药不会通过食物链影响到人的健康

E. 以上说法都不对

11. 下列不属于农药污染食品主要途径的是

A. 喷洒作物　B. 植物根部吸收

C. 空中随雨雪降落　D. 误食

E. 运输和贮存中混放

12. 黄曲霉毒素中毒，主要病变器官是

A. 骨骼　B. 肾脏　C. 卵巢　D. 肝脏　E. 神经系统

13. 某职工早餐食用葱花炒剩米饭后，大约在10点钟感到恶心，随之剧烈地反复呕吐，上腹部剧烈疼痛，头晕无力，腹泻较轻，此病的致病因素可能为

A. 沙门菌　B. 变形杆菌

C. 副溶血弧菌　D. 葡萄球菌

E. 肉毒梭菌

14. 解放初期，我国新疆察布查尔地区由于食用面酱的半成品，使许多妇女和儿童发生中毒，其症状为：眼肌麻痹，视物模糊，眼睑下垂，继之咽部肌肉麻痹，吞咽困难，咀嚼无力，声音嘶哑，头下垂等，严重者出现呼吸困难，呼吸衰竭而死亡，但患者神志始终清楚，此类中毒可能为

A. 葡萄球菌肠毒素食物中毒　B. 肉毒中毒

C. 蜡样芽孢杆菌食物中毒　D. 副溶血性弧菌食物中毒

E. 变形杆菌食物中毒

15. 一儿童因食用色泽鲜艳的熟肉制品后出现以发绀为主要特征的食物中毒，已诊断为亚硝酸盐食物中毒，较好的救治措施是

A. 给予亚硝酸钠　B. 给予硫代硫酸钠

C. 给予大剂量亚甲蓝　D. 1%亚甲蓝小剂量口服

E. 给予抗生素

16. 某村猪群长期食用霉变的玉米后，出现食量下降，生长缓慢，体重较轻和母畜不孕的现象，死后尸检发现肝脏有结节，此种病害最可能是

A. 镰刀菌属中毒　B. 赤霉病麦中毒

C. 黄变米中毒　D. 黄曲霉毒素中毒

E. 展青霉素中毒

17. 某厂生产的一批啤酒中检出一种有毒化学物质，经动物实验证实可通过呼吸道吸入、消化道摄入、皮下或肌内注射、皮肤接触诱发肿瘤，致癌的主要靶器官是胃，该化合物可能是

A. 黄曲霉毒素　B. N－亚硝基化合物

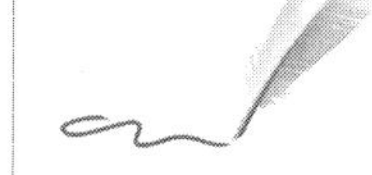

C. 杂环胺　　　　D. 甲醛

E. 亚硝酸盐

二．思考题

1. 细菌性食物中毒的特征有哪些？如何进行调查和处理？
2. 简述食品污染物对人体健康的影响。
3. 简述食品添加剂的卫生要求。

（顾　娟）

扫码“练一练”

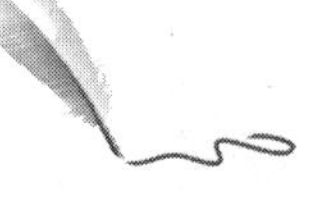

第五章　职业卫生与健康

学习目标

1. **掌握**　职业性有害因素的定义、分类及健康的危害；职业病的概念及种类；职业病的诊断和处理；职业性化学因素对健康的影响及防护。

2. **熟悉**　高温、噪声、振动等有害因素对健康的影响及防护。

3. **了解**　职业性有害因素的来源及存在形式；职业卫生服务及职业病管理。

4. 学会鉴别职业性损害和普通疾病及监护职业人群的健康。

5. 具有依法监督管理职业性疾病的意识。

第一节　职业性有害因素及其对健康的危害

人类的生存环境包括自然环境和社会环境，其对人的身心健康有很大的影响。人的疾病多数由环境有害因素所致或受环境因素的影响。职业卫生就是研究与职业有关的环境因素，即职业性有害因素，及其对职业人群健康的影响。

一、职业性有害因素

在生产过程、劳动过程和生产环境中存在的可危害劳动者健康的因素称为职业性有害因素（occupational hazards）。职业性有害因素按其来源一般分为三大类。

（一）生产过程中的有害因素

1. 化学因素　①生产性毒物：包括金属（如铅、汞、镉及其化合物）和类金属（如磷、砷及其化合物）毒物，有机溶剂（如苯、甲苯、汽油），刺激性、窒息性气体（如氯气、氨、一氧化碳），高分子化合物和农药等。②生产性粉尘：有机粉尘（如棉麻、兽毛、面粉等），无机粉尘（如水泥粉尘、石英粉尘、煤尘等）和混合粉尘。

2. 物理因素　①异常气象条件：如高温、高湿、低温、高气压、低气压。②噪声。③振动。④电离辐射和非电离辐射：可见光、紫外线、红外线、射频辐射、激光、X线、β线等。

3. 生物因素　生产原料和作业环境中存在的致病微生物或寄生虫，如炭疽杆菌、真菌孢子、森林脑炎病毒，以及生物病原物对医务卫生人员的职业性传染等。

（二）劳动过程中的有害因素

1. 劳动组织和制度不合理。

2. 长期超负荷加班加点或工作强度过大。

3. 工作中精神过度紧张，如机动车驾驶。

4. 长时间处于某种不良的强迫体位。

5. 个别器官或系统过度紧张，如歌唱时发音器官的过度紧张等。

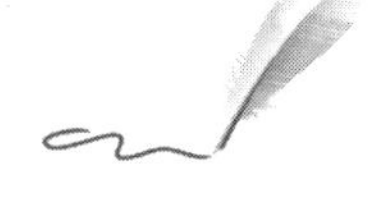

（三）生产环境中的有害因素

1. 生产场所设计不符合卫生标准或卫生要求，如厂房车间狭小，车间布局不合理。

2. 基本的卫生防护措施缺乏，如照明不足、通风不良、缺乏防尘、防暑降温措施等。

3. 自然环境中的因素，如太阳辐射等。

在实际生产场所中，这些职业性有害因素不是单一存在的，会同时与多种有害因素存在联合作用，加剧对劳动者的健康危害程度。吸烟可加剧环境因素，如粉尘、有害气体或蒸汽，对呼吸道的损害，以致增加诱发职业性肺癌的危险。

二、职业性损害

环境有害因素对人的危害程度，还受个体的特征决定，这些特征包括性别、年龄、健康状态、营养状况等，因此在同一职业环境中，个人所受的影响有所不同。职业人群多处于青壮年阶段，有些还经过就业体检加以筛选，故较一般人群健康，至少在工作开始时是健康的，总发病率与死亡率将低于总体人群，这种现象称为“健康工人效应”，在职业医学中应予以考虑。由于预防工作的疏忽及技术局限性，使健康受到损害而引起的职业性病损，包括工伤、职业病和工作有关疾病。

（一）工伤

属于工作中的意外事故，常在急诊范围内，较难预测。但其预防应是职业卫生劳动保护部门的共同任务，因其发生常与劳动组织、机器构造和防护是否完善有关，还与个人心理状态、生活方式等因素有关，须明察秋毫，消除潜在危险因素，加以积极预防。

（二）职业病

1. 职业病（occupational disease）的概念及种类　广义上讲，职业病是指与工作有关并直接与职业性有害因素有因果关系的疾病。当职业性有害因素作用于劳动者的强度与时间超过一定限度时，人体不能代偿其所造成的功能或器质性病理改变，从而出现相应的临床征象，影响劳动能力，这类疾病统称为职业病。人体直接或间接接触环境中有害因素时，不一定都发生职业病。

医学上所指的职业病泛指各种职业性有害因素引起的疾病，而在立法意义上，职业病有其严格的范围，即法定职业病。2016 年国家卫计委公布的最新《职业病分类和目录》将职业病分为 10 类 132 种，包括：①职业性尘肺病及其他呼吸系统疾病 19 种；②职业性皮肤病 9 种；③职业性眼病 3 种；④职业性耳鼻喉口腔疾病 4 种；⑤职业性化学中毒 60 种；⑥物理因素所致职业病 7 种；⑦职业性放射性疾病 11 种；⑧职业性传染病 5 种；⑨职业性肿瘤 11 种；⑩其他职业病 3 种。为正确诊断，已对部分职业病制定了国家《职业病诊断标准》并公布实施。

2. 职业病发病特点

（1）病因明确　即职业性有害因素，在控制病因后，可以消除或减少疾病。

（2）存在剂量 – 反应关系　职业病的病因大多是可检测的，劳动者接触生产性有害因素，需达到一定的强度（浓度或剂量）才能致病，即存在接触剂量（水平） – 效应（反应）关系。

（3）具有群发性　在接触同样的职业性有害因素的人群中，常有一定的发病率。

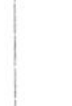

（4）大多数目前尚无特效疗法　如能早期发现并处理，预后较好。

（5）作用部位具有特殊性　多数有害因素，尤其是生产性毒物都具有特殊的作用部位，对效应器官具有选择性。

（6）发病可以预防　由于职业病的病因明确，因此只要有效地控制和消除病因就可预防职业病的发生。

3. 职业病的诊断和处理

（1）职业病的诊断　职业病的诊断是一项政策性和科学性很强的工作，需具有职业病诊断权利的机构诊断。职业病诊断应当综合分析下列因素做出。①职业接触史：职业接触史是确定职业病的先决条件，按时间顺序追溯，重点收集记录既往所在厂矿、车间、工种，接触有害因素种类、时间与程度等。②现场劳动卫生学调查与评价：对职业场所进行调查，了解职业性有害因素的种类、特点、作用方式、强度及同行人员健康受损情况。③临床表现以及辅助检查结果等。

患者的职业史和职业病有害因素接触史是诊断职业病的先决条件，临床表现及辅助检查和现场劳动卫生调查是诊断职业病的重要依据，三者相互联系，互为印证。职业病一经确诊后，诊断机构要向当事人出具职业病诊断证明书，《中华人民共和国职业病防治法》中指出“职业病诊断证明书应由参与诊断的医师共同签署，经承担职业病诊断的医疗卫生机构审核盖章”。确诊为职业病的，应认真贯彻执行原卫生部、原劳动人事部、财政部及中华总工会颁发的《职业病报告办法》，做好逐级上报工作。

（2）职业病的处理　主要有三个方面的工作。①按照国家有关规定，安排职业病患者进行治疗、康复和定期检查。②按照《职业病范围和职业病患者处理办法的规定》，落实职业病患者应依法享受国家规定的职业病待遇。③对不适宜继续从事原工作的职业病患者，应当调离原岗位，并妥善安置。

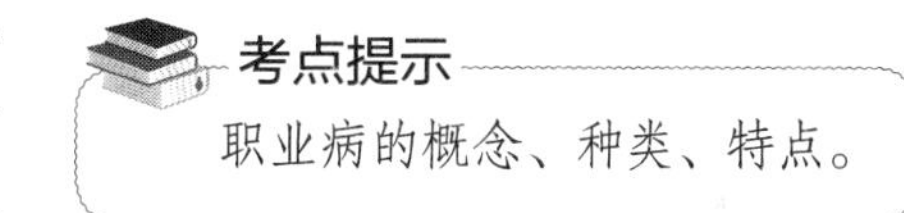

4. 职业病的预防　职业病的病因是明确的，并且大多是可检测和识别的，采取有效预防措施，可以减少职业性有害因素对工人健康的损害。遵循三级预防的原则，即一级预防是使劳动者尽可能不接触或接触低于“容许浓度”水平的职业性有害因素，对高危人群制定出就业禁忌证；二级预防是早期发现病损，早期诊断与及时处理，防止其进一步发展；三级预防是及时脱离接触职业性有害因素，积极治疗，防止恶化和并发症，促进健康。

（三）工作有关疾病

广义地说，职业病也属于工作有关疾病，但一般所称工作有关疾病，与职业病有所区别。职业病是指某一特异职业危害因素所致的疾病，有立法意义。而工作有关疾病则指多因素相关的疾病，与工作有联系，但也见于非职业人群中，因而不是每一病种和每一病例都必须具备该项职业史或接触史。当这一类疾病发生于劳动者时，由于职业接触，会使原有的疾病加剧、加速或复发，或者劳动能力明显减退。

工作有关疾病的范围比职业病更为广泛。故在基层卫生机构中，应将该类疾病列为控制和防范的重要内容，以保护及促进工人健康。

常见的工作有关疾病，举例如下。

1. 行为（精神）和身心的疾病　如精神焦虑、忧郁、神经衰弱综合征，常由于工作繁重、各种类型的职业紧张、夜班工作，饮食饮酒、吸烟等因素引起。有时由于对某一职业

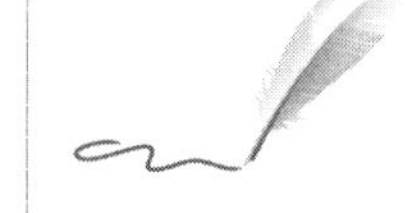

危害因素产生恐惧心理，而致心理效应和器官功能失调。

2. 慢性非特异性呼吸道疾患 包括慢性支气管炎、肺气肿和支气管哮喘等，是多因素的疾病。吸烟、空气污染、呼吸道反复感染常是主要病因。即使空气中污染物在卫生标准限值以下，患病者仍可发生较重的慢性非特异性呼吸道疾病。

3. 其他 如高血压、消化性溃疡、腰背痛等疾病，常与某些工作有关，例如接触二硫化碳可加剧动脉硬化的进展。

三、职业性有害因素的防护与管理

（一）三级预防原则

1. 一级预防 消除或控制不良工作条件，使劳动者尽可能不接触或少接触职业性有害因素。这是消除职业危害的根本措施，如改变生产工艺过程，使劳动者避免接触职业性有害因素或使接触水平低于允许解除限值，对高危人群制定出就业禁忌证等。

2. 二级预防 早发现病损，采取相应措施。当第一级预防未能达到要求，职业性有害因素开始影响劳动者健康时，应尽早发现，及时处理。为此，应开展早期健康检查和相关检测，防止病损的进一步进展。

3. 三级预防 对已患病者作出正确诊断，及时处理，包括及时脱离接触并进行积极治疗，防止病情恶化和出现并发症，促进康复。

（二）职业卫生与职业医学的防治工作

1. 职业卫生调查 是识别和评价职业性有害因素及其危害的必要手段，也是职业卫生服务和管理的重要内容。一方面通过对生产工艺过程、劳动过程和工作环境的调查，了解有害因素的性质、品种、来源及职业人群的接触情况；另一方面通过环境监测、生物监测，结合健康监护资料，对有害因素的强度及可能造成的健康危害进行评估，为采取防护措施、改善工作环境和制定接触限值等工作提供依据。职业卫生调查分为基本情况调查、专题调查和事故调查 3 种。

2. 健康监护 对接触职业性有害因素的劳动者进行健康监护，包括就业前体检和定期体检、劳动能力鉴定、建立健康监护档案，其目的是早期发现病损，以便及时处理。对劳动能力已经受到影响的人员，应当做劳动能力鉴定，判定其劳动能力受损程度，并按劳保条例规定给予处理。

3. 职业流行病学调查 目的是研究接触职业性有害因素与健康损害的关联程度或因果关系，为职业危害的分析、判定以及采取相应的预防措施提供科学依据。

4. 职业卫生监督 包括预防性卫生监督和经常性卫生监督，其目的是保证劳动条件处于良好状态，是职业卫生管理工作的重要内容之一。

5. 人员培训 对各类非专业人员进行培训可以提高职业卫生与职业医学的知识水平，加强职业健康意识，提高职业卫生与职业医学工作水平。对于不同人员的培训应该有计划地分期、分批进行，不同的人员，培训的内容不同；同一批人员在不同的工作年限，培训内容也不相同。

6. 职业病患者的诊治 对于职业病患者给予及时准确的诊断、及时治疗，并按照有关规定给予合理的安排。

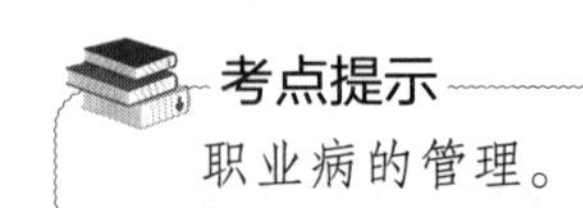

职业病的管理。

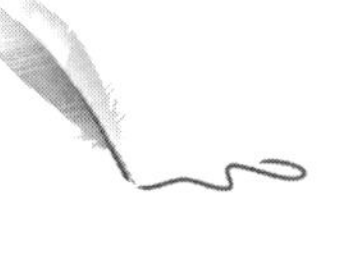

7. 应急救援　对于因公损伤或急性职业中毒等患者，首先要进行紧急处理，救援措施要及时、恰当，尽可能减轻、减少伤害，保护劳动者的健康。

第二节　职业性化学因素的危害与防治

［案例］ 患者，女，36岁。某皮鞋厂仓库保管员。因头痛、头晕、乏力、失眠、多梦、记忆力减退、月经过多、牙龈出血而入院。入院检查：神志清楚，呈贫血面容，皮肤黏膜无瘀点，体温37℃，呼吸21次/分，血压110/65mmHg，心肺（-），腹部平软，肝肋下1.5cm。血常规检查：白细胞计数$2.5\times10^9/L$，中性粒细胞计数$1.3\times10^9/L$，血小板$50\times10^9/L$，红细胞$3\times10^9/L$，血红蛋白60g/L。尿常规检查（-）。肝功能检查正常。骨髓检查诊断为再生障碍性贫血。

［讨论］

1. 要确定其为职业性中毒，还应做何调查？
2. 针对这个患者应采取哪些治疗和处理措施？
3. 如何防止此类事件的发生？

一、概述

在一定条件下，较小剂量即可引起机体暂时或永久性病理改变，甚至危及生命的化学物质称为毒物。机体受毒物作用后引起一定程度损害而出现的疾病状态称为中毒。生产过程中产生的，存在于工作环境空气中的毒物称为生产性毒物。劳动者在生产劳动过程中由于接触生产性毒物而引起的中毒称为职业中毒。

（一）生产性毒物的来源与存在形态

生产性毒物主要来源于原料、辅助原料、中间产品（中间体）、成品、副产品、夹杂物或废弃物，有时也来自热分解产物及反应产物。生产性毒物可以以固态、液态、气态或气溶胶的形式存在。①气态毒物指常温、常压下呈气态的物质，如氯气、氮氧化物、一氧化碳、硫化氢等。②液态物质蒸发或挥发、固态物质升华时形成的气态物质称为蒸气，前者如苯蒸气，后者如熔磷时产生的磷蒸气；凡沸点低、蒸气压大的液体都易产生蒸气，对液体加温、搅拌、通气、超声处理、喷雾或增大其表面积均可促进蒸发或挥发。③悬浮于空气中的液体微滴称为雾，多由蒸气冷凝或液体喷洒而形成，如镀铬作业时产生的铬酸雾、喷漆作业时产生的漆雾等。④浮于空气中直径小于0.1μm的固体微粒称为烟，金属熔融时产生的蒸气在空气中迅速冷凝、氧化可形成烟，如熔炼铅、铜时可产生铅烟、铜烟；有机物加热或燃烧时，也可形成烟。⑤能较长时间悬浮在空气中，其粒子直径为0.1～10μm的固体微粒则称为粉尘，固体物质的机械加工、粉碎，粉状物质在混合、筛分、包装时均可引起粉尘飞扬。⑥漂浮在空气中的粉尘、烟和雾，统称为气溶胶。

（二）生产性毒物的接触机会

在生产劳动过程中主要有以下操作或生产环节有机会接触到毒物，如原料的开采与提

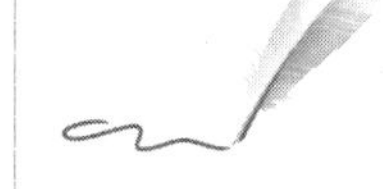

炼，加料和出料，成品的处理、包装，材料的加工、搬运、储藏，化学反应控制不当或加料失误而引起冒锅和冲料，物料输送管道或出料口发生堵塞，作业人员进入反应釜出料和清釜，储存气态化学物钢瓶的泄漏，废料的处理和回收，化学物的采样和分析，设备的保养、检修等。

（三）生产性毒物进入人体的途径

生产性毒物主要经呼吸道吸收进入人体，亦可经皮肤和消化道吸收。

1. 呼吸道 因肺泡呼吸膜极薄，扩散面积大（50～100m^2），供血丰富，呈气体、蒸汽和气溶胶状态的毒物均可经呼吸道吸收进入人体，大部分生产性毒物均由此途径吸收进入人体而导致中毒。经呼吸道吸收的毒物，未经肝脏的生物转化解毒过程即直接进入体循环并分布于全身，故其毒作用发生较快。毒物经呼吸道吸收的速度和数量，与空气中毒物的浓度、分散度以及溶解度的大小等有密切关系。

2. 皮肤 在生产过程中，毒物经皮肤吸收引起中毒者也较常见。有些毒物可通过无损的皮肤吸收，如有机磷农药、苯胺、汞、砷等毒物。生产性毒物经皮肤吸收的数量除与毒物的脂溶性、水溶性有关外，还与接触的皮肤部位、面积和是否有皮肤破损以及生产环境的气温、气湿、劳动强度等因素有关。经皮肤吸收的毒物也不经肝解毒而直接进入血液循环。

3. 消化道 在生产过程中，毒物经消化道摄入所致的职业中毒甚为少见，常见于事故性误服。由于个人卫生习惯不良或食物受毒物污染时，毒物也可经消化道进入体内。有的毒物如氰化物可被口腔黏膜吸收。经消化道进入的毒物主要在小肠与胃吸收，其吸收速度受胃肠内容物、pH 值及其蠕动的影响，毒物部分在肝转化解毒后进入体循环分布全身。

（四）生产性毒物的体内过程

1. 分布 毒物被吸收后，随血液循环分布到全身。毒物在体内的分布主要取决于其进入细胞的能力及与组织的亲和力。大多数毒物在体内呈不均匀分布，相对集中于某些组织器官，如铅、氟集中于骨骼，一氧化碳集中于红细胞。在组织器官内相对集中的毒物随时间推移而呈动态变化。最初，常分布于血流量较大的组织器官，随后则逐渐转移至血液循环较差、组织亲和力较大的部位（靶组织或储存库）。

2. 转化 进入机体的毒物，有的直接作用于靶部位产生毒效应，并可以以原形排出。但多数毒物吸收后需经生物转化，即在体内代谢酶的作用下，其化学结构发生一系列改变，形成其衍生物以及分解产物的过程，亦称代谢转化。生物转化主要包括氧化、还原、水解和合成四类反应。毒物经生物转化后，亲脂物质最终变为更具极性和水溶性的物质，有利于经尿或胆汁排出体外；同时，也使其透过生物膜进入细胞的能力以及与组织的亲和力减弱，从而降低或消除其毒性。但是，也有不少毒物经生物转化后其毒性反而增强，或由无毒转变为有毒。许多致癌物如芳香胺、苯并芘等，均是经代谢转化而被活化。

3. 排出 毒物可以以原形或其代谢物的形式从体内排出。排出的速率对其毒效应有较大影响，排出缓慢的，其潜在的毒效应相对较大。

（1）肾脏 是排泄毒物及其代谢物最有效的器官，也是最重要的排泄途径。许多毒物均经肾脏排出，其排出速度除受肾小球滤过率、肾小管分泌及重吸收作用的影响外，还取决于毒物或其代谢物的分子量、脂溶性、极性和离子化程度。

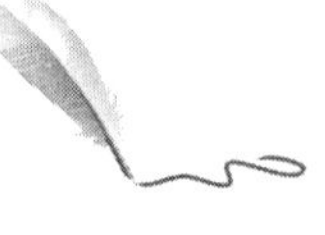

（2）呼吸道 气态毒物可以以原形经呼吸道排出，例如乙醚、苯蒸汽等。排出的方式

为被动扩散，排出的速率主要取决于肺泡呼吸膜内外气态毒物的分压差，通气量也影响其排出速度。

（3）消化道　肝脏是毒物排泄的重要器官，尤其对经胃肠道吸收的毒物更为重要。肝脏是许多毒物的生物转化器官，其代谢产物可直接排入胆汁随粪便排出，有些毒物如铅、锰等，可由肝细胞分泌，经胆汁随粪便排出。

（4）其他途径　如汞可经唾液腺排出；铅、锰、苯等可经乳腺排入乳汁；有的还可通过胎盘屏障进入胎儿体内，如铅等。毒物在排出时可损害排出器官和组织，如汞可产生口腔炎。

4. 蓄积　进入机体的毒物或其代谢产物在接触间隔期内，如未能完全排出而逐渐在体内积累的现象称为毒物的蓄积。当毒物的蓄积部位与其靶器官一致时，则易发生慢性中毒。例如，有机汞化合物蓄积于脑组织，可引起中枢神经系统损害。当毒物的蓄积部位并非其靶器官时，又称该毒物的"储存库"，如铅蓄积于骨骼内。储存库内的毒物处于相对无活性状态，在急性毒作用期对毒性危害起缓冲作用，但在某些条件下，如感染、服用酸性药物等，体内平衡状态被打破时，储存库内的毒物可释放入血液，有可能诱发或加重毒性反应，如慢性中毒的急性发作。有些毒物因其代谢迅速，停止接触后，体内含量很快降低，难以检出，但反复接触，因损害效应的累积，仍可引起慢性中毒。例如，反复接触低浓度有机磷农药，由于每次接触所致的胆碱酯酶活力轻微抑制的叠加作用，最终引起酶活性明显抑制，而呈现功能蓄积。

（五）影响毒物对机体毒作用的因素

1. 毒物的化学结构　物质的化学结构不仅直接决定其理化性质，也决定其参与各种化学反应的能力，而物质的理化性质、化学活性又与其生物学活性和生物学作用密切相关，并在某种程度上决定其毒性。例如，氯代饱和烷烃的肝脏毒性随氯原子取代的数量而增大等。据此，可大致推测某些新化学物的毒性和毒作用特点。毒物的理化性质对其进入途径和体内过程有重要影响。分散度高的毒物，易经呼吸道进入，化学活性也大，例如锰的烟尘毒性大于锰的粉尘。挥发性高的毒物，在空气中蒸汽浓度高，吸入中毒的危险性大。毒物的溶解度也和其毒作用特点有关，氧化铅较硫化铅易溶解于血清，故其毒性大于后者，苯的脂溶性强，进入体内主要分布于含类脂质较多的骨髓及脑组织，因此，对造血系统、神经系统毒性较大。刺激性气体因其水溶性差异，对呼吸道的作用部位和速度也不尽相同。

2. 剂量、浓度和接触时间　不论毒物的毒性大小如何，都必须在体内达到一定量才会引起中毒。空气中毒物浓度高，接触时间长，若防护措施不力，则吸收进入体内的量大，容易发生中毒。因此，降低空气中毒物的浓度，缩短接触时间，减少毒物进入体内的量是预防职业中毒的重要环节。

3. 联合作用　毒物与存在于生产环境中的各种因素，可同时或先后共同作用于人体，其毒效应可表现为独立、相加、协同和拮抗作用。进行卫生学评价时应注意毒物和其他有害因素的相加和协同作用，以及生产性毒物与生活性毒物的联合作用。已知环境温度、湿度可影响毒物的毒作用，在高温环境下毒物的毒作用一般较常温大。

4. 个体易感性　人体对毒物毒作用的敏感性有较大个体差异，即使在同一接触条件下，不同个体所出现的反应可相差很大。造成这种差异的个体因素很多，如年龄、性别、健康状况、生理状况、营养、内分泌功能、免疫状态及个体遗传特征等。

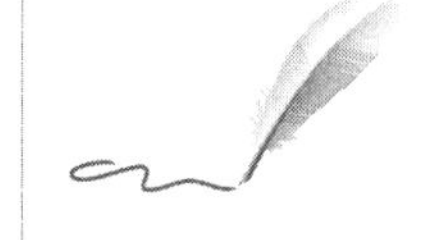

（六）职业中毒的诊断

职业中毒的诊断具有很强的政策性和科学性，直接关系到职工的健康和国家劳动保护政策的贯彻执行。职业中毒是我国最常见的法定职业病种类，其诊断是遵从法定职业病的诊断原则。法定职业病的诊断是由3人及以上组成的诊断组严格按国家颁布的职业病诊断标准集体诊断。在诊断职业中毒的具体操作过程中，尤其是某些慢性中毒，因缺乏特异的症状、体征及检测指标，确诊不易。所以，职业中毒的诊断应有充分的资料，包括职业史、现场职业卫生调查、相应的临床表现和必要的实验室检测，并排除非职业因素所致的类似疾病，综合分析方能做出合理的诊断。

1. 职业史 应详细询问患者的职业史，包括现职工种、工龄、接触毒物的种类、生产工艺、操作方法、防护措施，既往工作经历包括部队服役史、再就业史、打工史及兼职史等，以便综合判断患者接触毒物的机会和程度，这是职业中毒诊断的前提。

2. 职业卫生现场调查 应深入作业现场，进一步了解患者所在岗位的生产工艺过程、劳动过程、空气中毒物的浓度、预防措施、同一接触条件下的其他人员有无类似发病情况等，从而判断患者在该条件下，是否可能引起职业中毒。

3. 症状与体征 诊断分析应注意其临床表现与所接触毒物的毒作用特点是否相符，中毒的程度与其接触强度是否相符，尤应注意各种症状、体征发生的时间顺序及其与接触生产性毒物的关系。一般来说，急性职业中毒因果关系较明确，而慢性职业中毒的因果关系有时还难以确立。

4. 实验室检查 对职业中毒的诊断具有重要意义，主要包括接触指标和效应指标。接触指标指测定生物材料中毒物或其代谢产物是否超出正常值范围，如尿铅、血铅、尿酚、尿甲基马尿酸等。

效应指标包括：①反映毒作用的指标，如铅中毒者检测尿δ氨基－γ酮戊酸脱水酶；有机磷农药中毒者检测血液胆碱酯酶活性等。②反映毒物所致组织器官病损的指标，包括血、尿常规检测和肝、肾功能实验等，例如镉致肾小管损伤可测定尿低分子蛋白（β_2－微球蛋白），以及其他相关指标。

上述各项诊断依据，要全面、综合分析，才能做出切合实际的诊断。对有些暂时不能明确诊断的患者，应先作对症处理、动态观察，逐步深化认识，再做出正确的诊断，否则可能引起误诊误治，如将铅中毒所致急性腹部绞痛误诊为急性阑尾炎而行阑尾切除术等。导致误诊误治的原因很多，主要是供诊断分析用的资料不全，尤其是忽视职业史及现场调查资料的收集。

（七）职业中毒的急救和治疗原则

职业中毒的治疗可分为病因治疗、对症治疗和支持疗法三类。病因治疗的目的是尽可能消除或减少致病的物质基础，并针对毒物致病的机制进行处理。及时合理的对症处理是缓解毒物引起的主要症状，促进机体功能恢复的重要措施。支持疗法可改善患者的全身状况，促进康复。

1. 急性职业中毒

（1）现场急救 脱离中毒环境，立即将患者移至上风向或空气新鲜的场所，注意保持呼吸道通畅。若患者衣服、皮肤被毒物污染，应立即脱去污染的衣物，并用清水彻底冲洗皮肤（冬天宜用温水）。如遇水可发生化学反应的物质，应先用干布抹去污染物，再用水冲洗。现场救治时，应注意对心、肺、脑、眼等重要脏器的保护。对重症患者，应严密注意其意识状态、瞳孔、呼吸、脉搏、血压的变化。若发现呼吸、循环障碍时，应及时对症处理，具体措施与内科急救原则相同。对严重中毒需转送医院者，应根据症状采取相应的转院前救治措施。

（2）阻止毒物继续吸收　患者到达医院后，如发现现场紧急清洗不够彻底，则应进一步清洗。对气体或蒸汽吸入中毒者，可给予吸氧。经口中毒者，应立即催吐、洗胃或导泻。

（3）解毒和排毒　应尽早使用解毒排毒药物，解除或减轻毒物对机体的损害。必要时，可用透析疗法或换血疗法清除体内的毒物。常用的特效解毒剂如下。①金属络合剂主要有乙二胺四乙酸二钠钙（$CaNa_2$ - EDTA）、二乙烯三胺五乙酸三钠钙（$CaNa_2$ - DTPA）、二巯基丙醇（BAL）、二巯基丁二酸钠（NaD - MS）、二巯基丁二酸等，可用于治疗铅、汞、砷、锰等金属和类金属中毒。②高铁血红蛋白还原剂常用的有美蓝（亚甲蓝），可用于治疗苯胺、硝基苯类等高铁血红蛋白形成剂所致的急性中毒。③氰化物中毒解毒剂如亚硝酸钠、硫代硫酸钠等，主要用于救治氰化物、丙烯腈等含“CN -”化学物所致的急性中毒。④有机磷农药中毒解毒剂主要有氯解磷定、解磷定、阿托品等。⑤氟乙酰胺中毒解毒剂常用的有乙酰胺等。

（4）对症治疗　由于针对病因的特效解毒剂种类有限，因而对症治疗在职业中毒的救治中极为重要，主要目的在于保护体内重要器官的功能，缓解病痛，促使患者早日康复，有时可挽救患者的生命。

2. 慢性职业中毒　早期常为轻度可逆的功能性改变，继续接触则可演变成严重的器质性病变，故应及早诊断和处理。中毒患者应脱离毒物接触，及早使用有关的特效解毒剂，如 NaD - MS、$CaNa_2$ - EDTA 等金属络合剂。慢性中毒患者经治疗后，应对其进行劳动能力鉴定，并安排合适的工作或休息。

（八）生产性毒物危害的控制原则

1. 将毒物从生产工艺流程中根除　可用无毒或低毒物质代替有毒或高毒物质，用硅整流器代替汞整流器，用无汞仪表代替含汞仪表。

2. 降低毒物浓度　保证不对接触者产生明显健康危害是预防职业中毒的关键。其中心环节是加强技术革新和通风排毒措施，将环境空气中毒物浓度控制在国家职业卫生标准以内。

（1）技术革新　对生产有毒物质的作业，原则上应尽可能密闭生产，消除毒物逸散的条件。应用先进的技术和工艺，尽可能采取遥控或程序控制，最大限度地减少操作者接触毒物的机会。例如，手工电焊改为自动电焊，蓄电池生产中干式铅粉灌注改为灌注铅膏等。

（2）通风排毒　在有毒物质生产过程中，如密闭不严或条件不许可，仍有毒物逸散作业环境空气中时，应采用局部通风排毒系统，将毒物排出。根据生产工艺和毒物的理化性质、发生源及生产设备的不同特点，选择合适的排毒装置，其基本原则是尽量靠近毒物逸散处，既可防止毒物扩散又不影响生产操作，且便于维护检修。含有毒物的空气，必须经净化处理后才可排出。

3. 个体防护　是预防职业中毒的重要辅助措施。个体防护用品包括呼吸防护器、防护帽、防护眼镜、防护面罩、防护服和皮肤防护用品等。选择个人防护用品应注意其防护特性和效能。在使用时，应对使用者加以培训。平时经常保持良好的维护，才能很好发挥效

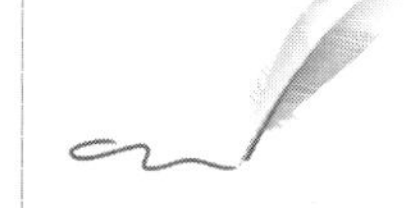

用。在有毒物质作业场所，还应设置必要的卫生设施，如盥洗设备、淋浴室、更衣室和个人专用衣箱。对能经皮吸收或局部作用危害大的毒物还应配备皮肤和眼睛的冲洗设施。

4. 工艺、建筑布局 生产工序的布局不仅要满足生产上的需要，而且应符合职业卫生要求。有毒物逸散的作业，应根据毒物的毒性、浓度和接触人数等对作业区实行分区隔离，以免产生叠加影响。有害物质发生源，应布置在下风侧。如布置在同一建筑物内时，将发生有毒气体的生产工艺过程布置在建筑物的上层。对容易积存或被吸附的毒物如汞，可产生有毒粉尘飞扬的厂房，建筑物结构表面应符合有关卫生要求，防止沾积尘毒及二次飞扬。

5. 职业卫生服务 健全的职业卫生服务在预防职业中毒中极为重要，职业卫生人员除积极参与以上工作外，应对作业场所空气中毒物浓度进行定期或不定期的监测和监督。对接触有毒物质的人群实施健康监护，认真做好上岗前和定期健康检查，排除职业禁忌证，发现早期的健康损害，并及时采取有效的预防措施。

6. 安全卫生管理 应积极做好管理部门和作业者职业卫生知识的宣传教育，使有毒作业人员充分享有职业中毒危害的“知情权”，企业及安全卫生管理者应尽“危害告知”义务，双方共同参与职业中毒危害的控制和预防。此外，对接触毒物的作业人员，合理实施有毒作业保健待遇制度，适当开展体育锻炼，以增强体质，提高机体抵抗力。

二、铅、汞、苯中毒

（一）铅中毒

1. 理化特性 铅（lead，Pb）为灰白色重金属。原子量 207.20，比重 11.3，熔点 327℃，沸点 1620℃。当加热至 400℃时，即有大量铅蒸汽逸出，在空气中冷凝形成氧化铅烟。随着熔铅温度升高，还可逐步生成氧化铅、三氧化二铅、四氧化三铅。除了铅的氧化物以外，常用的铅化合物还有碱式碳酸铅、铬酸铅、脂酸铅等。金属铅不溶于水，但溶于稀盐酸、碳酸和有机酸。铅的化合物多为粉末状，大多不溶于水，但可溶于酸。

2. 接触机会 铅的用途很广，是我国常见的职业性毒物之一，接触铅的作业有 120 多种，接触金属铅如铅矿开采及冶炼，含铅金属冶炼、熔铅、造船工业中的熔割、电焊，旧印刷业的铸版、铸字，制造电缆，接触铅化合物主要制造蓄电池、玻璃、搪瓷、涂料以及橡胶制品等。

3. 毒理

（1）吸收 铅化合物可通过呼吸道和消化道吸收。生产过程中，铅及其化合物主要以粉尘、烟或蒸汽的形式污染生产环境。所以呼吸道是主要吸入途径，其次是消化道。铅经呼吸道吸收较为迅速，吸入的氧化铅烟约有 40% 吸收入血液循环，其余由呼吸道排出。铅尘的吸收取决于颗粒大小和溶解度。铅经消化道吸收，主要是由在铅作业场所进食、饮水、吸烟或摄取被铅污染的食物引起。儿童经过呼吸道和消化道对铅的吸收率明显高于成人。

（2）分布 血液中的铅 90% 以上与红细胞结合，其余在血浆中。血浆中的铅一部分是活性较大的可溶性铅，主要为磷酸氢铅和甘油磷酸铅，另一部分是血浆蛋白结合铅。血液中的铅初期随血液循环分布于全身各器官系统中，以肝、肌肉、皮肤、结缔组织含量较高，其次是肺、肾、脑。数周后，由软组织转移到骨，并以难溶的磷酸铅形式沉积下来。人体内约 95% 的铅沉积于骨、毛发、牙齿等组织中。

（3）代谢 铅在体内的代谢与钙相似，凡能影响钙在体内贮存和排出的因素，均可影响到铅的代谢。缺铁、缺钙及高脂饮食可增加胃肠道对铅的吸收。当缺钙或因感染、饮酒、外伤、服用酸性药物等改变体内酸碱平衡时，以及骨疾病（如骨质疏松症、骨折），可导致骨内储存的磷酸铅转化为溶解度增大100倍的磷酸氢铅而进入血液，使血液中铅浓度短期内急剧升高，引起铅中毒症状发作或使其症状加重。

（4）排泄　体内的铅主要经肾脏随尿排出，尿中排出量可代表铅的吸收状况。少部分铅可随粪便、唾液、汗液、乳汁、月经、脱落的皮屑等排出。乳汁内的铅可影响婴儿，血铅也可通过胎盘进入胎儿体内而影响到子代。

4. 临床表现　经口摄入大量铅化合物可致急性铅中毒，多表现为胃肠道症状，如恶心、呕吐、腹绞痛等，少数出现中毒性脑病。职业性铅中毒基本上为慢性中毒，主要有神经系统、消化系统和血液系统三方面的症状。

（1）神经系统　主要表现为类神经症、周围神经病，严重者出现中毒性脑病。类神经症是铅中毒早期和常见症状，表现为头晕、头痛、乏力、失眠、多梦、记忆力减退等，属功能性症状。周围神经病分为感觉型、运动型和混合型。感觉型表现为肢端麻木，四肢末端呈手套、袜套样感觉障碍。运动型表现为握力减退，进一步发展为伸肌无力和麻痹，甚至出现“腕下垂”或“足下垂”。严重铅中毒病例可出现中毒性脑病，表现为头痛、恶心、呕吐、高热、烦躁、抽搐、嗜睡、精神障碍、昏迷等症状，在职业性中毒中已极为少见。

（2）消化系统　表现为口内金属味、食欲减退、恶心、隐性腹痛、腹胀、腹泻与便秘交替出现等。重者可出现腹绞痛，多为突然发作，部位常在脐周，发作时患者面色苍白、烦躁、冷汗、体位卷曲，一般镇痛药不易缓解，发作可持续数分钟以上。检查腹部常平坦柔软，轻度压痛但无固定点，肠鸣音减弱，常伴有暂时性血压升高和眼底动脉痉挛。腹绞痛是慢性铅中毒急性发作的典型症状。

（3）血液及造血系统　可有轻度贫血，多呈低色素正常细胞性贫血，亦有呈小细胞性贫血、卟啉代谢障碍，点彩红细胞、网织红细胞、碱粒红细胞增多等。

（4）其他 口腔卫生不好者，在齿龈与牙齿交界边缘上可出现由硫化铅颗粒沉淀形成的暗蓝色线，即铅线。部分患者肾损害较严重时，可出现蛋白尿及肾功能减退，尿中有红细胞、管型，也可引起月经失调、流产。此外，铅可使男工精子数目减少、活动力减弱和畸形率增加。

5. 诊断　根据确切的铅职业接触史，以神经、消化、造血系统损害为主的临床表现和有关实验室检查结果为主要依据，结合现场职业卫生学调查资料，进行综合分析，排除其他原因引起的类似疾病后，方可诊断。我国现行的《职业性慢性铅中毒诊断标准》（GBZ37—2015）规定如下。

（1）轻度中毒　①血铅≥2.9μmol/L（600μg/L），或尿铅≥0.58μmol/L（120μg/L），且具有下列一项表现者：a. 红细胞锌原卟啉（ZPP）≥2.91μmol/L（13.0μg/gHb）；b. 尿δ-氨基-γ-酮戊酸≥61.0μmol/L（8000 μg/L）（见WS/T 92）；c. 有腹部隐痛、腹胀、便秘等症状。②络合剂驱排后尿铅≥3.86μmol/L（800μg/L）或4.82μmol/24 h（1000μg/24h）者，可诊断为轻度铅中毒。

（2）中度中毒　在轻度中毒的基础上，具有下列一项表现者：①腹绞痛；②贫血；③轻度中毒性周围神经病。

（3）重度中毒　在中度中毒的基础上，具有下列一项表现者：①铅麻痹；②中毒性

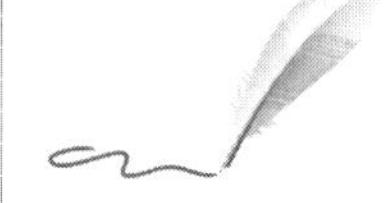

脑病。

6. 处理原则

（1）轻度、中度中毒　治愈后可恢复原工作，不必调离铅作业。

（2）重度中毒　必须调离铅作业，并根据病情给予治疗和休息。

7. 治疗方法

（1）驱铅疗法　常用金属络合剂驱铅，一般 3 ~4 日为 1 个疗程，间隔 3 ~4 日，根据病情使用 3 ~5 个疗程，剂量及疗程应根据患者具体情况结合药物的品种、剂量而定。首选依地酸二钠钙，每日 1.0g 静脉注射或葡萄糖液静脉滴注。

（2）对症疗法　根据病情给予支持疗法，如适当休息、合理营养等。如有类神经症者给以镇静剂，腹绞痛发作时可静脉注射葡萄糖酸钙或皮下注射阿托品。

（3）一般治疗　适当休息，合理营养，补充维生素等。

8. 预防　降低生产环境空气中铅浓度，使之达到卫生标准是预防的关键，同时应加强个人防护。

（1）降低铅浓度　①用无毒或低毒物代替铅：如用锌钡白、钛钡白代替铅白制造油漆，用激光或电脑排版代替铅字排版等。②加强生产工艺改革：使生产过程机械化、自动化、密闭化。如铅熔炼用机械浇铸代替手工操作，蓄电池制造采用铸造机、涂膏机、切边机等，以减少铅尘飞扬。③加强通风：如熔铅锅、铸字机、修版机等均可设置吸尘排气罩，抽出烟尘需净化后再排出。

（2）加强个人防护和卫生操作制度　铅作业工人应穿工作服，戴滤过式防尘、防烟口罩。严禁在车间内吸烟、进食。饭前洗手，下班后淋浴。坚持车间内湿式清扫制度，定期监测车间空气中铅浓度和设备检修。定期对工人进行体检，有铅吸收的工人应早期进行驱铅治疗。妊娠及哺乳期妇女应暂时调离铅作业。

9. 职业禁忌证　贫血、卟啉病、多发性周围神经病。

（二）汞中毒

1. 理化特性　汞（mercury，Hg）俗称水银，为银白色液态金属，原子量 200.59，比重 13.6，沸点 356.6℃。汞在常温下即能蒸发，气温愈高蒸发愈快，空气流动时蒸发更多。汞表面张力大，易流动，在生产和使用过程流散或溅落后即形成很多小汞珠，且可被泥土、地面缝隙、衣物等吸附，增加蒸发表面积并成为作业场所的二次污染源。汞不溶于水和有机溶剂，可溶于热浓硫酸、硝酸和类脂质。汞可与金银等金属生成汞合金。

2. 接触机会　汞矿开采与冶炼，尤其是土法火式炼汞，除了职业接触外，还严重污染空气、土壤和水源。电工器材、仪器仪表制造和维修，如温度计、气压表、血压计、石英灯、荧光灯等。用汞作阴极电解食盐生产烧碱和氯气，塑料、染料工业用汞作催化剂。生产含汞药物及试剂，用于靴革、印染、防腐、涂料等，用汞齐法提取金银等贵金属，用金汞齐镀金及镏金，口腔科用银汞柱填补龋齿，军工生产中用雷汞制造雷管做起爆剂等。

3. 毒理　金属汞主要以蒸汽形式经呼吸道进入体内。由于汞蒸汽具有脂溶性，可迅速弥散，透过肺泡壁被吸收，吸收率可达 70% 以上，空气中汞浓度增高时，吸收率也增加。金属汞很难经消化道吸收，但汞盐及有机汞化合物易被消化道吸收。

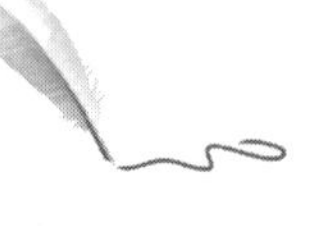

汞及其化合物进入机体后，最初分布于红细胞及血浆中，以后到达全身很多组织。最初集中在肝，随后转移至肾脏，主要分布在肾皮质，以近曲小管上皮组织内含量最多，导

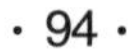

致肾小管重吸收功能障碍，在肾功能尚未出现异常时可观察到尿中某些酶和蛋白的改变。汞可通过血－脑屏障进入脑组织，并在脑中长期蓄积。汞也易通过胎盘进入胎儿体内，影响胎儿发育。

汞主要经肾脏随尿排出，少量汞可随粪便、呼出气、乳汁、唾液、汗液、毛发等排出。

汞中毒的机制尚不完全清楚。汞进入体内后，在血液内通过过氧化氢酶氧化为二价汞离子，该离子与蛋白质的巯基具有特殊亲和力，而巯基是细胞代谢过程中许多重要酶的活性部分，当汞与这些酶的巯基结合后，可干扰其活性甚至使其失活，如与细胞膜表面上酶的巯基结合，可改变酶的结构和功能。汞与体内蛋白结合后可由半抗原成为抗原，引起变态反应，出现肾病综合征，高浓度的汞还可直接引起肾小球免疫损伤。值得注意的是，汞与巯基结合并不能完全解释汞毒性作用的特点。汞毒性作用的确切机制仍有待进一步研究。

4. 临床表现

（1）急性中毒　短时间吸入高浓度汞蒸汽或摄入可溶性汞盐可致急性中毒，多由于在密闭空间内工作或意外事故造成。起病急，有发热、咳嗽、呼吸困难、口腔炎和胃肠道症状，继之可发生化学性肺炎、肺水肿等。急性汞中毒常出现皮疹，多呈现泛发性红斑、丘疹或斑丘疹，可融合成片。口服汞盐可引起胃肠道症状，恶心、呕吐、腹泻和腹痛，并可引起肾脏和神经损害。

（2）慢性中毒　慢性汞中毒较常见，早期主要表现为神经衰弱综合征，进一步发展出现特异症状和体征，主要表现为易兴奋症、震颤和口腔炎三大典型症状。易兴奋症表现为性格改变乃至精神症状，如易激动、烦躁、焦虑、记忆力减退和情绪波动。汞性震颤开始时为手指、舌、眼微小震颤，进一步可发展成意向性粗大震颤，也可伴有头部震颤和运动失调，后期可出现幻觉和痴呆。口腔炎为黏膜糜烂、牙龈肿胀、牙齿松动，有时可见汞线。

5. 诊断　根据接触金属汞的职业史、出现相应的临床表现及实验室检查结果，参考职业卫生学调查资料，进行综合分析，排除其他病因所致类似疾病后，方可诊断。具体诊断标准参见《职业性汞中毒诊断标准》（GBZ 89—2007）。

6. 治疗原则

（1）急性中毒治疗原则：迅速脱离现场，脱去污染衣服，静卧，保暖，驱汞治疗，用二巯基丙磺酸钠或二巯基丁二钠治疗，对症处理与内科相同。但需要注意口服汞盐患者不应该洗胃，应尽快口服蛋清、牛奶或豆浆等，以使汞与蛋白质结合，保护被腐蚀的胃壁。

（2）慢性中毒治疗原则：应调离汞作业及其他有害作业，驱汞治疗，用二巯基丙磺酸钠或二巯基丁二钠、二巯基丁二酸治疗，对症处理和内科相同。

7. 预防

（1）改革工艺及生产设备，控制工作场所空气汞浓度　用无毒原料代替汞，电子仪表、气动仪表代替汞仪表。实现生产过程自动化、密闭化。加强通风排毒，如从事汞的灌注、分装应在通风柜内进行，操作台设置板孔下吸风或旁侧吸风。

（2）加强个人防护，建立卫生操作制度　接触汞作业应穿工作服，戴防毒口罩或碘处理过的活性炭口罩。工作服应定期更换、清洗除汞并禁止携出车间。

（3）定期健康体检及就业前体检　汞作业工人每年应坚持健康体检，查出汞中毒的病人应调离汞作业并进行驱汞治疗。坚持就业前体检，患有明显肝、肾和胃肠道器质性疾病、口腔疾病、精神神经性疾病等应列为职业禁忌证。妊娠和哺乳期女工应暂时脱离汞作业。

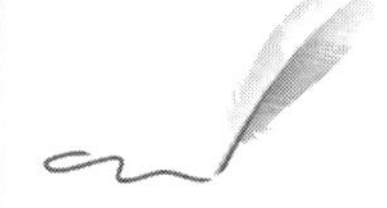

（三）苯中毒

1. 理化特性 苯（benzene）是最简单的芳香族有机化合物，在常温下为带特殊芳香味的无色液体，沸点80.1℃，极易挥发，蒸汽比重为2.77。易着火，微溶于水，易与乙醇、三氯甲烷（氯仿）、乙醚、汽油、丙酮、二硫化碳等有机溶剂互溶。

2. 接触机会 苯在工农业生产中被广泛使用：①作为溶剂、萃取剂和稀释剂，用于生药的浸渍、提取、重结晶，以及油墨、树脂、人造革、粘胶和油漆等制造。②作为有机化学合成中常用的原料，如制造苯乙烯、苯酚、药物、农药，合成橡胶、塑料、洗涤剂、染料、炸药等。③苯的制造，如焦炉气、煤焦油的分馏、石油的裂化重整与乙炔合成苯。④用作燃料，如工业汽油中苯的含量可高达10%以上。

3. 毒理 苯在生产环境中以蒸汽形式由呼吸道进入人体，皮肤吸收很少，虽然经消化道吸收完全，但实际意义不大。苯进入人体后，主要分布在含类脂质较多的组织和器官中，如骨髓、脂肪组织、脑、肝、肾等。一次性大量吸入高浓度的苯时，以大脑、肾上腺与血液中的含量最高；中等量或少量长期吸入时，以骨髓、脂肪和脑组织中含量较多。苯中毒的发病机制尚未完全阐明，目前认为主要是由于苯的代谢产物（主要是酚类物质）被转运到骨髓或其他器官而表现出的对骨髓造血功能的毒性和致白血病作用。

4. 中毒表现

（1）急性中毒 急性苯中毒是由于短时间吸入大量苯蒸汽引起，主要表现为中枢神经系统的麻醉作用。轻者出现兴奋、欣快感、步态不稳，以及头晕、头痛、恶心、呕吐、轻度意识模糊等。重者神志模糊加重，由浅昏迷进入深昏迷状态或出现抽搐。如抢救不及时可因呼吸中枢麻痹而死亡。

（2）慢性中毒 长期接触低浓度苯可引起慢性中毒，其临床表现主要是神经系统和造血系统的变化：①神经衰弱和自主神经功能紊乱是慢性苯中毒的最早征象，患者可表现为头痛、头晕、乏力、失眠、多梦、记忆力减退以及心动过速或过缓，皮肤划痕试验阳性等。②造血系统的损害是慢性苯中毒的主要特征，早期以白细胞总数和中性粒细胞减少为主，进而出现血小板减少和出血倾向。③皮肤改变指经常接触苯，皮肤因脱脂而表现为干燥、皲裂，有的可出现疱疹、湿疹或毛囊炎等改变。

5. 诊断 急性苯中毒是根据短期内吸入大量苯蒸汽职业史，以意识障碍为主的临床表现，结合现场职业卫生学调查，参考实验室检测指标，进行综合分析，并排除其他疾病引起的中枢神经系统损害，方可诊断。慢性苯中毒是根据较长时期密切接触苯的职业史，以造血系统损害为主的临床表现，结合现场职业卫生学调查，参考实验室检测指标，进行综合分析，并排除其他原因引起的血象、骨髓象改变，方可诊断。具体诊断参见《职业性苯中毒诊断标准》（GBZ 68—2013）。

（1）急性苯中毒 ①轻度中毒：短期内吸入大量苯蒸汽后出现头晕、头痛、恶心、呕吐、黏膜刺激症状，伴有轻度意识障碍。②重度中毒：吸入大量苯蒸汽后出现下列临床表现之一者：a. 中、重度意识障碍；b. 呼吸循环衰竭；c. 猝死。

（2）慢性苯中毒 ①轻度中毒：有较长时间密切接触苯的职业史，可伴有头晕、头痛、乏力、失眠、记忆力减退、易感染等症状。在3个月内每2周复查一次血常规，具备下列条件之一者：a. 白细胞计数大多低于4×10^9/L或中性粒细胞低于2×10^9/L；b. 血小板计

数大多低于 $80\times10^9/L$。②中度中毒：多有慢性轻度中毒症状，并有易感染和（或）出血倾向。具备下列条件之一者：a. 白细胞计数低于 $4\times10^9/L$ 或中性粒细胞低于 $2\times10^9/L$，伴血小板计数低于 $80\times10^9/L$；b. 白细胞计数低于 $3\times10^9/L$ 或中性粒细胞低于 $1.5\times10^9/L$；c. 血小板计数低于 $60\times10^9/L$。③重度中毒：在慢性中度中毒的基础上，具备下列表现之一者：a. 全血细胞减少症；b. 再生障碍性贫血；c. 骨髓增生异常综合征；d. 白血病。

6. 处理原则

（1）急性中毒　应迅速将中毒患者移至空气新鲜处，立即脱去被苯污染的衣服，用肥皂水清洗被污染的皮肤，注意保暖。急性期应卧床休息。急救原则与内科相同，可用葡萄糖醛酸，忌用肾上腺素。

（2）慢性中毒　无特效解毒药，治疗根据造血系统损害所致血液疾病对症处理。可用有助于造血功能恢复的药物，并给予对症治疗。再生障碍性贫血或白血病的治疗原则同内科。工人一经确定诊断，即应调离接触苯及其他有毒物质的工作。

7. 预防

（1）生产工艺改革和通风排毒　生产过程密闭化、自动化和程序化，安装有充分效果的局部抽风排毒设备，定期维修，使空气中苯的浓度保持低于国家卫生标准。

（2）以无毒或低毒的物质取代苯　如在油漆及制鞋工业中，以汽油、二乙醇缩甲醛、环己烷、甲苯、二甲苯等作为稀薄剂或粘胶剂，以乙醇等作为有机溶剂或萃取剂。

（3）卫生保健措施　对苯作业现场进行定期劳动卫生学调查，监测空气中苯的浓度。作业工人应加强个人防护，如戴防苯口罩或使用送风式面罩。进行周密的就业前和定期体检。女工怀孕期及哺乳期必须调离苯作业，以免对胎儿产生不良影响。

8. 职业禁忌证　血象指标低于或接近正常值下限者，各种血液病，严重的全身性皮肤病，月经过多或功能性子宫出血。

> **考点提示**
> 铅中毒、汞中毒、苯中毒的临床表现。

三、刺激性与窒息性气体中毒

（一）刺激性气体

刺激性气体（irritant gas）是指对眼、呼吸道黏膜和皮肤具有刺激作用，引起机体以急性炎症、肺水肿为主要病理改变的一类气态物质。包括在常态下气体以及在常态下虽非气体，但可以通过蒸发、升华或挥发后形成蒸气或气体的液体或固体物质。此类气态物质多具有腐蚀性，生产中常因不遵守操作规程，容器或管道等设备被腐蚀，发生跑、冒、滴、漏等污染作业环境，在化学工业生产中最容易发生。

1. 种类　刺激性气体种类较多，按其化学结构和理化特性，可分为酸（无机酸，如硫酸、盐酸、硝酸、铬酸；有机酸，如甲酸、丙酸、乙二酸、丙烯酸），成酸氧化物（二氧化硫、三氧化硫、二氧化氮等），成酸氢化物（氯化氢、氟化氢、溴化氢），卤族元素（氟、溴、碘），无机氯化物（氯化氢、二氧化氯、二氯化矾、四氯化硅、二氯化锑、三氯化砷、三氯化磷、三氯化硼等），卤烃类（溴甲烷、碘甲烷、二氟一氯甲烷、四氟乙烯及其聚合物、聚全氟乙丙烯），酯类（硫酸二甲酯、二异氰酸甲苯酯、甲酸甲酯、氯甲酸甲酯、丙烯酸甲酯等），醚类（氯甲基甲醚），醛类（甲醛、乙醛、丙烯醛、三氯乙醛等），酮类（乙烯酮、甲基丙烯酮），氨胺类（氨、乙胺、乙二胺、丙胺、丙烯胺、环乙胺），强氧化剂

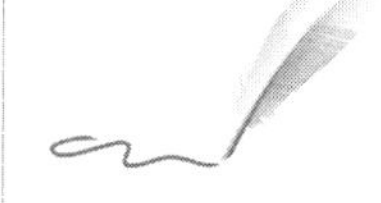

（臭氧），金属化合物（氧化银、硒化氢、五氧化二钒等）。

2. 毒理 刺激性气体的毒性按其化学作用，主要是酸、碱和氧化剂。酸可从组织中吸出水分，凝固其蛋白质，使细胞坏死。胺类遇水形成碱，可由细胞中吸出水分并皂化脂肪，使细胞发生溶解性坏死。氧化剂如氧、臭氧、二氧化氮可直接或通过自由基氧化，导致细胞膜氧化损伤。通常刺激性气体以局部损害为主，其损害作用的共同特点是引起眼、呼吸道黏膜及皮肤不同程度的炎性病理反应，刺激作用过强时可引起喉头水肿、肺水肿以及全身反应。病变程度主要取决于吸入刺激性气体的浓度和持续接触时间。病变的部位与其水溶性有关，水溶性高的毒物易溶解附着在湿润的眼和上呼吸道黏膜局部，立即产生刺激作用，出现流泪、流涕、咽痒、呛咳等症状，如氯化氢、氨。中等水溶性的毒物，其作用部位与浓度有关。低浓度时只侵犯眼和上呼吸道，如氯、二氧化硫。而高浓度时则可侵犯全呼吸道。水溶性低的毒物，通过上呼吸道时溶解少，故对上呼吸道刺激性较小，如二氧化氮、光气，易进入呼吸道深部，对肺组织产生刺激和腐蚀，常引起化学性肺炎或肺水肿。液体刺激性气态物质直接接触皮肤黏膜或溅入眼内可引起皮肤灼伤及眼角膜损伤。

3. 临床表现

（1）急性刺激作用　眼和上呼吸道刺激性炎症，如流泪、畏光、结膜充血、流涕、喷嚏、咽痛、咽部充血、呛咳、胸闷等。吸入较高浓度的刺激性气体可引起中毒性咽喉炎、气管炎、支气管炎和肺炎。吸入高浓度的刺激性气体可引起喉头痉挛或水肿，严重者可窒息死亡。

（2）中毒性肺水肿　吸入高浓度刺激性气体后所引起的以肺泡内及肺间质过量的体液潴留为特征的病理过程，最终可导致急性呼吸功能衰竭，是刺激性气体所致的最严重的危害和职业病常见的急症之一。中毒性肺水肿的发生主要决定于刺激性气体的毒性、浓度、作用时间、水溶性及机体的应激能力。易引起肺水肿较常见的刺激性气体有光气、二氧化氮、氨、氯、臭氧、硫酸二甲酯、溴甲烷、甲醛、丙烯醛等。

（3）急性呼吸窘迫综合征（ARDS）　刺激性气体中毒、创伤、休克、烧伤、感染等心源性以外的各种肺内外致病因素所导致的急性进行性呼吸窘迫、缺氧性呼吸衰竭。主要病理特征为肺毛细血管通透性增高而导致的肺泡渗出液中富含蛋白质的肺水肿及透明膜形成，并伴有肺间质纤维化。本病死亡率可高达50%。刺激性气体所致中毒性肺水肿与ARDS之间的概念、致病机制、疾病严重程度以及治疗和预后存在着量变到质变的本质变化。

（4）慢性影响　长期接触低浓度刺激性气体，可能成为引起慢性结膜炎、鼻炎、咽炎、慢性支气管炎、支气管哮喘、肺气肿的综合因素之一。急性氯气中毒后可遗留慢性喘息性支气管炎。有的刺激性气体还具有致敏作用，如氯、甲苯二异氰酸酯等。

4. 诊断

（1）轻度中毒　有眼及上呼吸道刺激症状，如流泪、咽痛、呛咳、胸闷等，也可有咳嗽加剧、咯黏液性痰，偶有痰中带血。体征有眼结膜、咽部充血及水肿，两肺呼吸音粗糙，或可有散在性干、湿啰音，胸部X线表现为肺纹理增多、增粗、延伸或边缘模糊。符合急性气管－支气管炎或支气管周围炎。

（2）中度中毒　凡具有下列情况之一者，可诊断为中度中毒。①呛咳、咯痰、气急、胸闷等，可有痰中带血，两肺有干、湿性啰音，常伴有轻度发绀，胸部X线表现为两中、下肺野可见点状或小斑片状阴影，符合急性支气管肺炎。②咳嗽、咯痰、胸闷和气急较严重，肺部两侧呼吸音减低，可无明显啰音，胸部X线表现为肺纹理增多、肺门阴影增宽、境界不清、两肺散在小点状阴影和网状阴影，肺野透明度减低，常可见水平裂增厚，有时可见支气管袖口征和（或）克氏B线。符合急性间质性肺水肿。③咳嗽、咯痰、痰量少到中等，气急、轻度发绀、肺部散在性湿啰音，胸部X线显示单个或少数局限性轮廓清楚、密度增高的类圆形阴影。符合急性局限性肺泡性肺水肿。

（3）重度中毒　凡有下列情况之一者，可诊断为重度中毒。①剧烈咳嗽、咯大量白色或粉红色泡沫痰，呼吸困难，明显发绀，两肺密布湿性啰音，胸部X线表现两肺野有大小不一、边缘模糊的粟粒小片状或云絮状阴影，有时可融合成大片状阴影，或呈蝶状形分布。符合弥漫性肺泡性肺水肿或中央性肺泡性肺水肿。②上列情况更为严重，呼吸频数大于28次/分钟，或（和）有呼吸窘迫。胸部X线显示两肺广泛呈融合的大片状阴影，血气分析氧分压/氧浓度（PaO_2/FiO_2）≤26.7kPa，符合急性呼吸窘迫综合征。③窒息。④并发严重气胸、纵隔气肿或严重心肌损害等。⑤猝死。

5. 防治原则

（1）防治肺水肿　肺水肿是刺激性气体的主要危害，积极防治肺水肿是刺激性气体中毒抢救的关键。①立即脱离现场，脱去污染的衣物，迅速用水或中和剂彻底清洗被污染的部位。②尽早、足量、短期应用肾上腺皮质激素，减少毛细血管的渗出；同时限制静脉补液量，脱水、利尿，以减少肺循环血容量，促进渗出液体的吸收。③维持呼吸道通畅，尽早给氧，迅速纠正缺氧，并配合使用抗泡沫剂，改善通气功能。④采取兴奋呼吸中枢、支气管解痉、抗感染、镇静等对症治疗。

（2）预防措施　刺激性气体中毒大部分因为意外事故所致。因此严格执行安全操作规程，防止跑、冒、滴、漏，杜绝意外事故发生应是预防工作的重点。①卫生技术措施：采用耐腐蚀材料制造的管道；生产和使用的设备应加强密闭抽风；生产流程自动化；贮运过程应符合防爆、防火、防漏气的要求等。②个体防护：应选用有针对性的耐腐蚀防护用品。③卫生保健：做好工人就业前和定期体格检查。④环境监测：定期进行环境监测，及时发现问题，采取相应维修或改革措施。

（二）窒息性气体

窒息性气体是指被机体吸入后，可使氧的供给、摄取、运输和利用发生障碍，使全身组织细胞得不到或不能利用氧，而导致组织细胞缺氧窒息的一类有害气体的总称。窒息性气体中毒表现为多系统受损害，但首先是神经系统受损并最为突出。常见的引起窒息性中毒的气体有一氧化碳、硫化氢、氰化氢和甲烷。

1. 分类　按其作用机制不同分为两大类。

（1）单纯窒息性气体　本身无毒，或毒性很低，或为惰性气体，但由于它们的高浓度存在对空气氧产生取代或排挤作用，致使空气氧的比例和含量减少，肺泡气氧分压降低，动脉血氧分压和血红蛋白（Hb）氧饱和度下降，导致机体组织缺氧窒息的气体。如氮、氢、甲烷、乙烷、丙烷、丁烷、乙烯、乙炔、二氧化碳、水蒸气，以及氦气、氖气、氩气等惰性气体等。

（2）化学窒息性气体　是指不妨碍氧进入肺部，但吸入后，可对血液或组织产生特殊化学作用，使血液对氧的运送、释放或组织利用氧的机制发生障碍，引起组织细胞缺氧窒

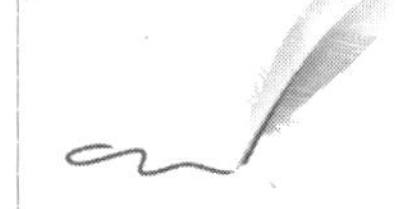

息的气体。如一氧化碳、硫化氢、氰化氢、苯胺等。

2. 毒理

（1）窒息性气体的主要致病环节是引起机体缺氧。

（2）脑对缺氧最为敏感，因此治疗时，除坚持有效的解毒治疗外，关键的是脑缺氧和脑水肿的预防与处理。

（3）不同的化学窒息性气体有不同的中毒机制，应针对中毒机制和中毒条件，进行有效的解毒治疗。

3. 治疗

窒息性气体中毒病情危急，应分秒必争进行抢救。包括有效的解毒剂治疗，及时纠正脑缺氧和积极防治脑水肿，是治疗窒息性气体中毒的关键。

（1）现场急救　窒息性气体中毒的抢救，关键在及时，重在现场。窒息性气体中毒存在明显剂量－效应关系，特别强调迅速阻止毒物继续吸收，尽快解除体内毒物毒性。①尽快脱离中毒现场，立即吸入新鲜空气。入院病人已脱离现场，仍应彻底清洗被污染的皮肤。②严密观察生命体征。危重者易发生中枢性呼吸循环衰竭，一旦发生，应立即进行心肺复苏，呼吸停止者，立即人工呼吸，给予呼吸兴奋剂。③并发肺水肿者，给予足量、短程糖皮质激素。

（2）氧疗法　是急性窒息性气体中毒急救的主要常规措施之一。采用各种方法给予较高浓度（40%～60%）的氧，以提高动脉血氧分压，增加组织细胞对氧的摄取能力，激活受抑制的细胞呼吸酶，改善脑组织缺氧，阻断脑水肿恶性循环，加速窒息性气体排出。

（3）尽快给予解毒剂　①急性氰化物中毒：可采用亚硝酸钠－硫代硫酸钠联合解毒疗法进行驱排。也可用亚甲蓝－硫代硫酸钠疗法，即采用亚甲蓝代替亚硝酸钠，但剂量应加大。②硫化氢中毒：可应用小剂量美蓝。③一氧化碳中毒：无特殊解毒药物，但高浓度氧吸入，可加速 HbCO 解离，可视为“解毒”措施。④苯的氨基或硝基化合物中毒：可致高铁血红蛋白血症，目前以小剂量美蓝还原仍不失为最佳解毒治疗。⑤单纯窒息性气体中毒：无特殊解毒剂，但二氧化碳中毒可给予呼吸兴奋剂，严重者用机械过度通气，以促进二氧化碳排出，也可视作“解毒”措施。

（4）积极防治脑水肿　脑水肿是缺氧引起的最严重后果，也是窒息性气体中毒死亡的最重要原因。因此，防治脑水肿是急性窒息性气体中毒抢救成败的关键，要点是早期防治，力求脑水肿不发生或程度较轻。

（5）对症支持疗法　如用谷胱甘肽作为辅助解毒剂，加速解毒。低温与冬眠疗法减少脑氧耗量，保护脑细胞。应用抗生素预防感染等。

4. 预防　窒息性气体事故的主要原因是设备缺陷和使用中发生跑、冒、滴、漏，缺乏安全作业规程或违章操作，家庭室内采用煤炉取暖而未能良好通风。据此，预防窒息性气体中毒的重点如下。

（1）严格管理制度，制订并严格执行安全操作规程。

（2）定期设备检修，防止跑、冒、滴、漏。

（3）窒息性气体环境设置警示标识，装置自动报警设备，如一氧化碳报警器等。

（4）加强卫生宣教，做好上岗前安全与健康教育，普及急救互救知识和技能训练。

（5）添置有效防护面具，并定期维修与进行效果检测。

（6）高浓度或通风不良的窒息性气体环境作业或抢救，应先进行有效的通风换气，通风量不少于环境容量的数倍，佩戴防护面具。

考点提示
刺激性气体与窒息性气体中毒的诊断及防治。

四、农药中毒

（一）概述

农药（pesticides）是指用于预防、消灭或者控制危害农业、林业的病、虫、草和其他有害生物以及有目的的调节植物、昆虫生长的化学合成或者来源于生物、其他天然物质的一种物质或者几种物质的混合物及其制剂。农药的接触非常广泛，既有大量的从事生产、运输、保存、使用的职业接触人群，也有通过污染的产品、水体、土壤等环境接触的整个社会人群。在职业接触人群中，与其他工业品明显不同，有广泛的使用者是其一个主要特征。在农村，由于容易获得，农药已经是自杀性中毒的主要工具。因此，对农药的管理也有特别的要求。

根据用途，通常把农药分为以下几类。①杀虫剂：包括杀蟑剂，如吡虫啉、毒死蜱、高效氯氰菊酯、异丙威等，在标签上用“杀虫剂”或“杀螨剂”字样和红色带表示。有机酸酯类、氨基甲酸酯类、拟除虫菊酯类、沙蚕毒素类、有机氯类均属此类。②杀菌剂：如多菌灵、代森锰锌、井冈霉素等，在标签上用“杀菌剂”字样和黑色带表示。常包括有机硫类、有机砷类、有机磷类、取代苯类、有机杂环类及抗生素类杀菌剂。③除草剂：如草甘膦、百草枯、芳去津等在标签上用“除草剂”字样和绿色带表示。常包括季胺类、苯氧羧酸类、三氮苯类、二苯醚类、苯胺类、酰胺类、氨基甲酸酯类、取代脲类等化合物。④植物生长调节剂：如芸苔素内酯、多效唑、赤霉素等，在标签上用“植物生长调节剂”字样和深黄色带表示。⑤杀鼠剂：如杀鼠醚、溴敌隆等，在标签上用“杀鼠剂”字样和蓝色带表示。此外还有生物化学农药、微生物农药、植物源农药、转基因生物、天敌生物等特殊农药。

（二）有机磷农药中毒

有机磷农药是我国目前生产和使用最多的一类农药，除单剂外，也是许多多元混剂的一个成分。我国生产的有机磷农药绝大多数是杀虫剂，在农药的职业健康危害中占重要地位。

1. 理化性质　有机磷农药纯品一般为白色结晶，工业品为淡黄色或棕色油状液体，除敌敌畏等少数品种有不太难闻的气味外，大多有类似大蒜或韭菜的特殊臭味。有机磷农药的沸点一般都很高。比重多大于1，比水稍重。常具有较高的折光率，在常温下，有机磷农药的蒸汽压力都很低，但无论液体或固体，在任何温度下都有蒸汽逸出，也会造成中毒。一般难溶于水，易溶于芳烃、乙醇、丙酮、氯仿等有机溶剂。

2. 毒理　有机磷农药可经胃肠道、呼吸道以及完好的皮肤与黏膜吸收。经呼吸道或胃肠道进入人体时，吸收较为迅速而完全。皮肤吸收是急性职业性中毒的主要途径。各种有机磷农药的毒性高低不一，与其化学结构中取代基团有关。例如，结构式中R基团为乙氧基时，其毒性较甲氧基大，因为后者容易分解，X基团为强酸根时，毒性较弱酸根大，因为

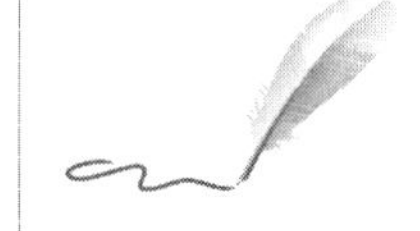

前者能使磷原子的趋电性增强，从而使该化合物对胆碱酯酶亲和力增高。有机磷被吸收后，迅速随血液及淋巴循环而分布到全身各器官组织，其中以肝脏含量最高，肾、肺、脾次之，可通过血－脑屏障进入脑组织，一般认为具有氟、氰等基团的有机磷，其穿透血－脑屏障的能力较强。有的还能通过胎盘屏障到达胎儿体内。脂溶性高的有机磷农药能少量储存于脂肪组织中延期释放。有机磷农药在体内的代谢主要为氧化及水解两种形式，一般氧化产物毒性增强，水解产物毒性降低。有机磷农药毒作用的主要机制是抑制胆碱酯酶的活性，使之失去分解乙酰胆碱的能力，导致乙酰胆碱在体内的聚集而产生相应的功能紊乱。

3. 临床表现

（1）急性中毒　潜伏期长短与接触有机磷农药的品种、剂量、侵入途径及人体健康状况等因素有关。经皮肤吸收中毒者潜伏期较长，可在 12 小时内发病，但多在 2～6 小时开始出现症状。呼吸道吸收中毒时潜伏期也短，但往往是在连续工作下逐渐发病。通常发病越快，病情越重。急性中毒的症状体征可分下列几方面。①毒蕈碱样症状早期就可出现，主要表现为以下几方面。a. 腺体分泌亢进，口腔、鼻、气管、支气管、消化道等处腺体及汗腺分泌亢进，出现多汗、流涎、口鼻分泌物增多及肺水肿等。b. 平滑肌痉挛，气管、支气管、消化道及膀胱逼尿肌痉挛，可出现呼吸困难、恶心、呕吐、腹痛、腹泻及大小便失禁等。c. 瞳孔缩小：因动眼神经末梢乙酰胆碱堆积引起虹膜括约肌收缩使瞳孔缩小。重者瞳孔常小如针尖。d. 心血管抑制：可见心动过缓、血压偏低及心律失常。但前两者常被烟碱样作用所掩盖。②烟碱样症状可出现血压升高及心动过速，常掩盖毒蕈碱样作用下的血压偏低及心动过缓。运动神经兴奋时，表现肌束震颤、肌肉痉挛，进而由兴奋转为抑制，出现肌无力、肌肉麻痹等。③中枢神经系统症状早期出现头晕、头痛、倦怠、乏力等，随后可出现烦躁不安、言语不清及不同程度的意识障碍。严重者可发生脑水肿，出现癫痫样抽搐、瞳孔不等大等，甚至呼吸中枢麻痹死亡。④其他症状。严重者可出现许多并发症状，如中毒性肝病、急性坏死性胰腺炎、脑水肿等。一些重症患者可出现中毒性心肌损害，出现第一心音低钝，心律失常或呈奔马律，心电图可显示 ST－T 改变，Q－T 间期延长，束支阻滞，异位节律，甚至出现扭转性室速或室颤。少数患者在中毒后胆碱能危象症状消失后，出现中间肌无力综合征，出现时间主要在中毒后第 2～7 天。部分患者在急性中毒恢复后出现迟发性神经病变。

（2）慢性中毒　多见于农药厂工人，症状一般较轻，主要有类神经症，部分出现毒蕈碱样症状，偶有肌束颤动、瞳孔变化、神经肌电图和脑电图变化。长期接触对健康的影响，虽然报道不多，但近几年已经受到关注，注意到可能对免疫系统功能、生殖功能的不良作用。

（3）致敏作用和皮肤损害　有些有机磷农药具有致敏作用，可引起支气管哮喘、过敏性皮炎等。

4. 诊断　正确诊断是有机磷农药中毒抢救成功与否的关键。由于有机磷农药中毒后，病情变化迅速，必须随时观察病情变化，根据病情调整用药。《职业性急性有机磷杀虫剂中毒诊断标准》（GBZ8—2002）明确规定了有关原则和分级标准。

（1）诊断依据　根据短时间接触大量有机磷杀虫剂的职业史，以自主神经、中枢神经和周围神经系统症状为主要临床表现，结合全血胆碱酯酶活性测定，参考作业环境的劳动卫生调查资料，进行综合分析，排除其他类似疾病后，方可诊断。

（2）接触反应　具有下列表现之一：①全血或红细胞胆碱酯酶活性在70%以下，尚无明显中毒的临床表现；②有轻度的毒蕈碱样自主神经症状和（或）中枢神经系统症状，而全血胆碱酯酶活性在70%以上。

（3）急性中毒分级标准　①急性轻度中毒：短时间内接触较大量的有机磷农药后，在24小时内出现头晕、头痛、恶心、呕吐、多汗、胸闷、视物模糊、无力等症状，瞳孔可能缩小。全血胆碱酯酶活性一般在50%～70%。②急性中度中毒：除较重的上述症状外，还有肌束震颤、瞳孔缩小、轻度呼吸困难、流涎、腹痛、腹泻、步态蹒跚、意识清楚或模糊。全血胆碱酯酶活性一般在30%～50%。③急性重度中毒：除上述症状外，并出现下列情况之一者，可诊断为重度中毒：a. 肺水肿；b. 昏迷；c. 呼吸麻痹；d. 脑水肿。全血胆碱酯酶活性一般在30%以下。④中间肌无力综合征：在急性中毒后1～4天，胆碱能危象基本消失且意识清晰，出现以肌无力为主的临床表现。高频重复刺激周围神经的肌电图检查，可引出诱发电位波幅呈进行性递减。依据呼吸肌是否受累，分为轻型和重型两类。⑤迟发性神经病：在急性重度中毒症状消失后2～3周，有的病例可出现感觉型、运动型周围神经病，神经－肌电图检查显示神经元损害。

（4）慢性中毒　长时间接触有机磷农药后出现下列情况之一，可诊断为慢性中毒。①有神经症状、轻度毒蕈碱样症状和烟碱样症状中两项，胆碱酯酶活性在50%以下，并在脱离接触后1周内连续3次检查仍在50%以下。②出现上述症状一项，胆碱酯酶活性在30%以下，并在脱离接触后1周内连续3次检查仍在50%以下。

5. 处理原则　①清除毒物：立即使患者脱离中毒现场，脱去污染衣服，用肥皂水（忌用热水）彻底清洗污染的皮肤、头发、指甲，眼部如受污染，应迅速用清水或2%碳酸氢钠溶液冲洗。②特效解毒药：迅速给予解毒药物。轻度中毒者可单独给予阿托品，中度或重度中毒者，需要阿托品及胆碱酯酶复能剂（如氯解磷定、解磷定）两者并用。合并使用时，有协同作用，剂量应适当减少。敌敌畏、乐果等中毒时，使用胆碱酯酶复能剂的效果较差，治疗应以阿托品为主。注意阿托品化，但也要防止阿托品过量甚至中毒。③对症治疗：处理原则同内科。治疗过程中，特别注意要保持呼吸道通畅。出现呼吸衰竭或呼吸麻痹时，立即给予机械通气。必要时做气管插管或切开。呼吸暂停时，不要轻易放弃治疗。对非胆碱能机制的一些相应症状也可以应用相应的药物。急性中毒患者临床表现消失后仍应继续观察2～3天，乐果、马拉硫磷、久效磷中毒者，应延长治疗观察时间，重度中毒患者避免过早活动，防止病情突变。

6. 预防原则

（1）严格执行农药管理的有关规定，生产农药必须进行产品登记和申领生产许可证，农药经营必须实行专营制度，避免农药的扩散和随意购买。限制或禁止使用对人、畜危害性大的农药，鼓励发展高效低毒的农药，逐步淘汰高毒类的农药。农药容器的标签必须符合国家规定，有明确的成分标识、毒性分级和意外时的急救措施等。

（2）积极向各有关人员宣传、落实预防农药中毒管理办法等，严格执行农药登记的使用范围的限制，剧毒农药绝不可用于蔬菜和收获前的粮食作物和果树等。开展安全使用农药的教育，提高防毒意识与个人防护能力。

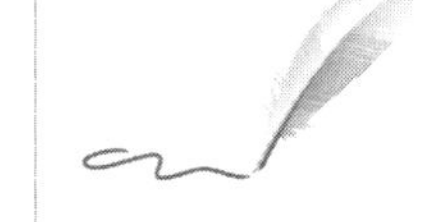

（3）改进农药生产工艺及施药器械，防止跑、冒、滴、漏，加强通风排毒措施，用机械化包装替代手工包装。

（4）遵守安全操作规程 ①农药运输应专人、专车，不与粮食、日用品等混装、混堆。装卸时如发现破损，要立即妥善改装，被污染的地面、包装材料、运输工具要正确清洗，可用1%碱水、5%石灰乳或10%草木灰水处理。②营销部门要做好农药保管及销售管理的工作，剧毒农药要有专门仓库或专柜放置，不要随意出售剧毒农药。③配药、拌种应有专门的容器和工具，严格按照说明书要求正确掌握配制的浓度。容器、工具用毕后，要在指定的地点清洗，防止污染水源等。④喷药时遵守操作规程，防止农药污染皮肤和吸入中毒。一些行之有效的经验，如站在上风向、倒退行走喷洒值得推广。在中午等非常炎热时间或大风时，要停止作业。⑤施药工具要注意保管、维修，防止发生泄漏。严禁用嘴吹吸喷头和滤网等。⑥注意个人防护。施药员要穿长衣长裤，使用塑料薄膜围裙、裤套或鞋套。如皮肤受污染要及时清洗。不在工作时吸烟或吃食物。污染的工具及及时、恰当地清洗，不要带回家。⑦使用过农药的区域要竖立标志，在一定时间内避免进入，以防中毒发生。

（5）医疗保健、预防措施 ①生产工人要进行就业前和定期体检，通常一年一次，除常规项目外，可针对接触相应的农药增加有关指标，如有机磷农药接触工人的全血胆碱酯酶活性。患有神经系统疾病、明显肝肾疾病以及其他不适宜从事这类作业的疾病者，要调离接触农药的岗位。妊娠期和哺乳期的妇女也不宜继续从事这类作业。②施药人员要给予健康指导。因广大的施药人员来自于农村，不能享受有关的定期体检待遇，因此健康指导非常重要。要告知每天施药时间不要过长、不超过6小时，连续施药3～5天后要休息1～2天，不在炎热的时间喷洒农药等。如患一些疾病，不要去从事喷洒作业。

（6）指导农（居）民不要到处乱放农药 购买回来的农药切莫与粮食、化肥、种子等混放在一起，也不能存放在人、畜经常出人的地方（如客厅、厨房），而应当贮放在阴凉、通风干燥的，特别是小孩不能找到的较隐蔽的地方。使用后的农药包装袋、药瓶可采取在野外挖坑深埋的方法处理，防患于未然。

（7）其他措施 鼓励组成专业队伍开展施药工作，减少接触农药的人数，避免农药的流失。积极研究低毒或无毒类农药。在高毒类农药中加入警告色或恶臭剂等，避免错误的用途等。

7. 职业禁忌证 有以下之一者：①神经系统器质性疾病；②明显的肝、肾疾病；③明显的呼吸系统疾病；④全身性皮肤病；⑤全血胆碱酯酶活性明显低于正常者。

五、生产性粉尘与职业性肺部疾患

生产性粉尘（productive dust）指在生产活动中产生的能够较长时间漂浮于生产环境中的颗粒物，是污染作业环境、损害劳动者健康的重要职业性有害因素，可引起包括尘肺病在内的多种职业性肺部疾患。

（一）生产性粉尘

1. 生产性粉尘的来源与分类

（1）生产性粉尘的来源 产生和存在生产性粉尘的行业和岗位众多，如矿山开采的凿岩、爆破、破碎、运输等，冶金和机械制造工业中的原材料准备、粉碎、筛分、配料等，皮毛、纺织工业的原料处理等。如果防尘措施不够完善，均可产生大量粉尘。

（2）生产性粉尘的分类 按粉尘的性质可概括为三大类。①无机粉尘（inorganic dust）：无机粉尘包括矿物性粉尘如石英、石棉、滑石、煤等，金属性粉尘如铅、锰、铁、铁等及其化合物，人工无机粉尘如金刚砂、水泥、玻璃纤维等。②有机粉尘（organic dust）：有机粉尘包括动物性粉尘如皮毛、丝、骨、角质粉尘等，植物性粉尘如棉、麻、谷物、甘蔗、烟草、木、茶粉尘等，人工有机粉尘如合成树脂、橡胶、人造有机纤维粉尘等。③混合性粉尘（mixed dust）：在生产环境中，多数情况下为两种以上粉尘混合存在，如煤工接触的煤矽尘、金属制品加工研磨时的金属和磨料粉尘、皮毛加工的皮毛和土壤粉尘等混合性粉尘。

2. 生产性粉尘的理化特性及其卫生学意义 粉尘的理化特性不同，对人体造成的危害就不同，所以学习其理化性质有重要意义。

（1）粉尘的化学组成 是决定对人体危害性质和严重程度的重要因素。如含铅、锰等有毒物质的粉尘可以引起铅、锰中毒；含游离二氧化硅的粉尘可引起硅沉着病等。

（2）粉尘的暴露时间和浓度 生产环境中的粉尘浓度越高，暴露时间越长，进入人体内的粉尘剂量越大，对人体危害就越大。

（3）粉尘的分散度 分散度是指物质被粉碎的程度。分散度越高，在空气中飘浮的时间就越长，进入呼吸道深部的机会相应越多，则危害就越大。

（4）粉尘的硬度和溶解度 硬度越高，对呼吸道黏膜和肺泡所造成的损伤就会越大；有毒粉尘，溶解度越高，毒作用就越大；无毒粉尘，溶解度越高，毒作用则越小。

（5）粉尘的荷电性 同性电荷相斥会增强空气中粒子的稳定程度，异性电荷相吸会使尘粒撞击、聚集并沉落。荷电尘粒在呼吸道内易被阻留。

（6）粉尘的爆炸性 煤、面粉、糖、亚麻等可氧化的粉尘，在适宜的浓度下，一旦遇到明火、电火花和放电时，会发生爆炸，导致人员伤亡和财产损失。

3. 生产性粉尘对健康的危害

（1）肺尘埃沉着病 由于在生产环境中长期吸入生产性粉尘而引起的以肺组织纤维化为主的疾病。

（2）局部作用 吸入的粉尘颗粒作用于呼吸道黏膜并引起上呼吸道炎症。沉着于皮肤的粉尘颗粒可堵塞皮脂腺，易继发感染引起毛囊炎；沥青粉尘可引起光感性皮炎。

（3）中毒作用 吸入含铅、砷等毒物的粉尘可引起全身性中毒。

（4）呼吸系统肿瘤 石棉、放射性矿物、铬、砷等粉尘均可致肺部肿瘤。

（5）变态反应 吸入棉、麻等粉尘可引起支气管哮喘、上呼吸道炎症、间质性肺炎等。

（二）肺尘埃沉着病

1. 概念和分类 肺尘埃沉着病（pneumoconiosis）是由于在生产环境中长期吸入生产性粉尘而引起的以肺组织纤维化为主的疾病。肺尘埃沉着病是职业性疾病中影响面最广、危害最严重的一类疾病。我国按病因将肺尘埃沉着病分为五类。

（1）硅沉着病 由于长期吸入游离二氧化硅含量较高的粉尘引起。

（2）硅酸盐肺 由于长期吸入含有结合二氧化硅的粉尘如石棉、滑石、云母等引起。

（3）炭肺尘埃沉着病 由于长期吸入煤、石墨、炭黑、活性炭等粉尘引起。

（4）混合性肺尘埃沉着病 由于长期吸入含游离二氧化硅粉尘和其他粉尘如煤尘等引起。

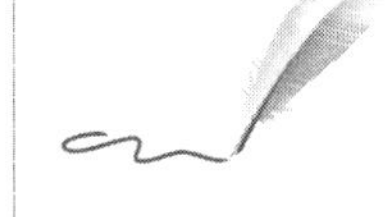

（5）金属肺尘埃沉着病　由于长期吸入某些致纤维化的金属粉尘如铝尘引起。

2. 硅沉着病　硅沉着病（silicosis）是由于在生产过程中长期吸入游离二氧化硅粉尘而引起的以肺部弥漫性纤维化为主的全身性疾病，是危害最严重的一种肺尘埃沉着病。

知识拓展

石棉属于硅酸盐，硅酸盐是由二氧化硅、金属氧化物和结合水组成的矿物，按其来源分为天然和人造两种。天然硅酸盐广泛存在于自然界中，如石棉、云母、滑石等。人造硅酸盐多由石英、钙、镁、铝和其他碱类焙烧而成，如玻璃纤维和水泥等，硅酸盐有纤维状（如石棉）和非纤维状（如水泥、云母等）两类。纤维状是指纵横径之比 $>3:1$ 的尘粒。直径 $<3\mu m$、长度 $\geqslant 5\mu m$ 的纤维称可吸入性纤维，直径 $\geqslant 3\mu m$、长度 $\geqslant 5\mu m$ 的纤维称不可吸入性纤维。在生产环境中因长期吸入硅酸盐粉尘所致的尘肺，统称为硅酸盐肺。我国现行《职业病目录》中列有石棉肺、滑石尘肺、云母尘肺和水泥尘肺。石棉肺是在生产过程中长期吸入石棉粉尘所引起的以肺组织纤维化为主的疾病。其特点是两肺间质弥漫性纤维化，不出现或极少出现结节性损害，是硅酸盐肺中最常见、危害最严重的一种。

（1）硅沉着病的病因　在自然界中，游离二氧化硅分布广泛，它是地壳的主要成分，在95%的矿石中均含有数量不等的游离二氧化硅，游离二氧化硅粉尘，即为矽尘。石英中的游离二氧化硅达99%，故常以石英尘作为矽尘的代表。

接触游离二氧化硅粉尘的作业非常广泛，如：①各种金属、非金属、煤炭等矿山，采掘作业中的凿岩、掘进、爆破、运输等，修建公路、铁路、水利电力工程，开挖隧道，采石、建筑、交通运输等行业和作业。②冶金、制造、加工业等，如冶炼厂、石粉厂、玻璃厂、耐火材料厂生产过程中的原料破碎、研磨、筛分、配料等工序，机械制造业铸造车间的原料粉碎、配料、铸型、打箱、清砂、喷砂等生产过程，陶瓷厂原料准备，珠宝加工，石器加工等均能产生大量含游离二氧化硅粉尘。通常将接触含有10%以上游离二氧化硅的粉尘作业，称为矽尘作业。

（2）硅沉着病的发病因素　硅沉着病发病与粉尘中游离二氧化硅含量、二氧化硅类型、粉尘浓度、分散度、接尘工龄、防护措施、接触者个体因素等有关。

粉尘中游离二氧化硅含量越高，发病时间就会越短，病变会越严重。各种不同石英变体的致纤维化能力不同，依次为鳞石英 > 方石英 > 石英 > 柯石英 > 超石英，晶体结构不同，致纤维化能力各异，依次为结晶型 > 隐晶型 > 无定型。硅沉着病的发生发展及病变程度还与肺内粉尘蓄积量有关。肺内粉尘蓄积量主要取决于粉尘浓度、分散度、接尘时间和防护措施等。空气中粉尘浓度越高，分散度越大，接尘工龄越长，再加上防护措施差，吸入并蓄积在肺内的粉尘量就越大，越易发生硅沉着病，病情越严重。

工人的个体因素如年龄、营养、遗传、个体易感性、个人卫生习惯以及呼吸系统疾病对硅沉着病的发生也起着一定作用。既往患有肺结核，尤其是接尘期间患有活动性肺结核、其他慢性呼吸系统疾病者更容易患硅沉着病。

硅沉着病发病一般比较缓慢，接触较低浓度游离二氧化硅粉尘大多在15～20年后才发病。但是发病后，即使脱离了粉尘作业，病变仍可持续发展。少数由于持续吸入高浓度、高游离二氧化硅含量的粉尘者，经1～2年即可发病，称为“速发型硅沉着病”。还有些接尘者，虽接触较高浓度矽尘，但在脱离粉尘作业时X线胸片未发现明显异常，或发现异常但尚不能诊断为矽肺，在脱离接尘作业若干年后被诊断为矽肺，称为“晚发型硅沉着病”。

（3）硅沉着病的发病机制　硅沉着病发病机制十分复杂，且尚未完全阐明，目前研究较成熟的机制是：矽尘进入肺内损伤或激活淋巴细胞、上皮细胞、巨噬细胞、成纤维细胞等效应细胞，分泌多种细胞因子等活性分子。尘粒、效应细胞、活性分子等之间相互作用，构成复杂的细胞分子网络，通过多种信号传导途径，激活胞内转录因子，调控肺纤维化进程。

（4）病理改变　硅沉着病的基本病理改变是矽结节形成和弥漫性间质纤维化。①矽结节：是硅沉着病的特征性病理改变。早期矽结节胶原纤维细且排列疏松，内有大量尘细胞和成纤维细胞。典型矽结节横断面似葱头状，外周是多层紧密排列呈同心圆状的胶原纤维，中心或偏侧为一闭塞的小血管或小支气管。粉尘中游离二氧化硅含量越高，矽结节形成时间越长，结节越成熟、典型。②弥漫性间质纤维化：弥漫性间质纤维化型硅沉着病见于长期吸入的粉尘中游离二氧化硅含量较低，或虽游离二氧化硅含量较高，但吸入量较少的病例。病变进展缓慢，特点是在肺泡、肺小叶间隔及小血管和呼吸性细支气管周围，纤维组织呈弥漫性增生，相互连接呈放射状、星芒状，肺泡容积缩小，有时形成大块纤维化，其间夹杂粉尘颗粒和尘细胞。③矽性蛋白沉积：病理特征为肺泡腔内有大量蛋白分泌物，称之为矽性蛋白，随后可伴有纤维增生，形成小纤维灶乃至矽结节。多见于短期内接触高浓度、高分散度的游离二氧化硅粉尘的年轻工人，又称急性硅沉着病。

（5）临床表现

1）症状与体征：肺的代偿功能很强，硅沉着病患者可在相当长时间内并无明显自觉症状，但X线胸片上已呈现较显著的硅沉着病影像改变。随着病情的进展，或有合并症时，可出现胸闷、气短、胸痛、咳嗽、咳痰等症状和体征，无特异性，虽可逐渐加重，但与胸片改变并不一定平行。

2）X线胸片表现：硅沉着病X线胸片影像与肺内粉尘蓄积、肺组织纤维化的病变程度有一定相关关系，受多种因素的影响，并非完全一致。这种X线胸片改变表现为X线通过病变组织和正常组织对X线吸收率的变化，呈现发“白”的圆形或不规则形小阴影，作为硅沉着病诊断依据。①圆形小阴影：是硅沉着病最常见和最重要的一种X线表现形态，其病理基础以结节型硅沉着病为主，呈圆形或近似圆形，边缘整齐或不整齐，直径小于10mm，按直径大小分为p（<1.5mm）、q（1.5～3.0mm）、r（3.0～10mm）三种类型。p类小阴影主要是不太成熟的矽结节或非结节性纤维化灶的影像，q、r类小阴影主要是成熟和较成熟的矽结节，或为若干个小矽结节的影像重叠。圆形小阴影早期多分布在两肺中下区，随病变进展，数量增多，直径增大，密集度增加，波及两个肺区。②不规则形小阴影：多为接触游离二氧化硅含量较低的粉尘所致，病理基础主要是肺间质纤维化。表现为粗细、长短、形态不一的致密阴影。阴影之间可互不相连，或杂乱无章的交织在一起，呈网状或蜂窝状，致密度多持久不变或缓慢增高。按其宽度可分为s（<1.5mm）、t（1.5～3.0mm）、a（3.0～10mm）三种类型。早期也多见于两肺中下区，弥漫分布，随病情进展而逐渐波及肺上区。③大阴影：指长径超过10mm的阴影，为晚期矽肺的重要X线表现，形状有长条形、圆形、椭圆形或不规则形，病理基础是团块状纤维化。大阴影的发展可由

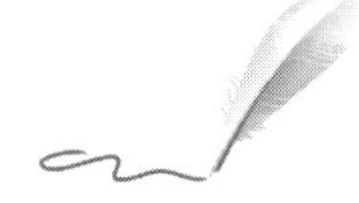

圆形小阴影增多、聚集，或不规则小阴影增粗、靠拢、重叠形成，多在两肺上区出现，逐渐融合成边缘较清楚、密度均匀一致的大阴影，常对称，形态多样，呈“八”字形等，也有先在一侧出现，大阴影周围一般有肺气肿带的X线表现。④胸膜变化：胸膜粘连增厚，先在肺底部出现，可见肋膈角变钝或消失，晚期膈面粗糙，由于肺纤维组织收缩和膈胸膜粘连，呈“天幕状”阴影。⑤肺气肿：多为弥漫性、局限性、灶周性和泡性肺气肿，严重者可见肺大疱。⑥肺门和肺纹理变化：早期肺门阴影扩大，密度增高，边缘模糊不清，有时可见淋巴结增大，包膜下钙质沉着呈蛋壳样钙化，肺纹理增多或增粗变形，晚期肺门上举外移，肺纹理减少或消失。

3）肺功能变化：矽肺早期即有肺功能损害，但由于肺脏的代偿功能很强，临床肺功能检查多属正常。随着病变进展，肺组织纤维化进一步加重，肺弹性下降，则可出现肺活量及肺总量降低，伴肺气肿和慢性炎症时，时间肺活量降低，最大通气量减少，所以硅沉着病患者的肺功能以混合性通气功能障碍多见；当肺泡大量损害、毛细血管壁增厚时，可出现弥散功能障碍。

4）并发症：常见并发症有肺结核、肺及支气管感染、自发性气胸、肺源性心脏病等。一旦出现并发症，病情进展加剧，甚至死亡。其中，最为常见和危害最大的是肺结核，硅沉着病合并肺结核是患者死亡的最常见原因。

（6）诊断

1）诊断原则：根据可靠的生产性矿物性粉尘接触史，以技术质量合格的X射线高千伏或数字化摄影（DR）后前位胸片表现为主要依据，结合工作场所职业卫生学、尘肺流行病学调查资料和职业健康监护资料，参考临床表现和实验室检查，排除其他类似肺部疾病后，对照尘肺病诊断标准片，方可诊断。劳动者临床表现和实验室检查符合尘肺病的特征，没有证据否定其与接触粉尘之间必然联系的，应当诊断为尘肺病。

2）肺尘埃沉着病诊断标准：严格依照《肺尘埃沉着病诊断标准》（GBZ 70—2015）进行诊断。①肺尘埃沉着病一期，有下列表现之一者。a. 有总体密集度1级的小阴影，分布范围至少达到2个肺区；b. 接触石棉粉尘，有总体密集度1级的小阴影，分布范围只有1个肺区，同时出现胸膜斑；c. 接触石棉粉尘，小阴影总体密集度为0，但至少有两个肺区小阴影密集度为0/1，同时出现胸膜斑。②肺尘埃沉着病二期，有下列表现之一者。a. 有总体密集度2级的小阴影，分布范围超过4个肺区；b. 有总体密集度3级的小阴影，分布范围达到4个肺区；c. 接触石棉粉尘，有总体密集度1级的小阴影，分布范围超过4个肺区，同时出现胸膜斑并已累及部分心缘或膈面；d. 接触石棉粉尘，有总体密集度2级的小阴影，分布范围达到4个肺区，同时出现胸膜斑并已累及部分心缘或膈面。③肺尘埃沉着病三期，有下列表现之一者。a. 有大阴影出现，其长径不小于20 mm，短径大于10mm；b. 有总体密集度3级的小阴影，分布范围超过4个肺区并有小阴影聚集；c. 有总体密集度3级的小阴影，分布范围超过4个肺区并有大阴影；d. 接触石棉粉尘，有总体密集度3级的小阴影，分布范围超过4个肺区，同时单个或两侧多个胸膜斑长度之和超过单侧胸壁长度的1/2或累及心缘使其部分显示蓬乱。

（7）硅沉着病的治疗与处理　目前尚无根治办法。肺尘埃沉着病患者应及时脱离粉尘作业，并根据病情需要进行综合治疗，积极预防和治疗肺结核及其他并发症，减轻临床症状、延缓病情进展、延长患者寿命、提高生活质量。

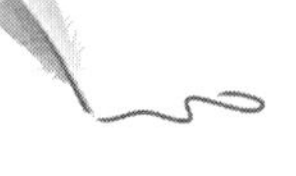

一经确诊为肺尘埃沉着病，应立即调离粉尘作业；劳动能力正常或只有轻度减退者，应安排其工作；劳动能力显著减退者，将其安排在劳动条件良好的环境中，进行力所能及的工作；劳动能力丧失者，不应担负任何生产劳动，并要给予积极地医疗照顾。

（8）硅沉着病的预防　多年来，我国各级厂矿企业和卫生防疫机构，结合中国国情，在防尘工作中做了不少工作，并总结出了非常实用的八字方针“革、水、密、风、护、管、教、查”，并取得了巨大成就。“革”是指工艺改革和技术革新；“水”指湿式作业；“密”指密闭尘源；“风”指通风除尘；“护”指个人防护；“管”指组织和制度管理；“教”指宣传教育；“查”定期检查评比、总结，以及定期健康检查。

> 考点提示
> 肺尘埃沉着病的临床表现及预防。

第三节　职业性物理因素的危害与防治

一、高温

（一）高温作业

1. 高温生产环境中的气象条件及特点　生产环境中的气象条件主要指空气温度、湿度、风速和热辐射，由这些因素构成了工作场所的微小气候。

（1）气温　生产环境中的气温除取决于大气温度外，还受太阳辐射、工作热源和人体散热等的影响。所产生的热能可以通过传导和对流的方式，加热生产环境中的空气，并通过辐射加热四周的物体，从而形成二次热源。使受热空气的面积增大，温度进一步升高。

（2）气湿　生产环境中的气湿以相对湿度表示。相对湿度在80%以上称为高气湿，低于30%称为低气湿。高气湿主要由于水分蒸发和蒸汽释放所致，如纺织、印染、造纸、制革、缫丝、屠宰和潮湿的矿井、隧道等作业。低气湿可见于冬季高温车间中的作业。

（3）气流　生产环境中的气流除受自然界风力的影响外，主要与厂房中的热源有关。热源使空气加热而上升，室外的冷空气从门窗缝隙或通风处进入室内，造成空气对流。室内外温差愈大，产生的气流也愈强。

（4）热辐射　热辐射主要指红外线及一部分可见光的辐射。太阳光照射、生产环境中各种熔炉、燃烧的火焰和熔化的金属等热源均能产生大量热辐射。当物体表面温度超过人体表面温度时，物体向人体传递热辐射而使人体受热，称为正辐射。反之，当周围物体表面温度低于人体表面温度时，人体向周围物体辐射散热，称为负辐射。

2. 高温作业类型

（1）高温、强热辐射作业　如冶金工业的炼焦、炼铁、轧钢等车间，机械制造工业的铸造、锻造、热处理等车间，陶瓷、玻璃、搪瓷、砖瓦等工业的炉窑车间，火力发电厂和轮船的锅炉间等。这些生产场所的气象特点是气温高、热辐射强度大，而相对湿度较低，形成干热环境。

（2）高温、高湿作业　其气象特点是高气温、高气湿，而热辐射强度不大。例如，印染、缫丝、造纸等工业中液体加热或蒸煮时，车间气温可达35℃以上，相对湿度常达90%以上。

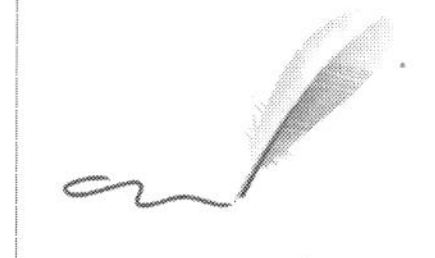

（3）夏季露天作业　夏季的农田劳动、建筑、搬运等露天作业，除受太阳的直接辐射作用外，还受到加热的地面和周围物体二次辐射源的附加热作用。

（二）高温作业所致疾病

高温作业时，人体可出现一系列生理功能改变，主要为体温调节、水盐代谢、循环系统、消化系统、神经系统、泌尿系统等方面的适应性变化。若适应不良，则可导致急性热致疾病（如刺热、痱子和中暑）和慢性热致疾病（慢性热衰竭、高血压、心肌损害、消化系统疾病、皮肤疾病、热带性嗜睡、肾结石、缺水性热衰竭等）。在这里，我们主要介绍中暑。中暑是高温环境下由于热平衡和（或）水盐代谢紊乱等而引起的一种以中枢神经系统和（或）心血管系统障碍为主要表现的急性热致疾病。中暑按发病机制可分为三种类型，即热射病、热痉挛和热衰竭。临床上往往难于区分这三种类型，它们常以单一类型出现，亦可多种类型并存，我国职业病名单统称为中暑。

1. 热射病　人体在热环境下，散热途径受阻，体温调节机制失调所致。其临床特点为突然发病，体温升高可达40℃以上，开始时大量出汗，以后出现“无汗”，并伴有干热和意识障碍、嗜睡、昏迷等中枢神经系统症状。死亡率甚高。

2. 热痉挛　由于大量出汗，体内钠、钾过量丢失所致。主要表现为明显的肌肉痉挛，伴有收缩痛。痉挛以四肢肌肉及腹肌等经常活动的肌肉多见，尤以腓肠肌为最。痉挛常呈对称性，时而发作，时而缓解。患者神志清醒，体温多正常。

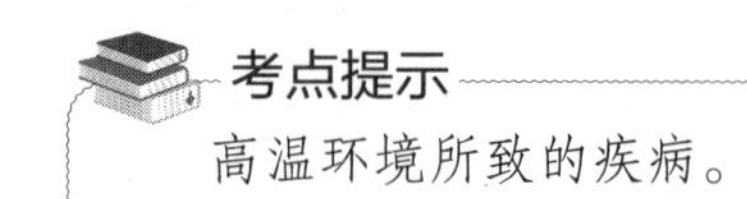

3. 热衰竭　多数认为在高温、高湿环境下，皮肤血流的增加不伴有内脏血管收缩或血容量的相应增加，因此不能足够的代偿，致脑部暂时供血减少而晕厥。一般起病迅速。先有头晕、头痛、心悸、出汗、恶心、呕吐、皮肤湿冷、面色苍白、血压短暂下降，继而晕厥，体温不高或稍高。通常休息片刻即可清醒，一般不引起循环衰竭。

这三种类型的中暑，热射病最为严重，尽管迅速救治，仍有20%～40%的病人死亡。

（三）诊断和治疗

1. 诊断　根据高温作业人员的职业史及体温升高、肌痉挛或晕厥等主要临床表现，排除其他类似的疾病，可诊断为职业性中暑。中暑按其临床症状的轻重可分为轻症和重症中暑，重症中暑包括热射病、热痉挛、热衰竭。

（1）轻症中暑　具备下列情况之一者，诊断为轻症中暑。①头晕、胸闷、心悸、面色潮红、皮肤灼热；②有呼吸与循环衰竭的早期症状，大量出汗、面色苍白、血压下降、脉搏细弱而快；③肛温升高达38.5℃以上。

（2）重症中暑　凡出现前述热射病、热痉挛或热衰竭的主要临床表现之一者，可诊断为重症中暑。

2. 治疗　主要依据其发病机制和临床症状进行对症治疗，体温升高者应迅速降低体温。

（四）预防

近年来，我国总结了一套综合性防暑降温措施，对保护高温作业工人的健康起到积极作用。

1. 技术措施　合理设计工艺流程：改进生产设备和操作方法是改善高温作业劳动条件的根本措施。如钢水连铸，轧钢、铸造、搪瓷等的生产自动化，可使工人远离热源。隔热是防止热辐射的重要措施，可以利用水或导热系数小的材料进行隔热。通风降温。

2. 保健措施 供给饮料和补充营养：高温作业工人应补充与出汗量相等的水分和盐分。个人防护：高温工人的工作服，应以耐热、导热系数小而透气性能好的织物制成。加强医疗预防工作：对高温作业工人应进行就业前和入暑前体格检查。

3. 组织措施 我国防暑降温已有较成熟的经验，关键在于加强领导，改善管理，严格遵照国家有关高温作业卫生标准搞好厂矿防暑降温工作。

二、噪声

（一）概念

从卫生学意义上讲，凡是使人感到厌烦、不需要或有损健康的声音都称为噪声（noise）。即除了频率和强度无规律的杂乱组合所形成的使人厌烦的声音是噪音以外，其他各种声音，如谈话的声音或音乐，对于不需要的人来说，也属于噪声。长期暴露于一定强度噪声，还会造成健康损害。噪声是一种很常见的职业性有害因素。

（二）分类

噪声的分类方法有多种，按照来源，生产性噪声可以分为以下几种。

1. 机械性噪声 由于机械的撞击、摩擦、转动所产生的噪声，如冲压、切割、打磨机械等发出的声音。

2. 流体动力性噪声 气体压力或体积的突然变化或流体流动所产生的声音，如空气压缩或施放（汽笛）发出的声音。

3. 电磁性噪声 指由于电磁设备内部交变力相互作用而产生的声音，如变压器所发出的声音。

（三）噪声对机体的影响

长期接触一定强度的噪声，可以对人体产生不良影响。这种影响是全身性的，即除听觉系统外，也可影响非听觉系统。噪声对人体产生不良影响早期多为可逆性、生理性的改变，但长期接触强噪声后，机体可出现不可逆的病理性损伤。

1. 听觉系统 噪声引起听觉器官的损伤，一般都经历由生理变化到病理改变的过程，即先出现暂时性听阈位移，暂时性听阈位移如不能得到有效恢复，则逐渐发展为永久性听阈位移。

（1）暂时性听阈位移（temporary threshold shift，TTS） 指人或动物接触噪声后引起听阈水平变化，脱离噪声环境后，经过一段时间听力可以恢复到原来水平。①听觉适应：短时间暴露在强烈噪声环境中，机体听觉器官敏感性下降，听阈可提高10～15dB，脱离噪声接触后对外界的声音有“小”或“远”的感觉，离开噪声环境1分钟之内即可恢复。听觉适应是机体一种生理性保护现象。②听觉疲劳：较长时间停留在强噪声环境中，引起听力明显下降，听阈提高15～30dB，离开噪声环境后，需要数小时甚至数十小时听力才能恢复，称为听觉疲劳。通常以脱离接触后到第二天上班前的间隔时间（16小时）为限，如果在这样一段时间内听力不能恢复，且因工作需要继续接触噪声，前面噪声暴露引起的听力变化未能完全恢复又再次暴露，使听觉疲劳逐渐加重，听力下降出现累积性改变，听力难以恢复，听觉疲劳便可能发展为永久性听阈位移。

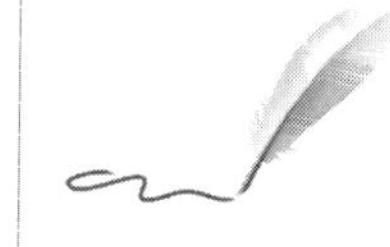

（2）永久性听阈位移（permanent threshold shift，PTS） 是指由噪声或其他因素引起

的不能恢复到正常听阈水平的听阈升高。永久性听阈位移属于不可恢复的改变，其具有内耳病理性基础。常见的病理性改变有听毛倒伏、稀疏、缺失，听毛细胞肿胀、变性或消失等。

（3）职业性噪声聋　职业性噪声聋（occupational noise - induced deafness）是指劳动者在工作过程中，由于长期接触噪声而发生的一种渐进性的感音性听觉损伤，是国家法定职业病。职业性噪声聋也是我国最常见职业病之一。

2. 非听觉系统

（1）对神经系统影响　听觉器官感受噪声后，神经冲动信号作用于下丘脑自主神经中枢，可引起一系列神经系统反应。可出现头痛、头晕、睡眠障碍和全身乏力等类神经症，有的表现记忆力减退和情绪不稳定，如易激怒等。

（2）对心血管系统的影响　在噪声作用下，心率可表现为加快或减慢，血压变化早期表现不稳定，长期接触强的噪声可以引起血压持续性升高。

（3）对消化系统及代谢功能的影响　接触噪声工人可以出现胃肠功能紊乱、食欲减退、胃液分泌减少、胃的紧张度降低、蠕动减慢等变化。有研究提示噪声还可引起人体脂代谢障碍，血胆固醇升高。

（4）对生殖功能及胚胎发育的影响　国内外大量的流行病学调查表明，接触噪声的女工有月经不调现象，接触高强度噪声女工中，妊娠期高血压疾病发病率有增高趋势。

（四）预防措施

1. 控制噪声源　根据具体情况采取技术措施，控制或消除噪声源，是从根本上解决噪声危害的一种方法。可以采用无声或低声设备代替发出强噪声的机械，如用无声液压代替高噪声的锻压，以焊接代替铆接等，均可收到较好效果。

2. 控制噪声的传播　在噪声传播过程中，应用吸声和消声技术，可以获得较好效果。采用吸声材料装饰在车间的内表面，如墙壁或屋顶，或在工作场所内悬挂吸声体，吸收辐射和反射的声能，可以使噪声强度减低。

3. 制订工业企业卫生标准　尽管噪声可以对人体产生不良影响，但在生产中要想完全消除噪声，既不经济，也不可能。因此，制订合理的卫生标准，将噪声强度限制在一定范围之内，是防止噪声危害的重要措施之一。

4. 加强个体防护　由于各种原因，生产场所的噪声强度并不能得到有效控制，在高噪声条件下工作时，佩戴个人防护用品是保护劳动者听觉器官的一项有效措施。最常用的是耳塞。

5. 健康监护　定期对接触噪声工人进行健康检查，特别是听力检查，观察听力变化情况，以便早期发现听力损伤，及时采取有效的防护措施。

6. 合理安排劳动和休息　噪声作业应避免加班或连续工作时间过长，否则容易加重听觉疲劳。

三、振动

（一）概念

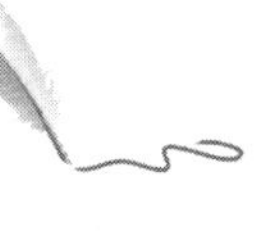

振动（vibration）系指质点或物体在外力作用下，沿直线或弧线围绕平衡位置（或中心位置）作往复运动或旋转运动。由生产或工作设备产生的振动称为生产性振动。长期接触

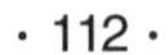

生产性振动对机体健康可产生不良影响，严重者可引起职业病。

（二）振动的分类与接触机会

根据振动作用于人体的部位和传导方式，可将生产性振动划分为手传振动和全身振动。

1. 手传振动 也叫作局部振动，是指生产中使用手持振动工具或接触受振工件时，直接作用或传递到人的手臂的机械振动或冲击。常见接触手传振动的作业是使用风动工具（如风铲、风镐、风钻、气锤、凿岩机、捣固机或铆钉机）、电动工具（如电钻、电锯、电刨等）和高速旋转工具（如砂轮机、抛光机等）。

2. 全身振动 指工作地点或座椅的振动，人体足部或臀部接触振动，通过下肢或躯干传导至全身。在交通工具上作业如驾驶拖拉机、收割机、汽车、火车、船舶和飞机等，或在作业台如钻井平台、振动筛操作台、采矿船上作业时，作业工人主要受全身振动的影响。

有些作业如摩托车驾驶等，可同时接触全身振动和手传振动。

（三）对人体的影响

在生产条件下，作业人员接触的振动强度大、时间长，对机体可以产生不良影响，甚至会引起疾病。

1. 全身振动 大强度剧烈的振动可引起内脏移位或某些机械性损伤，如挤压、出血，甚至撕裂，但这类情况并不多见。低频率的垂直振动可损害腰椎，接触全身振动的作业工人脊柱疾病居首位，如工龄较长的各类司机中腰背痛、椎间盘突出、脊柱骨关节病变的检出率增加。其次为胃肠疾病。

低频率、大振幅的全身振动，如车、船、飞机等交通工具的振动，可引起晕动病，是振动刺激前庭器官出现的急性反应症状。常见表现为眩晕、面色苍白、出冷汗、恶心、呕吐等。全身振动的长期作用还可出现前庭器官刺激症状及自主神经功能紊乱，如眩晕、恶心、血压升高、心率加快、疲倦、睡眠障碍，胃肠分泌功能减弱，食欲减退，胃下垂患病率增高，内分泌系统调节功能紊乱，月经周期紊乱，流产率增高。

2. 手传振动 手传振动可以引起外周循环功能改变，外周血管发生痉挛，表现为皮肤温度降低，冷水负荷试验时皮温恢复时间延长。对于振幅大、冲击力强的振动，往往会引起骨、关节的损害，主要改变在上肢，出现手、腕、肘、肩关节局限性骨质增生，骨关节病，骨刺形成，囊样变和无菌性骨坏死，也可见手部肌肉萎缩、掌挛缩病等。

手传振动也可以对人体产生全身性的影响。长期接触较强的手传振动，可以引起外周和中枢神经系统的功能改变，表现为条件反射抑制，潜伏时间延长，神经传导速度降低和肢端感觉障碍，如感觉迟钝、痛觉减退等。自主神经功能紊乱表现为组织营养障碍，手掌多汗等。手传振动对听觉也可以产生影响，引起听力下降，振动与噪声联合作用可以加重听力损伤，加速耳聋的发生和发展。手传振动还可影响消化系统、内分泌系统、免疫系统功能。

手臂振动病是长期从事手传振动作业而引起的以手部末梢循环和（或）手臂神经功能障碍为主的疾病，并可引起手、臂骨关节－肌肉的损伤。其典型表现为职业性雷诺现象（又称振动性白指）。手臂振动病在我国发病的地区和工种分布相当广泛，多发工种有凿岩工、油锯工、砂轮磨光工、铸件清理工、混凝土捣固工、铆工、水泥制管工等。

（四）诊断

按我国《职业性手臂振动病诊断标准》（GBZ 7—2014），根据 1 年以上连续从事手传

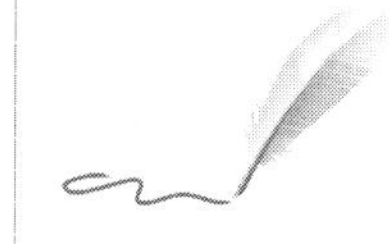

振动作业的职业史，以手部末梢循环障碍、手臂神经功能障碍和（或）骨关节－肌肉损伤为主的临床表现，结合末梢循环功能、神经－肌电图检查结果，参考作业环境的职业卫生学资料，综合分析，排除其他病因所致类似疾病，方可诊断。

（五）处理原则

目前尚无特效疗法，基本原则是根据病情进行综合性治疗。应用扩张血管及营养神经的药物，改善末梢循环。也可采用活血化瘀、舒筋活络类的中药治疗并结合物理疗法、运动疗法等，促使病情缓解。必要时进行外科治疗。患者应加强个人防护，注意手部和全身保暖，减少振动性白指的发作。

（六）预防措施

1. 控制振动源 改革工艺过程，采取技术革新，通过减振、隔振等措施，减轻或消除振动源的振动，是预防振动职业危害的根本措施。例如，设计自动或半自动的操纵装置，减少手部和肢体直接接触振动的机会，工具的金属部件改用塑料或橡胶，减少因撞击而产生的振动等。

2. 按照国家职业卫生标准 《工作场所有害因素职业接触限值第2部分：物理因素》（GBZ 2.2—2007）限制接触振动的强度和时间，可有效地保护作业者的健康，是预防振动危害的重要措施。

3. 改善作业环境，加强个人防护 加强作业过程或作业环境中的防寒、保温措施，合理配备和使用个人防护用品，如防振手套、减振座椅等，能够减轻振动危害。

4. 加强健康监护和日常卫生保健 依法对振动作业工人进行就业前和定期健康体检，早期发现，及时处理患病个体。加强健康管理和宣传教育，提高劳动者保健意识。定期监测振动工具的振动强度，结合卫生标准，科学地安排作业时间。

四、电离辐射

（一）概念

凡能使受作用物质发生电离现象的辐射，称电离辐射（ionizing radiation）。电离辐射来自自然界的宇宙射线及地壳岩石层的铀、钍、镭等，也可来自各种人工辐射源。与职业卫生有关的辐射类型主要有五种，即X射线、γ射线、a粒子、β粒子和中子（n）。

（二）接触机会

核工业系统：放射性矿物的开采、冶炼和加工，以及核反应堆、核电站的建立和运转。射线发生器的生产和使用：加速器、医用和工农业生产使用的X射线和Y射线辐射源。放射性核素的加工生产和使用：核素化合物、药物的合成及其在实验研究及诊疗上的应用。天然放射性核素伴生或共生矿生产：如磷肥、稀土矿、钨矿等开采和加工。医疗照射。

（三）作用方式

电离辐射以外照射和内照射两种方式作用于人体。外照射的特点是只要脱离或远离辐射源，辐射作用即停止。内照射是由于放射性核素经呼吸道、消化道、皮肤或注射途径进入人体后，对机体产生作用，其作用直至放射性核素排出体外，或经10个半衰期以上的衰变，才可忽略不计。

（四）对人体的危害

1. 放射病 指由一定剂量的电离辐射作用于人体所引起的全身性或局部性放射损伤，

临床上分为急性、亚急性和慢性放射病。

（1）外照射急性放射病 是指人体一次或短时间（数日）内受到多次全身照射，吸收剂量达到1Gy以上所引起的全身性疾病。多见于事故性照射和核爆炸。病程具有明显的时相性，有初期、假愈期、极期和恢复期四个阶段。根据临床表现可分为三种类型。①骨髓型：最为多见，主要引起骨髓等造血系统损伤。临床表现为白细胞数减少和感染性出血。口咽部感染灶最为明显。时相性特征多见于此型。②胃肠型：表现为频繁呕吐、腹泻，水样便或血水便，可导致失水，并常发生肠麻痹、肠套叠、肠梗阻等。③脑型：受照后病人短时出现精神萎靡，很快转为意识障碍、共济失调、抽搐、躁动和休克。

（2）外照射亚急性放射病 是指人体在较长时间（数周到数月）内受电离辐射连续或间断较大剂量外照射，累积剂量大于1Gy时所引起的一组全身性疾病。造血功能障碍是外照射亚急性放射病的基本病变，主要病理变化为造血组织破坏、萎缩、再生障碍，骨髓细胞异常增生，骨髓纤维化。

（3）外照射慢性放射病 是指放射工作人员在较长时间内连续或间断受到超当量剂量限值0.05Sv的外照射而发生的全身性疾病。在累积当量剂量达到1.5Sv以上时，出现以造血组织损伤为主，并伴有其他系统症状。早期临床症状主要为无力型神经衰弱综合征。表现为头痛、头晕，睡眠障碍，疲乏无力，记忆力下降等，伴有消化系统障碍和性功能减退。

（4）内照射放射损伤 内照射放射损伤的特点是，放射性核素在体内持续作用，新旧反应或损伤与修复同时 并存，而且时间迁延，造成临床上无典型的分期表现，靶器官的损伤明显，如骨骼、单核-吞噬细胞系统、肝、肾、甲状腺等，某些放射性核素本身放射性很弱，但具有很强的化学毒性，如铀对机体的损伤即以化学毒性为主。内污染可造成远期效应。

（5）放射性复合伤 是在战时核武器爆炸及平时核事故发生时，人体同时或相继出现以放射损伤为主的复合烧伤、冲击伤等的一类复合伤。其特点是：死亡率高，存活时间短，发病急，症状出现早，休克多见，感染难以控制，造血组织破坏严重，烧伤和创伤愈合困难等。

2. 电离辐射远期效应

（1）电离辐射诱发恶性肿瘤 辐射致癌效应为随机效应，是人类最严重的辐射远期效应。电离辐射可诱发人类恶性肿瘤包括白血病、甲状腺癌、支气管肺癌、乳腺癌和皮肤癌等。白血病是全身照射后诱发的最主要的远期效应。

（2）其他电离辐射远期效应 电离辐射的远后效应是指受照射后几个月、几年、几十年或直至终生才发生的慢性效应。这种效应可以显现在受照者本人，也可显现在后代，前者称为躯体效应，后者称为遗传效应。远后效应可发生于一次大剂量的急性照射之后，也可发生于长期小剂量累积作用。长半衰期的放射性核素一次大量或多次小量进入机体，又不易排出体外，使机体长期受到照射，同样可引起远期效应。

（3）辐射遗传效应 系随机效应，无剂量阈值，是辐射引起生殖细胞的损伤，从而对胚胎或子代产生影响。其中显性突变和伴性隐性突变主要导致先天畸形，而伴性显性致死突变则表现为流产、死产和不育。

（五）防护措施

放射防护的目标是防止对健康危害的确定性效应，同时采取积极措施，尽可能减少随机效应的发生率，使照射剂量达到可接受的安全水平。

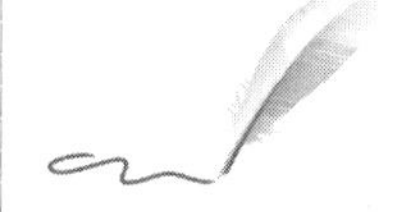

1. 放射防护的要点 执行放射防护三原则，即任何照射必须具有正当理由，防护应当实现最优化，应当遵守个人剂量限值的规定。外照射防护，必须具备有效的屏蔽设施，与辐射源保持一定的安全距离以及合理的工作时间。内照射防护，主要采取防止放射性核素经呼吸道、皮肤和消化道进入人体的一系列相应措施，同时应十分重视防止核素向空气、水体和土壤逸散。

2. 辐射监测 是指为估算公众及工作人员所受辐射剂量而进行的测量，它是辐射防护的重要组成部分，是衡量公众和工作人员生活环境条件的重要手段。分为个人剂量监测和放射性场所监测。个人剂量监测是对个人实际所受剂量大小的监测。它包括个人外照射剂量监测、皮肤污染监测和体内污染监测。放射性场所监测的目的是保证场所的辐射水平及放射性污染水平低于预定的要求，以保证工作人员处于合乎防护要求的环境中，同时还要及时发现一些剂量波动的原因，以便及时纠正和采取临时防护措施。

3. 放射工作人员的健康检查 由放射卫生防护部门与指定的医院协同组织以具有放射医学知识的医生为主，对放射工作人员进行健康检查。健康检查分为：就业前检查、就业后的定期检查、脱离放射工作时的检查和其后的随访。放射工作人员应建立个人健康档案，当工作调动时，随职员档案一起移交。

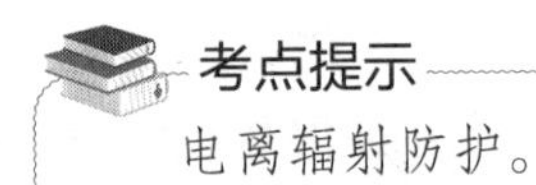

电离辐射防护。

第四节 职业卫生服务与职业病管理

一、职业卫生服务与职业人群健康监护

（一）职业卫生服务概念

职业卫生服务（occupational health service，OHS）是整个卫生服务体系的重要组成部分，是以职业人群和工作环境为对象的针对性卫生服务。从这一定义可以看出职业卫生服务的内涵，它并不是一个单独的服务系统，而是整个卫生服务体系中的一部分，它需要与其他的卫生服务整合在一起，它的对象是职业人群及工作环境，最终目标是促进职业人群健康和预防职业危害。

较早对“职业卫生服务”概念的描述为1959年国际劳工组织（ILO）提出“OHS是一种在工作场所或其附近提供的全面保护工人健康的服务，内容是预防性的，目的是使工作符合工人健康要求”。1985年ILO对OHS定义进行了修改，“OHS基本上是预防性服务，要求企事业单位的雇主、职工及其代表，建立和维持能保证工人安全和健康的工作环境，使工作适合于保持工人体格和精神健康。”该定义强调各种人员和部门协调工作的重要性。在ILO提出的OHS公约及补充建议中，将初级卫生保健和治疗工作列入OHS内容。

职业卫生服务是指以保护和促进职工的安全与健康为目的的全部活动。它要求有关的部门、雇主、职工及其代表创造和维持一个安全与健康的工作环境，使其从事的工作适合于职工的生理特点，从而促进职工的躯体与心理健康。职业卫生服务以健康为中心，以职业人群为对象，主要是预防性服务。

国家职业病防治规划（2016—2020年）强调：加大投入力度，提升职业中毒和核辐射应急救治水平。

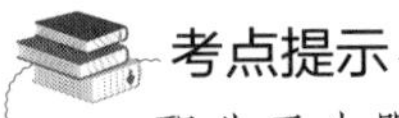

职业卫生服务的概念。

充分调动社会力量的积极性，增加职业健康检查等服务供给，创新服务模式，满足劳动者和用人单位多层次、多样化的职业卫生服务需求。

（二）职业卫生服务的要求

职业卫生服务的目的是保护和促进所有各种职业者的健康。根据世界卫生组织关于健康的定义和“使所有的人都尽可能地达到最高的健康水平”的目标，从事生产或所有职业的人都应是体格上无明显疾病的健康人，促进健康和预防职业人群中的疾病应是职业卫生工作的最终目标。

职业卫生服务的基本要求是要体现服务的公平性和可及性，从目前的情况来看，这两方面都存在较大差距。职业卫生服务的可及性、公平性不足是一个全球性的问题，世界上只有10%～15%的劳动力人口能够得到职业卫生服务，绝大多数劳动者，特别是非正规经济组织、中小企业以及私人企业的劳动者及农业工人基本上得不到职业卫生服务。面对我国9亿多的劳动者，我国目前拥有的职业卫生资源相当缺乏，职业卫生服务机构的数量和人员情况还远远不能满足企业职业病防治的要求，职业卫生资源配置、职业卫生服务提供和利用还缺乏公平性，职业卫生服务的不公平性越来越成为人们关注的话题。

公平性和可及性主要表现在广大劳动者都有平等的机会和权利得到基本职业卫生服务。政府和企业要使人人享有职业健康，人人可以利用职业卫生服务，且用人单位应当为劳动者提供职业卫生服务的费用，政府及有关部门要科学合理分配职业卫生服务资源，提高职业卫生服务的可及性。在我国新颁布的《职业病防治法》（2017年修订）中，进一步强化了用人单位、职业安全与卫生主管与服务部门、地方政府在职业病防治中的责任，这对提高我国职业卫生服务的公平性和可及性将发挥重要作用。

（三）职业卫生服务的原则

1. 保护职工健康，预防工作中的危害（保护和预防原则）。

2. 使工作和环境适合于人的能力（适应原则）。

3. 增进职工的躯体和心理健康以及社会适应能力（健康促进原则）。

4. 使职业危害、事故损伤、职业病和工作有关疾病的影响减少到最低程度（治疗与康复原则）。

5. 为职工及其家属提供全面的卫生保健服务（全面的初级卫生保健原则）。

（四）职业卫生服务的内容

职业卫生服务主要是通过向职工提供职业卫生服务和向雇主提供咨询来保护和促进职工健康，改善劳动条件和工作环境，从整体上维护职工健康。职业卫生服务内容包括以下几方面。

1. 职业安全卫生状况评估　①分析生产工艺，了解生产过程中存在的职业危害。②收集生产工艺过程中涉及的化学物质及相关资料。③根据已有的监测数据及相关资料，回顾企业的职业卫生状况。④指导并监督改进工作场所的安全措施及合理使用个人防护用品。⑤评估职业病和工伤造成的人力损失和经济损失。⑥了解企业管理者和劳动者对职业卫生知识的认知程度。⑦向相关部门提供职业卫生与安全所需经费预算。

2. 职业环境卫生监测　通过监测以确定劳动场所中的有害因素水平、工作条件、暴露情况等，以便采取相应措施促进劳动者健康。

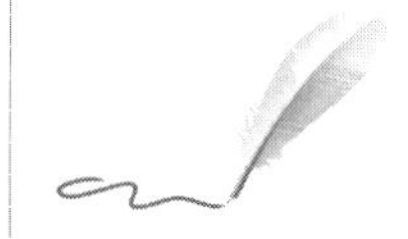

3. 劳动者健康监护　包括就业前体检、定期体检、高危人群筛检、随访和收集相关资

料、监测劳动者生理和心理因素，以及建立劳动场所应急救援机制、开展康复与治疗服务等。

4. 健康危险度评估 通过环境监测、生物监测、流行病学调查、实验室检测等手段，对职业性有害因素的潜在危害进行评价，推算其最小有效作用浓度、作用条件及可能造成的远期危害等。

5. 危害告知、健康教育和健康促进 劳动者有权知道与自己工作相关的危害因素的信息，有权接受如何预防职业病、工伤，以及如何保持身体健康的教育。用人单位有义务知道劳动过程及生产环境中存在的危害因素，并有责任提前告知劳动者，以及对从业者进行安全操作及个人防护的培训。

6. 对劳动者全面实施初级卫生保健服务 在进行职业卫生服务的同时，对劳动者开展其他初级卫生保健服务，如预防接种、健康教育、常见病诊断和治疗、营养膳食指导等。

（五）职业人群健康监护

职业健康监护（occupational health surveillance）是以预防为目的，通过各种检测手段，评价劳动者接触的职业性有害因素对健康的影响及危害程度，监测劳动者健康状况，及时获取劳动者健康损害的相关信息，以采取相应的预防、处理措施，保护劳动者身体健康，防止职业性病损的发生与发展。

职业健康监护的目的：①尽早发现职业性损害、职业病和职业禁忌证。②监测职业病及工作有关疾病的发生发展规律。③评价职业性损伤与职业性有害因素的关系。④识别并鉴定新的职业性有害因素及职业危害。⑤识别易感人群。⑥制定或修订卫生标准和防治对策。

职业健康监护包括职业健康检查和职业健康监护信息管理两部分。

1. 职业健康检查 职业健康检查包括上岗前检查、在岗期间定期检查、离岗时检查和应急健康检查。职业健康检查应由省级卫生行政部门批准的具有职业健康检查资质的医疗卫生机构承担，检查结果应客观、真实，体检机构应对检查结果负责。

（1）上岗前健康检查 上岗前健康检查（pre - employment health examination）指的是对准备从事某种工作的从业人员在上岗之前进行的健康检查。通过此项检查，可以掌握受检者上岗前的健康状况，收集各项基础数据便于建立健康档案，还可以发现一些职业禁忌证。职业禁忌证指不宜从事某种特定职业或接触某种特定职业性有害因素的特殊生理或病理状态，例如具有造血功能障碍的人不宜从事含苯作业（加油漆业或制鞋业）、患有肺结核的人不能从事接触粉尘作业等。

（2）在岗期间定期健康检查 在岗期间定期健康检查（regular professional health inspection）指用人单位按一定的时间间隔对从事某种作业的劳动者进行的健康检查。定期健康检查可以及时发现职业性有害因素对劳动者健康的影响，尽早发现职业性疾病患者和有职业禁忌证的劳动者。通过对从业劳动者健康状况的跟踪、监测、评价劳动环境中职业性有害因亲的控制效果。重点排查高危人群，根据其健康状况随时调整工作安排，以达到保护高危人群的目的。定期检查的时间间隔应根据劳动者接触的职业性有害因素的性质、作用强度、危害程度、接触方式、接触水平等来确定。

（3）离岗时健康检查 离岗时健康检查指的是劳动者在调离或脱离目前从事的工作时所进行的体格检查。目的是了解劳动者在停止接触职业性有害因素时的健康状况。通常在离岗前90日内进行的在岗期间健康检查可作为离岗时健康检查资料。

（4）应急性健康检查 应急性健康检查指的是当发生急性职业性危害事故时，对可能遭受急性职业性危害的劳动者所进行的健康检查，目的是及时发现事故对劳动者造成的健康影响，确定危害因素，为急救和治疗提供依据，以控制事故影响的蔓延。

2. 职业健康监护信息管理

（1）健康监护档案　职业健康监护档案记录健康监护的全过程，能够系统地观察和描述劳动者健康状况的变化，可以作为评价个体和群体健康损害的重要依据，资料具有完整性和连续性。职业健康监护档案包括生产环境检测和健康检查，其基本内容包括劳动者职业史、既往史和职业性有害因素接触史、工作场所职业性有害因素监测结果、定期健康检查资料等。职业健康监护档案是职业病诊断的重要依据之一，也是评价企业治理职业病危害成效的依据之一。

（2）健康状况分析　职工的健康监护资料应及时的整理、分析、评价及反馈，使其成为开展和搞好职业卫生工作的科学依据。评价方法分为个体评价和群体评价。个体评价反映了个体接触量及其与健康间的关系。群体评价反映了劳动环境中职业性有害因素的强度范围、接触水平与机体效应等，常用患病率、发病率、疾病构成比等指标描述评价结果。

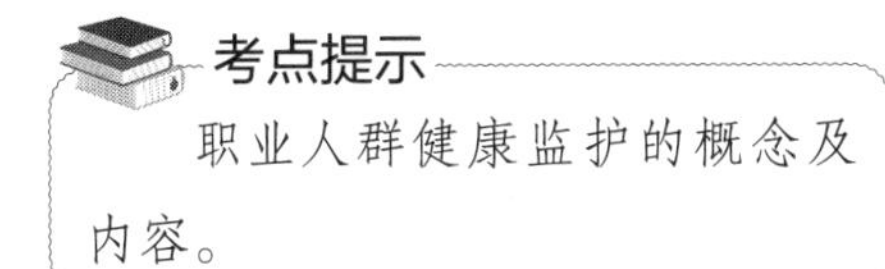

（3）职业健康监护档案管理　健康档案的管理和利用十分重要，因此需要科学的系统的管理。在管理工作中应利用数字化时代的特点，研发档案管理软件，以便于更科学、更系统、更规范、更实用地管理和应用档案。另外，还要结合基础医学、临床医学、流行病学、统计学等学科的知识，健全档案管理机制，完善健康档案管理方法，以形成一套完整的管理体系，使我们可以充分利用档案中的相关资料，为劳动者的身体健康保驾护航。

二、职业病管理

随着相关法律法规的建立健全，职业病的管理已转变为依法监督管理。各级政府卫生行政部门是管理体系的主体，它依据有关职业卫生法律法规，监督检查公民、法人及其他组织遵守相关法律法规的情况，对违反规定的行为及危害职业人群健康的行为依法追究其法律责任。我国现行的职业卫生法规主要有三类：①专项法律法规，包括原卫生部制定的职业卫生行政法规、原卫生部制定的职业卫生行政规章及地方人大常委会或地方政府制定的相关法规四个层次。②非专项法律法规，但其中含有相关条款，如《中华人民共和国劳动法》。③国务院及有关部委发布的各种规范性文件，常以决定、办法、规定、意见等形式发布，作为相关职业卫生法律法规的补充。我国于 2017 年 11 月 4 日修订实施了《中华人民共和国职业病防治法》。这些具有强大约束力的法律为加强安全生产监督管理、保护职业人群身体健康、促进国家经济发展提供了强有力的保障。职业病的管理包括职业病诊断管理、职业病报告管理、职业病患者治疗与康复管理及职业病预防管理等方面。

（一）职业病诊断管理

职业病诊断与一般疾病诊断区别很大，职业病的诊断政策性极强，技术要求高，必须由各级政府卫生行政主管部门授权的专门医疗卫生机构来进行。

1. 职业病诊断资质　职业病诊断机构必须是省级卫生行政部门批准的医疗卫生机构，要求持有《医疗机构执业许可证》，有开展职业病诊断相应的医疗卫生技术人员及仪器设备和健全的管理制度。承担职业病诊断的医疗技术人员要求具有执业医师资格，中级以上专

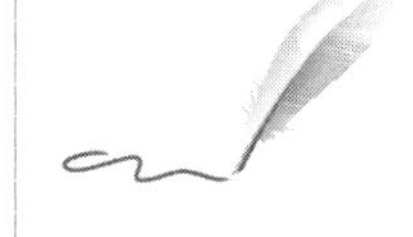

业技术资格，熟悉职业病防治法律法规及职业病诊断标准，经培训考核合格并取得省级卫生行政部门颁发的资格证书。

2. 职业病诊断原则 职业病诊断应依据相关职业病诊断标准，结合病人的职业接触史、现场调查结果、临床表现及实验室检查结果等资料，综合分析、综合评价后作出诊断。对证据不足一时不能作出诊断的可疑职业病，要定期随访，定期复查。没有证据否定职业性有害因素与临床表现间有必然联系，又排除其他疾病的，应诊断为职业病。职业病的诊断过程要严肃、认真、依法进行诊断，杜绝误诊、漏诊、冒诊。

职业病诊断机构在进行职业病诊断时，应当组织3名以上取得职业病诊断资格的执业医师进行集体诊断。对职业病诊断意见有分歧的，应当按多数人的意见诊断，对不同意见应当如实记录。

职业病诊断机构做出职业病诊断后，应当向当事人出具职业病诊断证明书。职业病诊断证明书应当明确是否患有职业病，对患有职业病的，还应当载明所患职业病的名称、程度（期别）、处理意见和复查时间。该证明书由参加诊断的医师共同签署，并经职业病诊断机构审核盖章。证明书一式三份，劳动者、用人单位各执一份，诊断机构存档一份。诊断机构应建立永久保存的职业病诊断档案。

（二）职业病报告管理

用人单位和所有医疗机构在发现职业病病人或疑似职业病病人时，应及时向所在地卫生行政部门报告，确诊为职业病的还应向所在地劳动保障行政部门报告。相关部门在接到报告后应及时予以处理。任何医疗卫生机构在接诊急性职业病后应在12～24小时上报患者所在地卫生行政部门，非急性职业病也应在确诊后15天内上报相关卫生行政部门。

（三）职业病患者管理

凡经确诊的职业病患者，均享受国家对于职业病患者的相关规定和待遇。职业病患者一经确诊，就应该接受系统治疗并予以休息。对于不适宜从事原工作的应调离原岗位并妥善安排。伤残患者应给予相应的补助和津贴，死亡患者应给予家属抚恤金。对于职业病的治疗要尽量做到病因治疗，及早去除病因，从根本上治疗疾病。对于已经发病的职业病患者，在没有特效治疗方法的前提下，积极予以对症治疗和支持治疗。提倡早期治疗和预见性治疗。防止并发症和后遗症，预防伤残。

（四）职业病的预防管理

1. 预防原则

（1）一级预防 又称病因预防，即从根本上阻止职业性有害因素对人体的损伤作用，改进生产工艺，改进生产设备，完善生产管理制度，合理使用个人防护用品，定期开展健康教育，注意职业禁忌证和高危人群。

（2）二级预防 又称临床前期预防或“三早”预防，即对劳动者进行职业健康监护，定期进行体格检查，尽量做到早发现、早诊断、早治疗，防止病情发展。

（3）三级预防 又称临床期预防或病残预防，即对已经患病的职业病患者应调离原工作岗位，合理进行对症治疗，促进患者康复，预防出现并发症，同时给予积极地支持治疗，以提高患者的生活质量，延长患者生命。

2. 防治管理 有害作业单位应设置或指定职业卫生管理机构，配备专职或兼职职业卫生专业人员，建立健全职业病防治管理制度和劳动操作规程，推广先进的生产工艺和生产技术，改善劳动场所条件，加强劳动者的个人防护措施，建立健全职业性有害因素的检测和评价制度，完善职工健康档案和企业卫生档案，以及职业病危害事故应急处理预案。

卫生行政管理部门应对相关单位实施监督管理工作，包括预防性监督、经常性监督和事故性处理。

医疗卫生机构在取得相关资质后，应开展职业健康检查、职业病诊断、治疗及相关工作。

本章小结

职业性有害因素可存在于生产过程、劳动过程及生产环境中，包括物理性、化学性、生物性因素以及不良生理、心理因素等，不同性质的有害因素会对机体造成不同的影响，需要加强对各种职业性有害因素的防护与管理。劳动者在生产劳动过程中接触存在于工作环境中的职业性化学因素可引起职业中毒，生产性毒物可通过呼吸道、消化道、皮肤等途径进入人体造成危害。

常见的职业病有职业中毒、刺激性与窒息性气体中毒、农药中毒、硅沉着病等，掌握这些常见职业病的毒物接触机会、临床表现、诊断标准等，对正确处理和预防职业病具体重要意义。在职业环境中也可能接触高温、噪声、振动、电离辐射等物理因素，它们对劳动者机体也会造成不同程度的影响。

职业卫生服务包括职业安全卫生状况评估、职业环境卫生监测、劳动者健康监护、健康危险度评估、危害告知、健康教育和健康促进、对劳动者全面实施初级卫生保健服务等方面。职业健康监护包括职业健康检查和职业健康监护信息管理两部分。职业病的诊断严肃、认真，由有资质的诊断机构，专门的人员作出诊断，严防误诊、冒诊、漏诊。

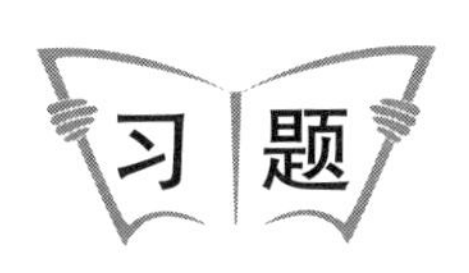

一、选择题

【A1/A2 型题】

1. 可接触到铅的主要作业是

   A. 吹玻璃　B. 蓄电池制造　C. 电镀作业　D. 喷漆作业

2. 慢性铅中毒急性发作的消化系统典型症状是

   A. 类神经综合征　B. 腹绞痛
   C. 贫血　D. 中毒性脑病

3. 职业性慢性铅中毒的二级预防措施是

   A. 控制熔铅温度　B. 上岗前健康检查
   C. 在岗期间健康检查　D. 定期检测空气中的铅浓度

4. 预防刺激性气体所致肺水肿的关键是

   A. 静脉补液　B. 注射强心剂
   C. 早期、短期应用肾上腺皮质激素　D. 控制感染

5. 国内生产和使用最大的一类农药是

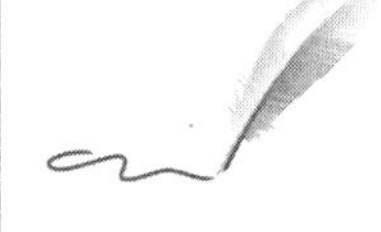

A. 有机磷　　B. 有机氯

C. 有机氮　　D. 氨基甲酸酯类

6. 患者，女，23岁，织布厂当车工2年。近2个月来，感觉耳鸣，听力下降。听力测定发现听阈提高16dB（双耳）。下班后十几个小时听力才可恢复。此种现象称为

A. 听觉适应　　B. 听觉疲劳

C. 听力损伤　　D. 噪声聋

7. 职业病诊断的前提条件是

A. 职业史　　B. 症状和体征

C. 家族遗传病史　　D. 实验室检查

8. 汞中毒的首选排汞药物是

A. 依地酸二钠钙　　B. 毒霉胺

C. 二巯基丙磺酸钠　　D. 低浓度亚甲蓝

9. 慢性苯中毒主要损害

A. 造血系统　　B. 神经系统

C. 感觉系统　　D. 呼吸系统

10. 硅沉着病最常见、危害最严重的并发症是

A. 肺及支气管感染　　B. 肺心病

C. 胸膜炎　　D. 肺结核

［11～14题共用题干］

患者，男，40岁，某蓄电池厂制造工，工龄20年。主诉阵发性腹部疼痛4小时。患者在发病前常有食欲减退、腹部隐痛、便秘等症状。检查腹软，脐周有压痛，无反跳痛，血常规检查白细胞数正常。

11. 根据上述情况，应首先考虑的诊断是

A. 急性汞中毒　　B. 慢性铅中毒

C. 急性苯中毒　　D. 慢性汞中毒

12. 为了明确诊断，最有价值的工作是

A. 询问既往史　　B. 现场卫生学调查

C. 实验室检查　　D. 进一步明确职业接触史

13. 明确诊断后，对该患者应采用的治疗药物是

A. 阿托品　　B. 亚甲蓝

C. 亚硝酸钠－硫代硫酸钠　　D. 依地酸二钠钙

14. 为防止其他工人发生类似情况，应采取的根本性预防措施是

A. 生产过程密闭化、自动化　　B. 加强卫生监督

C. 安置局部排毒装置　　D. 加强个人防护

扫码“练一练”

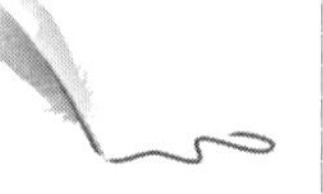

二、思考题

1. 简述职业病的概念及特点。

2. 简述职业人群健康监护内容。

（郭树榜）

第六章　人群健康研究的统计学方法

学习目标

1. **掌握**　总体、样本、变量、参数、统计量、概率等基本概念；平均数和相对数的划分；标准差、标准误、可信区间的计算与含义；统计表的结构和编制原则；统计图的选择原则。

2. **熟悉**　统计资料类型的划分；统计工作的基本步骤；常用相对数的计算方法；平均数的适用资料类型；t 检验和 χ^2 检验的类型及应用条件；统计表、统计图的分类。

3. **了解**　统计学发展现状及学习意义；统计表绘制的常见错误；频数表法计算均数和中位数的原理与步骤；t 检验和 χ^2 检验的分析原理。

4. 能对统计基本概念进行区分和辨析；能对不同类型的资料进行准确的统计描述并选择恰当有效的检验方法进行统计推断；能准确绘制统计表、选择合适的统计图。

5. 树立统计数据“真实性”的核心价值理念，培养不编造任何医学数据的基本素质。

第一节　统计学概述

一、统计学的意义

统计学（statistics）是关于研究数据的收集、整理、分析与推断的一门基础性科学，是认识社会和自然现象客观规律数量特征的重要工具。预防医学研究的对象主要是人群及其健康有关的各种影响因素。人群健康状况受到诸多因素的影响，不仅有生物因素方面的，也有心理和社会因素方面的，如人的行为生活方式、心理和营养状况等。其中哪些因素影响会导致哪些疾病的发生、发展和预后，是人们关注的问题。统计学的重要作用之一就是帮助透过偶然现象来探究其内在的规律性，揭示疾病或现象的发生、发展规律，为预防疾病、促进健康提供客观依据。

二、医学统计学中的基本概念

（一）总体与样本

总体（population）是指根据研究目的确定的同质观察单位的全体，更确切地说，是指同质的所有观察单位某种变量值的集合。统计研究首先要确定观察单位（observed unit），亦称个体（individual），它是统计研究中最基本的单元，可以是一个人、一个地点、一只动物、一个样品等。例如，调查某年某地正常成年男性的红细胞数，观察单位是该地区具体的每个正常成年男性，观察值（变量值）是每人的红细胞数，它的同质基础是同地区、同年份、男性的健康成年人。这类总体明确了时间和空间的范围的有限个观察单位，称为有限总体（finite population）。但有时总体是抽象的，如研究用某药治疗某种疾病的疗效，这

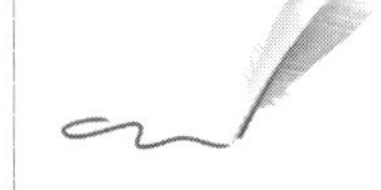

里总体的同质基础是患该疾病的患者并且用某药治疗，该总体应包括用该药治疗的所有该疾病患者的治疗疗效，没有时间和空间的范围的限制，因而观察单位数是无限的或不易确定的，称为无限总体（ infinite population）。

预防医学研究中，多数的总体是无限的，即使是有限总体，其包含的观察单位数太多，要耗费很大的人力、物力和财力，也不可能甚至是不必要对总体进行逐一的研究。在实际研究中，常常是从总体中随机抽取一部分观察单位组成样本（sample），根据样本信息来推断和估计总体情况，即抽样研究（sampling research）。这种从总体中随机抽取的部分观察单位的测量值（或变量值）的集合，称为样本，样本中所包含的观察单位数称为样本（含）量（sample size）。例如，调查某年某地正常成年男性的红细胞数，总体是有限的，但因观察单位数太多，可从该总体中随机抽取部分健康成年男性，测其红细胞数，构成样本。抽取样本的过程中，必须遵守随机化（ randomization）原则同时要有足够的样本含量。

（二）参数与统计量

描述总体特征的指标称为参数（parameter），描述样本特征的指标称为统计量（statistic）。例如，调查某年某地全部健康成年男性的平均红细胞数即为总体参数。从该总体中随机抽取的部分健康成年男性的平均红细胞数即为统计量。习惯上用希腊字母来表示总体参数，例如μ表示总体均数，σ表示总体标准差，π表示总体率等；用拉丁字母来表示统计量，例如$\bar{x}$表示样本均数，S表示样本标准差，p表示样本率等。抽样研究的目的之一就是用样本统计量来推断未知的总体参数。

（三）误差

误差（error）是指观测值与真实值、样本统计量与总体参数之差。根据误差的性质和来源可以分为系统误差（systematic error）、随机测量误差（random measurement error ）和抽样误差（sampling error）。

1. 系统误差 是指数据搜集和测量过程中由一些固定因素产生，如仪器未校正、测量者读取测量值不准，操作人员掌握测量标准偏高或偏低等原因，造成观察结果呈倾向性的偏大或偏小。系统误差的大小通常恒定或有一定规律，具有方向性。这类误差可以通过实验设计和测量过程标准化等措施来消除或使之减弱，但不能靠统计办法消除或减弱。

2. 随机测量误差 排除了系统误差后由于一些非人为的偶然因素也会造成同一测量对象多次测量的结果不完全相同，这种随机产生的误差称为随机测量误差。其产生的原因是生物体变异和不可预知因素，没有固定的方向和大小，但有一定的统计规律。这类误差不可避免，但可通过多次测量的均数来准确对真实值进行估计。

3. 抽样误差 由于从总体中随机抽取样本出现的误差，称为抽样误差。最主要的来源是个体的变异，所以这是一种难以控制、不可避免的误差，可用统计的方法进行分析。一般来讲，样本含量越大，抽样误差越小，样本统计量越接近总体参数。

（四）概率

概率（probability）是描述某随机事件发生可能性大小的量值，常用符号P表示。随机事件的概率取值在0~1之间，即$0 \leqslant P \leqslant 1$，常用小数或百分数表示。$P=0$称为不可能事件，$P=1$称为必然事件。$P$越接近1，表明该事件发生的可能性越大；$P$越接近0，表明该事件发生的可能性越小。在统计学上将$P \leqslant 0.05$或$P \leqslant 0.01$的事件称为小概率事件，表示该事件发生的可能性很小，表示在一次试验中发生的可能性很小。

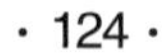

三、统计工作的基本步骤

统计工作的四个基本步骤包括统计设计、收集资料、整理资料和分析资料。四个步骤联系密切，任何一个步骤有缺陷和失误，都会影响统计分析结果。

（一）统计设计

统计设计（statistical design）是统计工作的第一步，根据研究的目的，制订出总的研究方案。同时也是最关键的一步，是提高研究效率和质量的重要保证。统计设计的内容包括明确研究目的，确定研究对象、受试对象、处理因素、观察指标、抽样方法与样本含量估计、质量控制、统计指标与分析方法等。

（二）收集资料

收集资料（collection of data）是根据研究的目的和统计设计的要求，获取准确和可靠的原始资料（raw data），是统计分析结果是否可靠的重要前提。如果没有完整、准确的原始数据，即使用先进的整理和分析方法，也得不到可靠正确的分析结果。根据不同的来源，可分为以下四个方面。

1. 统计报表　根据国家规定的报告制度，由医疗卫生机构定期逐级上报的，这些报表提供了较全面的居民健康状况和医疗卫生机构的主要数据，是总结、检查和制订卫生工作计划的重要依据。

2. 报告卡　如传染病报告卡、职业病发病报告卡、出生报告卡、死亡报告卡等。

3. 医疗卫生日常工作记录　如医院各科的门诊或住院病案、卫生监测记录等。

4. 专题调查或实验研究　是指根据研究目的选定的专题调查或实验研究资料，收集资料有明确的目的与针对性。

（三）整理资料

整理资料（sorting of data）目的是将收集到的原始数据进行反复核对和认真检查，纠正错误，分类汇总，使其系统化、条理化，以便进一步计算指标和分析。

（四）分析资料

分析资料（analysis of data）是根据设计的要求，对整理后的数据进行统计学分析，并结合专业知识，作出科学合理的解释。统计分析包括以下两个方面。

1. 统计描述（statistical description）　是用来描述及总结资料的重要特征，使数据能清楚地表达并便于分析，表达的方式主要有统计指标、统计表和统计图。

2. 统计推断（statistical inference）　指由样本数据的特征推断总体特征的方法。包括：①参数估计（parameter estimation），指由样本统计指标（统计量）来估计总体参数。②假设检验（hypothesis test），指比较总体参数之间有无差别。

第二节　数值变量资料的统计分析

一、数值变量资料的统计描述

统计描述是用统计指标、统计图或统计表描述资料的分布规律及其数量特征。

（一）频数分布表

在观察值个数较多时，为了解一组同质观察值的分布规律和便于统计指标的计算，可

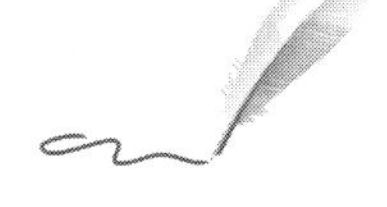

编制频数分布表，简称频数表（frequency table）。

1. 频数分布表的编制 现举例说明频数表的编制方法。

[例 6.1] 从某地 2009 年儿童体检资料中随机抽取 120 名 6 岁健康男童胸围（cm）的测量值，资料见表 6-1，编制频数表。

表 6-1 某地 2009 年 120 名 6 岁健康男童胸围（cm）测量资料

胸围值							
60.6	55.1	51.3	54.6	60.2	55.6	54.0	58.3
55.0	54.9	55.5	57.7	56.0	57.4	55.2	55.6
57.7	55.5	57.4	55.5	56.3	54.0	57.5	55.4
58.3	55.4	55.9	53.3	54.1	55.9	57.2	56.1
53.8	57.7	56.0	58.6	57.6	56.0	58.1	52.1
60.3	55.8	50.5	55.8	56.8	54.0	54.5	51.7
57.3	55.8	58.1	55.5	51.3	50.2	55.5	53.6
52.1	55.3	58.3	53.5	53.1	56.8	54.5	56.1
54.8	54.7	56.2	53.7	52.4	58.1	56.6	56.7
55.4	57.1	54.4	53.7	54.1	59.0	56.2	55.7
55.1	55.9	56.6	56.4	50.4	53.3	56.7	50.8
51.4	54.6	56.1	58.0	54.2	53.8	55.3	55.9
56.1	57.8	56.7	52.7	52.4	51.4	53.5	54.6
59.3	56.8	58.1	59.0	53.1	54.2	54.0	54.7
59.8	53.9	52.6	54.6	52.7	56.4	55.5	55.4

编制频数分布表的步骤如下。

（1）求全距（range） 用 R 表示，R = 最大值 - 最小值，本例 $R = 60.6 - 50.2 = 10.4$（cm）。

（2）计算组距 ①确定组段数：编制频数表是为了显示出数据的分布规律，便于选择统计指标，所以组段数不宜过多，但也不宜过少，一般设 8～15 个组段为宜。②计算组距：组距即相邻两组段之间的距离，用 i 表示。组距可以相等，也可以不相等；实际应用时一般采用等组距。$i = R/10$，为了方便整理资料和计算，组距一般取整数或合适的小数。如本例 $i = 10.4/10 = 1.04$（cm），取整数，$i = 1$cm。

（3）划分组段 划分组段是将变量值依次划分若干个段落，这些段落称为组段。第一组段应包括全部观察值中的最小值，最末组段应包括全部观察值中的最大值。各组段的起点和终点分别称为下限和上限，实际组段在每组中只包含下限，但不包含上限。为了避免两组段界限互相包含，组段常用各组段的下限及“～”表示。

（4）列表归组 将原始数据按不同组段归纳、采用划记法如划“正”字计数，得第（2）栏，清点各组段内的变量值个数即得各组段频数，将各组段频数填入第（3）栏，见表 6-2。

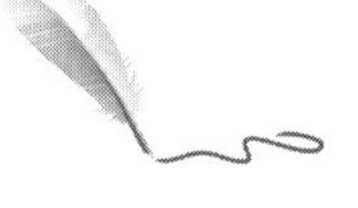

表 6－2　120 名 6 岁健康男童胸围（cm）资料的频数分布

组段 (1)	划记 (2)	频数 f (3)
50 ~	正	4
51 ~	正	5
52 ~	正丁	7
53 ~	正正丁	12
54 ~	正正正正	19
55 ~	正正正正正一	26
56 ~	正正正正	20
57 ~	正正一	11
58 ~	正正	9
59 ~	正	4
60 ~ 61	下	3
合计		120

2. 频数分布的特征　由表 6－2 可看出频数分布的两个重要特征，即集中趋势（central tendency）和离散趋势（tendency of dispersion）。①集中趋势，如表 6－2 中数据虽大小不一，但多数集中在中间组段。②离散趋势，如表 6－2 中，随着数据逐渐变大或变小，向两边分散。根据变量值的分布规律，可将其分为对称分布和偏态分布。对称分布指集中位置在正中，左右两侧的频数分布大体对称，最常见的对称分布为正态分布。偏态分布是指集中位置偏向一侧，左右两侧频数分布不对称，如果集中位置偏向变量值小的一侧称为正偏态分布，偏向变量值大的一侧称为负偏态分布。本例变量值的分布为正态分布，如图 6－1。

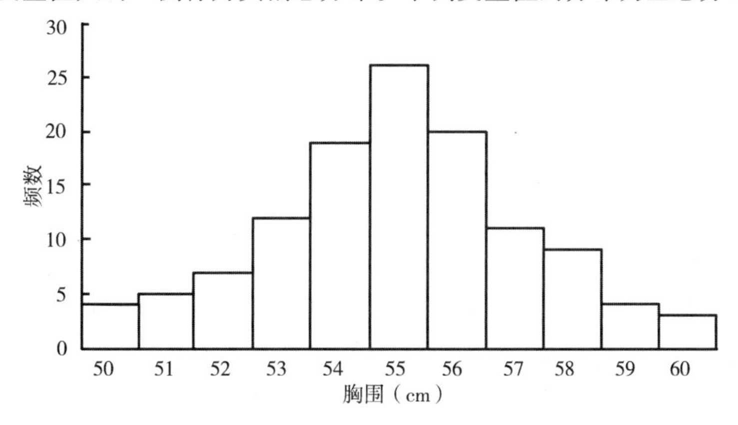

图 6－1　某地 2009 年 120 名 6 岁健康男童胸围的直方图

3. 频数分布的类型　常见的频数分布类型有正态分布和偏态分布两种类型。

（1）正态分布　指集中位置（高峰）在中间，左右两侧频数分布大体对称，以集中位置为中心，左右两侧频数分布逐渐减少并完全对称的分布，它是统计学中非常重要的频数分布。

（2）偏态分布　指集中位置不在中间而偏向一侧，频数分布不对称。根据集中位置所偏的方向，又可将偏态分布分为正偏态（左偏态）分布和负偏态（右偏态）分布。

4. 频数发布表的用途

（1）作为陈述资料的形式，便于进一步统计分析。

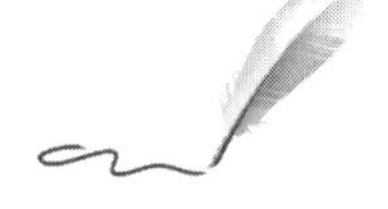

（2）便于绘制频数分布图，描述和观察资料分布特征和分布类型。

（3）便于发现资料中某些远离群体的特大或特小的可疑值。

（二）描述集中趋势的指标

平均数(average) 是描述一组同质计量资料变量值集中趋势和平均水平的常用指标。常用的平均数有算术均数、几何均数和中位数。

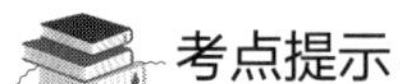

考点提示

集中趋势的描述指标：算术均数、几何均数和中位数（概念、计算及应用条件）。

1. 算术均数 算术均数（arithmetic mean）简称均数（mean），将各观察值相加后除以观察值个数所得的商即为算术均数。总体均数用希腊字母“μ”表示；样本均数用“$\bar{x}$”表示。

（1）适用资料 变量值呈正态分布或对称分布的计量资料。例如，①正常人某些生理、生化指标值的分布；②实验室内对同一样品多次重复测定结果的分布；③从正态或近似正态总体中抽取的样本均数的分布等。

（2）计算方法

1）直接法：当 n 较小（$n<50$）或统计软件运算时应用。公式为：

$$\bar{x}=\frac{\Sigma x}{n}=\frac{x_1+x_2+x_3+\cdots+x_n}{n} \quad \text{公式(6-1)}$$

式中，$\bar{x}$ 为样本均数 $x_1,x_2,x_3,\cdots x_n$ 为各变量值；Σ为求和符号；n 为样本含量。

[例 6.2] 测定了某地 6 名 6 岁健康男童胸围（cm）资料，分别是 51.9、56.7、53.7、55.6、54.5、56.2，求均数。

$$\bar{x}=\frac{51.9+56.7+53.7+55.6+54.5+56.2}{6}=\frac{328.6}{6}=54.77(\text{cm})$$

2）加权法（weighting method）：当 n 较大（$n\geqslant50$）时或变量值为频数表资料时，宜用加权法计算均数。公式为：

$$\bar{x}=\frac{\Sigma fx}{\Sigma f}=\frac{f_1x_1+f_2x_2+\cdots+f_nx_n}{f_1+f_2+\cdots+f_n} \quad \text{公式(6-2)}$$

式中，f_1，$f_2\cdots f_n$ 分别为第一组段至第 n 组段的频数；x_1，x_2，$\cdots x_n$，分别为第一组段至第 n 组段的组中值；Σfx 为各组段内组中值与频数乘积的总和；$\Sigma f=n$ 为总频数。

从表 6-3 可见，胸围在“50～”组段内有 4 人，在“51～”组段内有 5 人，……；同一组段内每个人的胸围是不相等的，可取组中值代表该组段每个人的胸围，以各组段的组中值乘以相应的频数（人数）即 fx，来代替组段各变量值（胸围）之和，将各组段的 fx 相加，得所有变量值之总和，再除以总频数即为均数。组中值 =（下限值 + 上限值）/2，见表 6-3 中的第（2）列。

表 6-3 120 名 6 岁健康男童胸围（cm）均数的加权法计算

组段 (1)	组中值 x(2)	频数 f(3)	fx(4) = (2) × (3)
50～	50.5	4	202.0
51～	51.5	5	257.5
52～	52.5	7	367.5
53～	53.5	12	642.0
54～	54.5	19	1035.5

续表

组段 (1)	组中值 x(2)	频数 f(3)	fx(4) = (2) × (3)
55～	55.5	26	1443.0
56～	56.5	20	1130.0
57～	57.5	11	632.5
58～	58.5	9	526.5
59～	59.5	4	238.0
60～61	60.5	3	181.5
合计	—	120 (Σf)	6656.0 (Σfx)

表6－3中各组段内第（2）列组中值x与第（3）列频数f的乘积为第（4）列fx，将第（4）列各组段的fx相加得Σfx。再将此值除以总频数Σf即得120名6岁健康男童的平均胸围。本例$\Sigma fx=6656$，$\Sigma f=120$，将其代入公式（6－2），得平均数为：

$$\bar{x}=\frac{\Sigma fx}{\Sigma f}=\frac{6656}{120}=55.47(\mathrm{cm})$$

因为各组段频数起到了“权数”的作用，它“权衡”了各组中值由于频数不同对均数的贡献。所以这种计算均数的方法，称为加权法。

2. 几何均数　几何均数（geometric mean）又称几何平均数。将n个变量值x的乘积开n次方所得的根即为几何均数。用符号G表示。

（1）适用资料　①变量值呈等比数列的资料，如抗体的滴度、药物的效价、卫生事业发展速度等；②变量值呈倍数关系的资料，如细菌计数、人口的几何增长等；③变量值的对数值呈正态分布或近似正态分布资料，如正常人体内某些微量元素的含量。

（2）计算方法

1）直接法：当n较小（$n<50$）时，直接将n个变量值x_1，x_2，$\cdots x_n$的乘积开n次方，公式为：

$$G=\sqrt[n]{x_1\cdot x_2\cdots x_n}\qquad\text{公式(6－3)}$$

为方便应用，公式变换为：

$$G=\lg^{-1}(\lg x_1+\lg x_2+\cdots+\lg x_n)=\lg^{-1}\left(\frac{\Sigma\lg x}{n}\right)\qquad\text{公式(6－4)}$$

式中，lg^{-1}为求反对数的符号，Σlgx为各变量值的对数值之和，n为样本含量。

［**例6.3**］　2009年某市5名儿童接种某种疫苗后，测定抗体滴度分别为1∶4、1∶8、1∶16、1∶32、1∶64，求抗体平均滴度。

本例先求平均滴度的倒数，代入公式（6－4），得：

$$G=\lg^{-1}\left(\frac{\lg4+\lg8+\lg16+\lg32+\lg64}{5}\right)=\lg^{-1}(1.2041)=16$$

所以抗体平均滴度为1∶16。

2）加权法：当n较大（$n\geqslant50$）或变量值为频数表资料时，宜用加权法求几何均数，其计算公式是：

$$G=lg^{-1}\left(\frac{\Sigma flgx}{\Sigma f}\right)\qquad\text{公式(6－5)}$$

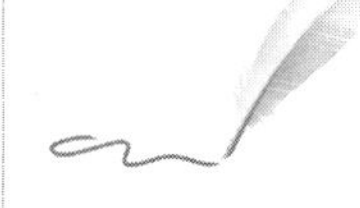

式中，$\Sigma flgx$ 为各变量值的对数与相应频数乘积之总和，Σf 为频数的总和。

［例 6.4］　2009 年某市 100 名儿童接种某种疫苗后，测定抗体滴度的资料如表 6－4 第（1）、（2）列所示，求该疫苗的抗体平均滴度。

将表 6－4 有关数值代入公式（6－5），得：

$$G = \lg^{-1}\left(\frac{120.7119}{100}\right) = \lg^{-1}(1.2071) = 16.1$$

所以 100 名儿童接种该疫苗后的抗体平均滴度为 1∶16.1。

表 6－4　100 名儿童抗体平均滴度的加权法计算

抗体滴度 (1)	人数 (f) (2)	滴度倒数 (3)	lgx (4)	$flgx$ (5) = (2) × (4)
1∶2	2	2	0.3010	0.6020
1∶4	11	4	0.6021	6.6231
1∶8	18	8	0.9031	16.2558
1∶16	36	16	1.2041	43.3476
1∶32	22	32	1.5051	33.1122
1∶64	8	64	1.8062	14.4496
1∶128	3	128	2.1072	6.3216
合计	100	—	—	120.7119

3. 中位数　中位数（median）是将变量值从小到大排列，位置居于中间的变量值。用符号 M 表示。

（1）适用资料　①偏态分布资料；②频数分布类型不明的资料；③存在极大值或极小值的资料；④频数表资料一端或两端无界（无确定数值）时，即所谓开口资料。

扫码“看一看”

（2）计算方法

1）直接法：当 n 较小时，直接由原始数据计算中位数。先将变量值按大小顺序排列，然后根据变量值为奇数还是偶数选择公式（6－6）或公式（6－7）进行计算。

当 n 为奇数时计算公式为：

$$M = X_{\left(\frac{n+1}{2}\right)} \qquad \text{公式(6－6)}$$

当 n 为偶数时计算公式为：

$$M = \frac{X_{\left(\frac{n}{2}\right)} + X_{\left(\frac{n}{2}+1\right)}}{2} \qquad \text{公式(6－7)}$$

式中，n 为变量值的个数，$\frac{n+1}{2}$、$\frac{n}{2}$ 及 $\frac{n}{2}+1$ 为有序系列中变量值的位次，$X_{\left(\frac{n+1}{2}\right)}$、$X_{\left(\frac{n}{2}\right)}$ 及 $X_{\left(\frac{n}{2}+1\right)}$ 为相应位次上的变量值。

［例 6.5］　某地 11 例某传染病患者，其潜伏期（天）分别为 2、2、4、3、5、6、3、8、9、11、15，求其平均潜伏期。

先将变量值按从小到大的顺序排列：2、2、3、3、4、5、6、8、9、11、15。

本例中，$n=11$ 为奇数，按公式（6－6）计算中位数，即：

$$M = X_{\left(\frac{n+1}{2}\right)} = X_{\left(\frac{11+1}{2}\right)} = X_6 = 5(\text{天})$$

即有序数列中，第 6 位上的变量值为 5，故其平均潜伏期为 5 天。

[例 6.6]　如上例资料在第 21 天又发生 1 例该传染病患者，其平均潜伏期为多少呢？

先将变量值按从小到大的顺序排列：2、2、3、3、4、5、6、8、9、11、15、21。

本例中 $n=12$ 为偶数，按公式（6－7）计算中位数，即：

$$M=\frac{X_{\frac{n}{2}}+X_{(\frac{n}{2}+1)}}{2}=\frac{X_6+X_7}{2}=\frac{5+6}{2}=5.5(\text{天})$$

即有序数列中，第 6 位和第 7 位所对应的变量值 5 和 6 的均数为 5.5，故其平均潜伏期为 5.5 天。

2）频数表法（frequency table method）：当 n 较大（$n\geqslant 50$）或变量值为频数表资料时，可用此法。

计算步骤如下：①先编制频数表，如表 6－3 第（1）、（2）栏；②按所分组段数，由小到大计算累计频数，编成中位数计算表，如表 6－3 第（3）栏；③确定中位数所在的组段；④按公式（6－8）计算中位数，即：

$$M=L+\frac{i}{f_m}(n/2-\Sigma f_L)\qquad\text{公式}(6-8)$$

式中，L 为中位数所在组段的下限，i 为为中位数所在组段的组距，f_m 为中位数所在组段的频数，n 为总频数，Σf_L 为小于 L 各组段的累计频数。

[例 6.7]　测得某地 300 名正常人尿汞值，其频数表见表 6－5，求平均数。

表 6－5　300 例正常人尿汞值（μg/L）频数表及其中位数计算

尿汞值 (1)	频　数 (2)	累计频数 (3)
0 ~	49	49
4 ~	27	76
8 ~	58	134
12 ~	50	184
16 ~	45	—
20 ~	22	—
24 ~	16	—
28 ~	9	—
32 ~	9	—
36 ~	4	—
40 ~	5	—
44 ~	1	—
48 ~	3	—
52 ~	1	—
56 ~ 60	1	—
合计	300	—

中位数计算表是在频数表基础上加第（3）栏累计频数。中位数计算表的组距通常是等组距，也可以是不等组距，因为中位数计算公式只涉及中位数所在组段的组距，而与其余各组段无关。第（3）栏的累计频数只需累计到中位数所在组段即可。例如，本例 0 ~ 组段

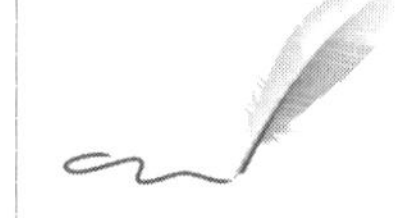

累计频数为49；4～组段累计频数为49+27=76；8～组段累计频数为76+58=134；12～组段累计频数为134+50=184，至此位次已大于中位数的位次$\frac{300}{2}=150$，因此不必再继续往下累计。

可以判断中位数落在“12～”组段，故$L=12$，$i=4$，$f_m=50$，$n=300$，$\Sigma f_L=134$。代入公式（6-8），得：

$$M=12+\frac{4}{50}\times\left(\frac{300}{2}-134\right)=13.28(\mu g/L)$$

即该地300名正常人尿汞值的中位数为13.28μg/L。

知识拓展

1. 百分位数的概念　百分位数是一种位置指标。指将n个观察值从小到大依次排列，再把它分成100等份，对应于$x\%$位的数值即为第x百分位数。常用P_x表示。中位数实际上是第50百分位数。

2. 百分位数的用途

（1）用于描述一组偏态分布资料在某百分位置上的水平。

（2）制定偏态分布资料的医学参考值范围。

3. 计算方法

$$P_x=L+\frac{i}{fx}(n\times x\%-\Sigma f_L) \qquad \text{公式(6-9)}$$

式中，P_x为第x百分位数；L为P_x所在组的下限；i为P_x所在组的组距；fx为P_x所在组的频数；n为总频数；Σf_L为小于各组段的累计频数。

以例6.7为例，求P_{25}及P_{75}。

先要判断P_{25}所在组段，在表6-5中，P_{25}落在“4～”组段，则$L=4$，$i=4$，$f=27$，$\Sigma f_L=49$，则将这些数据代入公式（6-9）得：

$$P_{25}=4+\frac{4}{27}(300\times 25\%-49)=7.85(\mu g/L)$$

同样，P_{75}落在“16～”组段，则$L=16$，$i=4$，$f=45$，$\Sigma f_L=184$，代入公式（6-9）得：

$$P_{75}=16+\frac{4}{45}(300\times 75\%-184)=19.64(\mu g/L)$$

（三）描述离散趋势的指标

变异指标又称离散指标，用以描述一组同质变量值之间参差不齐的程度，即离散程度（degree of dispersion）或变异程度（degree of variation）。由于变异是客观存在的，所以计量资料的变量值之间必然存在一定的变异程度。

［例6.8］　三组同龄男孩的身高值（cm）数据如下，分析其集中趋势和离散趋势。

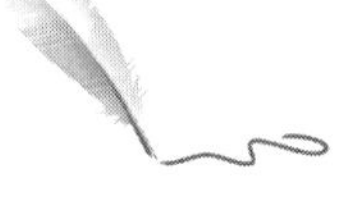

甲组：90　95　100　105　110　　$\bar{\chi}_{甲}=100$（cm）

乙组：96　98　100　102　104　　$\bar{\chi}_{乙}=100$（cm）

丙组：96　99　100　101　104　　$\bar{\chi}_{丙}=100$（cm）

考点提示

变异程度的描述指标：极差、四分位数间距、标准差和变异系数（概念、计算及应用条件）。

这三组数据的集中位置相同，$\bar{x}$ 都为 100cm。但这三组数据的分布特征却不尽相同，三组内的 5 个数据之间差异（变异）程度不同，或者说三组的离散程度不同。

1. 极差　极差（range）又称全距，以符号 R 表示，是一组变量值中最大值与最小值之差。反映一组变量值的变异范围。极差大，说明离散程度大；反之，说明离散程度小。如例 6.8 中三组极差分别如下。

$R_{甲}=110-90=20$（cm）　　$R_{乙}=104-96=8$（cm）　　$R_{丙}=104-96=8$（cm）

说明甲组的变异程度比乙组和丙组大。用极差来说明变异程度的大小，计算方便，简单明了，容易理解，对变量值的各种分布资料都适用，应用广泛。但是，它仅考虑了资料两端的数值，未能反映组内其他数据的变异程度，因而资料内部所蕴藏的信息不能被充分利用；易受个别特大或特小数值的影响，结果不稳定。因此用极差表示变异程度并不理想。

2. 四分位数间距　四分位数间距（quartile interval）是上四分位数 Q_U（即 P_{75}）与下四位数 Q_L（即 P_{25}）之差，其间包括了全部观察值的一半，用 Q 表示。四分位数间距可看成中间一半观察值的极差，它和极差类似，数值越大，说明变异越大；反之，说明变异越小。四分位数间距比极差稳定，但仍未考虑到每个观察值的变异度。它适用于偏态分布资料，特别是分布末端无确定数据不能计算全距、方差和标准差的资料。

3. 方差　方差（variance）是常用的变异指标。例 6.8 中乙组、丙组身高值的极差虽均为 8，但仍可看出除了两个极端值外，乙组的变异度较大，这是极差所不能反映的。为了克服极差的缺点，必须全面考虑到每一个变量值。这时，可计算每个变量值 x 与总体均数 μ 之差，称为离均差。对于正态分布资料，$\Sigma(x-\mu)=0$，因此，变异程度的大小不能用离均差总和表示，而用离均差平方和 $\Sigma(x-\mu)^2$ 表示。但是离均差平方和的大小除了与变异程度大小有关外，还与变量值的个数 N 有关。变量值的个数越多，则 $\Sigma(x-\mu)^2$ 就越大，故应取其平均数，即总体方差（variance），用 σ^2 表示。即

$$\sigma^2=\frac{\Sigma(x-\mu)^2}{N}\qquad\text{公式(6-10)}$$

在实际工作中，由于总体均数是未知的，只能用样本均数来估计，用样本例数 n 代替 N，但按公式（6-10）计算的结果往往比实际值小，英国统计学家 W. S. Gosset 提出用样本例数 $n-1$ 代替 n 来校正，这就是样本方差 s^2。

$$s^2=\frac{\Sigma(x-\bar{x})^2}{n-1}\qquad\text{公式(6-11)}$$

式中，$n-1$ 称为自由度（degree of freedom），用符号 v 表示。计算甲、乙、丙三组数据的方差分别为 $s^2_{甲}=62.5$，$s^2_{乙}=10$，$s^2_{丙}=8.5$，由此可见，虽然乙组和丙组的极差相同，但它们的方差却不同，乙组数据的离散程度较丙组大，这说明方差克服了极差只考虑两端数据的缺点。方差愈小，说明变量值的变异程度愈小；方差愈大，说明变异程度愈大。

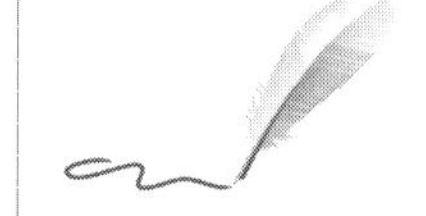

4. 标准差 标准差（standard deviation）是方差的平方根。因方差的单位是原度量单位的平方，所以在统计分析中为了方便，通常将方差取平方根，还原成原来的单位，得到总体标准差 σ 和样本标准差 s。标准差克服了方差的不足因而最常用。

$$\sigma = \sqrt{\frac{\Sigma(x-\mu)^2}{N}} \quad \text{公式(6-12)}$$

$$s = \sqrt{\frac{\Sigma(x-\bar{x})^2}{n-1}} \quad \text{公式(6-13)}$$

$\Sigma\ (x-\bar{x})^2 = \Sigma x^2 - \frac{(\Sigma x)^2}{n}$，为了便于计算，可将公式（6－13）写为

直接法：

$$s = \sqrt{\frac{\Sigma x^2 - \frac{(\Sigma x^2)}{n}}{n-1}} \quad \text{公式(6-14)}$$

加权法：

$$s = \sqrt{\frac{\Sigma fx^2 - \frac{(\Sigma fx)^2}{\Sigma f}}{\Sigma f - 1}} \quad \text{公式(6-15)}$$

式中符号意义与加权法求均数的公式中相同。

[例 6.9] 求例 6.2 资料的标准差。

将 $n=6$，$\Sigma x=328.6$，$\Sigma x^2=18012.24$，代入公式（6－14）得：

$$s = \sqrt{\frac{18012.24 - \frac{328.6^2}{6}}{6-1}} = 1.78(\text{cm})$$

[例 6.10] 求例 6.1 资料的标准差。

表 6－6　120 名 6 岁健康男童胸围（cm）标准差的加权法计算

组段 (1)	组中值 x (2)	频数 f (3)	fx (4) = (2) × (3)	fx^2 (5) = (2) × (4)
50 ~	50.5	4	202.0	10201.00
51 ~	51.5	5	257.5	13261.25
52 ~	52.5	7	367.5	19293.75
53 ~	53.5	12	642.0	34347.00
54 ~	54.5	19	1035.5	56434.75
55 ~	55.5	26	1443.0	80086.50
56 ~	56.5	20	1130.0	63845.00
57 ~	57.5	11	632.5	36368.75
58 ~	58.5	9	526.5	30800.25
59 ~	59.5	4	238.0	14161.00
60 ~ 61	60.5	3	181.5	10980.75
合计	—	120 (Σf)	6656.0 (Σfx)	369780.00 (Σfx^2)

将表 6－6 中的 $\Sigma f=120$，$\Sigma fx=6656$，$\Sigma fx^2=369780$，代入公式（6－15）得：

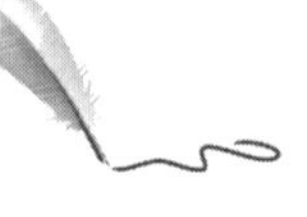

$$s = \sqrt{\frac{369780 - \frac{6656^2}{120}}{120-1}} = 2.23(\text{cm})$$

标准差的用途如下。①表示一组变量值的变异程度，两组或多组变量值在单位相同、均数相等或相近的条件下，标准差较大的那一组，说明变量值的变异程度较大，即变量值围绕均数的分布较离散，均数代表各变量值的代表性较差；而标准差较小的那一组，表示变量值的变异程度较小，即变量值围绕均数的分布较密集，均数代表各变量值的代表性较好。②用于计算变异系数。③用于计算标准误。④结合均数，估计频数分布情况。⑤结合均数，制定医学参考值范围。

5. 变异系数

（1）应用条件　当两组或多组变量值的单位不同，或均数相差悬殊时，不能直接用标准差比较其变异程度的大小，这时则要用变异系数（coefficient of variability，*CV*）作比较。

（2）计算方法　其计算公式为：

$$CV = \frac{s}{\bar{x}} \times 100\% \qquad \text{公式(6-16)}$$

变异系数愈小，说明一组变量值的变异程度愈小；变异系数愈大，说明变异程度愈大。

［例 6.11］　某地 7 岁男孩身高的均数为 123.10cm，标准差为 4.71cm；体重均数为 22.59kg，标准差为 2.26kg，试比较身高与体重的变异程度。

因身高和体重的单位不同，故不能直接用标准差做比较，而应计算变异系数。

身高变异系数为：

$$CV = \frac{4.71}{123.10} \times 100\% = 3.83\%$$

体重变异系数为：

$$CV = \frac{2.26}{22.59} \times 100\% = 10.14\%$$

即该地 7 岁男子体重的变异程度比身高的变异程度大。

对于正态分布资料，描述变异程度的指标有极差、离均差平方和、方差、标准差及变异系数等，最为理想的指标是标准差。

对于偏态分布资料或分布不明的资料，较为常用的描述变异程度的指标是四分位数间距。

（四）正态分布及其应用

1. 正态分布　以例 6.1 为例，我们已将表 6－2 的频数表资料，绘制成图 6－1 的直方图。

可以设想，如果将观察人数逐渐增多，组段不断分细，图中直条将逐渐变窄，其顶端将逐渐接近于一条光滑的曲线，如图 6－2 所示。图 6－2（1）～图 6－2（3）为样本例数不断增大时的样本的频率分布，光滑连续曲线图 6－2（3）则表示样本所属总体的理论概率分布。

图 6－2（3）这条曲线称为频数分布曲线或频率分布曲线。它近似于数学上的“正态曲线（normal curve）”，是一条中间高，两侧逐渐下降并完全对称，两端永不与横轴相交的钟形曲线。

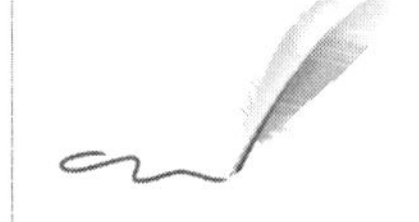

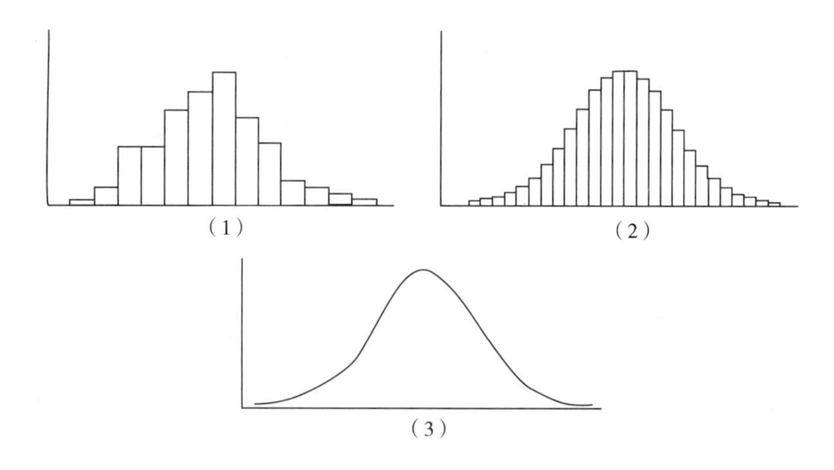

图6-2 正态曲线示意图

正态分布(normal distribution) 是以均数为中心，靠近均数两侧频数较多，两端逐渐对称地减少，表现为钟形的一种概率分布。由于频率的总和等于100%或1，故横轴上曲线下的面积等于100%或1。正态分布又称Gauss分布（Gaussian distribution)，是一种很重要的连续型分布，应用甚广。

2. 标准正态分布 为了应用方便，对任一正态分布 $N(\mu,\sigma^2)$ 的随机变量 x，均可利用公式（6-17）进行变量变换，即将原点移动到 μ 的位置，横轴以 σ 为单位，使正态分布变换为标准正态分布，即均数为0，方差为1的标准正态分布（standard normal distribution)，简记为 u ~ N（0，1）。

$$u = \frac{x - \mu}{\sigma} \qquad \text{公式(6-17)}$$

3. 正态分布（曲线）的特征 正态分布是一种连续型分布，应用广泛，主要有以下4个基本特征。

（1）正态曲线在横轴上方均数处最高，左右两侧逐渐下降。

（2）正态曲线以均数为中心，左右对称，曲线两端永远不与横轴相交。

（3）正态分布有两个参数，即均数 μ 和标准差 σ，可记作 N（μ，σ^2）；均数 μ 决定正态曲线的中心位置；标准差 σ 决定正态曲线的陡峭或扁平程度。σ 越小，曲线越陡峭；σ 越大，曲线越扁平。见图6-3。

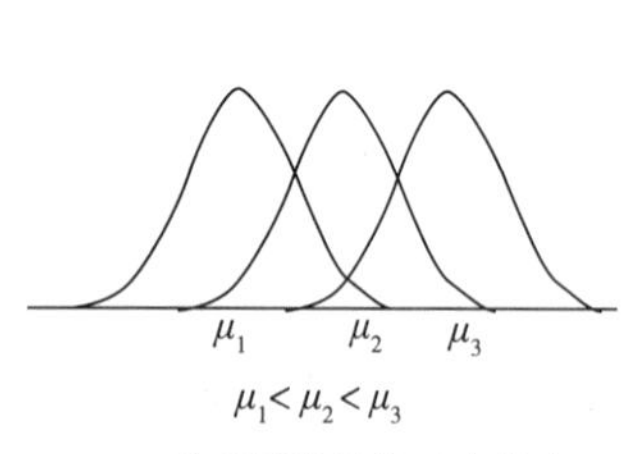

a. 三种不同均值的正态分布

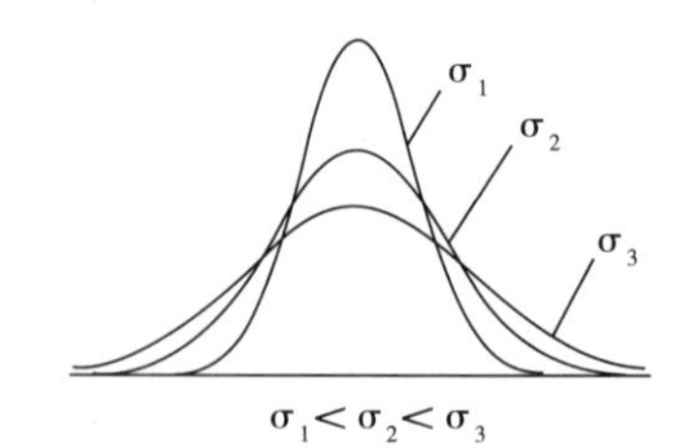

b. 三种不同标准差的正态分布

图6-3 正态曲线位置、形状与 μ 及 σ 关系示意图

（4）正态分布曲线下面积的分布有一定规律。所有的正态分布曲线下，以均数为中心，左右相同标准差范围内的面积相等。如正态分布时 $\mu\pm\sigma$（$\mu-\sigma$，$\mu+\sigma$）的面积占总面积的68.27%；$\mu\pm1.96\sigma$（$\mu-1.96\sigma$，$\mu+1.96\sigma$）的面积占总面积的95%；$\mu\pm2.58\sigma$

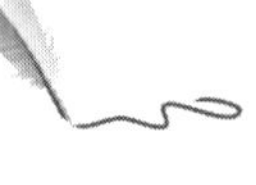

$(\mu-2.58\sigma, \mu+2.58\sigma)$ 的面积占总面积的99%。标准正态分布时，区间（-1，1）的面积占总面积的68.27%；区间（-1.96，1.96）的面积占总面积的95%；区间（-2.58，2.58）的面积占总面积的99%。见图6-4。

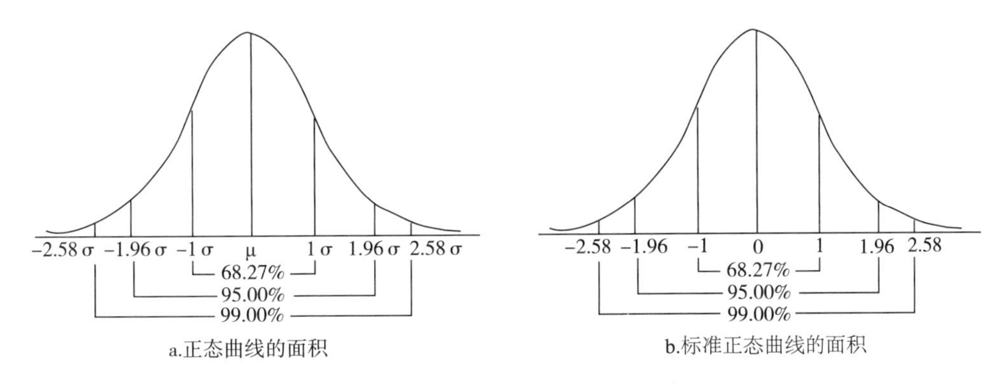

图6-4　正态曲线、标准正态曲线的面积分布

4. 正态分布的应用　正态分布在医学领域中广泛应用。某些医学现象，如同质群体的胸围、红细胞数、身高等，以及实验中的随机测量误差，均服从正态分布；对一些呈偏态分布的资料，经过适当的变量变换（如对数、平方根、倒数变换等）后服从正态分布，可按正态分布规律处理。

（1）估计正态分布资料的频数分布　由于正态分布曲线下的面积有一定的规律，只要求出标准正态变量 u，通过查阅标准正态曲线下面积表可得出占总频率的百分比，从而求出频数。

［**例6.12**］　求某地2009年120名6岁健康男童中胸围在54.5cm以下的人数，并分别求 $\bar{x}\pm s$、$\bar{x}\pm1.96s$、$\bar{x}\pm2.58s$ 范围内人数占总数的实际百分数，并与理论百分数比较。

本例，μ、σ 未知但样本含量 n 较大，可用样本均数 $\bar{x}$ 和标准差 s 分别代替 μ 和 σ，来求 μ 值。由于 $s=2.23$cm，$\bar{x}=55.47$cm，$u=\frac{54.5-55.47}{2.23}=-0.43$。查标准正态曲线下的面积（附表1），在表的左侧找到-0.4，表的上方找到0.03，两者相交处为0.3336，即54.5cm以下的人数占总人数的33.36%，也就是40人（$33.36\%\times120=40.032\approx40$），而清点的实际人数为39人。其他计算结果见表6-7。

表6-7　120名6岁健康男童胸围的实际频数与理论频数分布比较

$\bar{x}\pm s$	胸围范围（cm）	实际分布		理论分布（%）
		人数	百分数（%）	
$\bar{x}\pm s$	53.2~57.7	85	70.83	68.27
$\bar{x}\pm1.96s$	51.1~59.8	113	94.17	95.00
$\bar{x}\pm2.58s$	49.7~61.2	120	100.00	99.00

（2）制定医学参考值范围　医学参考值范围（reference ranges），是指绝大多数正常人的某项指标范围。它来源于临床上对疾病诊断和治疗的实际需要，如正常人的解剖、生理、生化指标及组织代谢产物含量等数据中大多数个体的取值所在的范围。习惯用该健康人群95%个体某项医学指标的取值范围作为该指标的医学参考值范围。制定医学参考值范围的方法有两种。

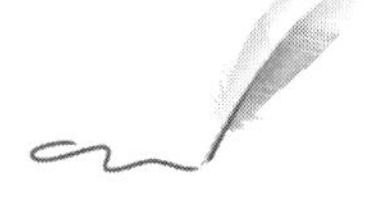

1）正态分布法　此法适用于正态或近似正态分布的资料，包括资料经过转换（如对数）后呈正态分布或近似正态分布的资料。95% 医学参考值范围可按下式制定：

双侧界值：$\bar{x} \pm 1.96s$　　公式（6－18）

单侧上界值：$\bar{x} + 1.65s$　　公式（6－19）

单侧下界值：$\bar{x} - 1.65s$　　公式（6－20）

［**例 6.13**］　求例 6.1 资料中 6 岁男童胸围的 95% 医学参考值范围。

由于 $\bar{x} = 55.47\text{cm}$，$s = 2.23\text{cm}$，$n = 120$，胸围指标过大过小均为异常，因此制定双侧的医学参考值范围。代入公式（6－18）得：

$\bar{x} \pm 1.96s = 55.47 \pm 1.96 \times 2.23 = 51.1 \pm 59.8$，即(51.1,59.8)。

即某地 6 岁健康男童胸围的 95% 医学参考值范围为 51.1～59.8cm。

2）百分位数法　此法适用于任何分布类型的资料，常用于偏态分布资料。

以 95% 医学参考值范围为例。双侧界值（即值过高过低都异常）：（$P_{2.5}$，$P_{97.5}$）；单侧上限界值（即仅值过高异常）：P_{95}；单侧下限界值（即仅值过低异常）：P_5。

（3）正态分布是许多统计方法应用的理论基础　t 分布、F 分布、x^2 分布等都是在正态分布的基础上推导出来的，u 检验也需以正态分布为基础。此外，二项分布、t 分布、Poisson 分布的极限为正态分布，即在一定条件下，可以按正态分布原理进行统计分析。

（4）质量控制图　在实验研究中，为了控制系统误差，保证研究质量，常以 $\bar{x} \pm 2s$ 作为上、下警戒限，以 $\bar{x} \pm 3s$ 作为上、下控制限，即对一些比较极端的检测结果要引起注意，慎重处理。

二、数值变量资料的统计推断

（一）均数的标准误及其应用

1. 均数的抽样误差　医学研究中常常从总体中随机抽取样本进行研究，用样本信息来推断总体的特征。但是，从同一总体中随机抽取许多组含量相同的样本计算均数时，由于个体差异的存在，这些样本均数往往不尽相等，也不恰好等于总体均数。例如，某地 2009 年儿童体检资料，120 名 6 岁健康男童胸围的均数为 55.47cm，该样本均数不一定等于该地 6 岁男童胸围的总体均数。这种由于随机抽样而引起的样本统计量与相应的总体参数之间的差异称为抽样误差。抽样误差是永恒存在的，但具有规律性分布。

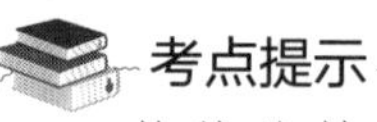

考点提示

均数的抽样误差和标准误（概念、计算及含义）。

2. 标准误的意义和计算　理论上可以证明：从同一总体中反复多次随机抽取样本含量固定为 $\nu = 1$ 的样本，由于存在抽样误差，这些样本的均数各不相同。若变量 x 服从均数为 μ，标准差为 σ 的正态分布，则从该总体抽取的含量为 n 的样本均数也服从以总体均数 μ 为中心，样本均数的标准差为 $\sigma/\sqrt{n}$ 的正态分布，这些均数的标准差称标准误（standard error），用 $\sigma_{\bar{x}}$ 表示。

$$\sigma_{\bar{x}} = \frac{\sigma}{\sqrt{n}}$$　　公式(6－21)

式中 $\sigma_{\bar{x}}$，为标准误的理论值。在实际工作中由于总体标准差 σ 往往是未知的，只能得到样本标准差 s，用 s 代替 σ，可求得标准误的估计值 $s_{\bar{x}}$，即：

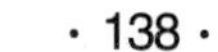

$$s_{\bar{x}} = \frac{s}{\sqrt{n}} \qquad \text{公式(6-22)}$$

标准误是反映均数抽样误差大小的指标。由公式（6－22）可知，标准误与总体标准差成正比，与样本含量的平方根成反比。因为标准差为定值，所以要想减小标准误，就必须增加样本含量。

［**例6.14**］　某地2009年120名6岁健康男童胸围均数为55.47cm，标准差为2.23cm，求其标准误。

按公式（6－22）计算，得标准误为：

$$s_{\bar{x}} = \frac{s}{\sqrt{n}} = \frac{2.23}{\sqrt{120}} = 0.2(cm)$$

（二）t分布

1. t分布的概念　为了应用方便，若某随机变量x服从总体均数为μ、总体标准差为σ的正态分布N（μ，σ^2），则通过正态变量x采用$u=\frac{x-\mu}{\sigma}$变换，将一般的正态分布N（μ，σ^2）变换为标准正态分布N（0，1）。同理，若样本含量为n的样本均数，服从总体均数为μ，总体标准差为$\sigma_{\bar{x}}$的正态分布N（μ，$\sigma_{\bar{x}}^2$），那么也可将正态变量$\bar{x}$采用u变换

$$u = \frac{\bar{x}-\mu}{\sigma_{\bar{x}}} \qquad \text{公式(6-23)}$$

将一般正态分布N（μ，$\sigma_{\bar{x}}{}^2$）变换为标准正态分布N（0，1），即u分布。实际工作中$\sigma_{\bar{x}}$往往是用$s_{\bar{x}}$来估计，这时对正态变量$\bar{x}$采用的不是u变换而是t变换，即

$$t = \frac{\bar{x}-\mu}{s_{\bar{x}}} = \frac{\bar{x}-\mu}{s/\sqrt{n}} \qquad \text{公式(6-24)}$$

从均数为μ，标准差为σ的正态总体中随机抽取样本含量为n的样本，计算出样本均数$\bar{x}$与其标准误$s_{\bar{x}}$，如果总体均数已知，那么每个样本可按公式（6－24）计算出相应的t值，则这些t值的频数分布称为t分布，可作成类似图6－1的直方图；当样本数无限增多，分组也无限增多时，就成如下的t分布曲线，见图6－5。

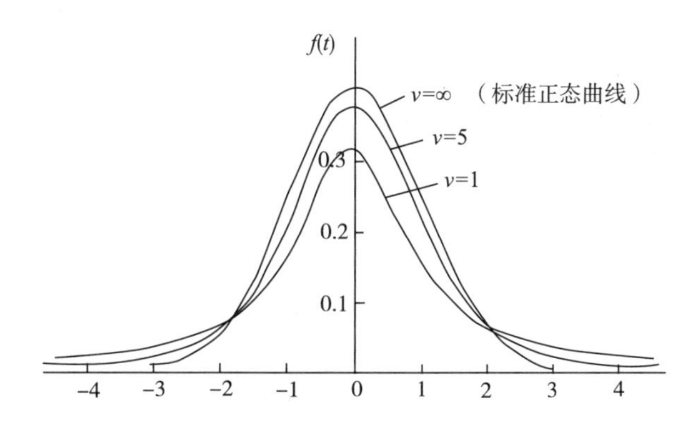

图6－5　不同自由度下的t分布曲线

2. t分布的特征　t分布曲线是一簇对称于0的单峰分布曲线；其形态变化与自由度v有关，自由度越小，曲线越扁平，曲线峰的高度低于标准正态曲线，尾部面积大于标准正态曲线尾部面积。随着自由度增大，t分布曲线逐渐逼近标准正态曲线，当自由度为无穷大

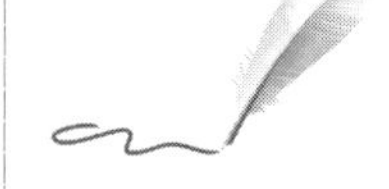

时，t 分布曲线和标准正态曲线完全吻合。当自由度确定后，t 分布曲线下双侧尾部面积 P 或单侧尾部面积 P 为指定 α 时，横轴上相应的 t 界值，记作 $t_{\alpha,\upsilon}$。为了方便使用，统计学家已编成在不同自由度 υ 和不同 α 时的界值表。

（三）总体均数的估计

用样本统计量来估计总体指标称为参数估计，是统计推断的一个重要方面。参数估计可以有两种方法。

1. 点估计（point estimation） 如在服从正态分布的总体中随机抽取样本，可以用样本均数 $\bar{x}$ 估计总体均数 μ，样本标准差 s 估计总体标准差 σ。这种估计方法简单易行，但未考虑抽样误差。实际上只要是抽样研究，抽样误差是不可避免的，这样抽取不同的样本可得不同的 $\bar{x}$，因而就可能得到不同的总体均数的估计值。

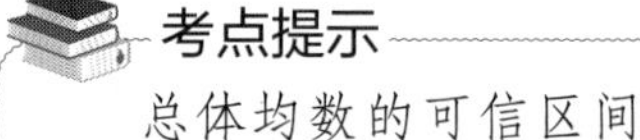

总体均数的可信区间及其估计方法（概念、计算及含义）。

2. 区间估计（interval estimation） 按一定概率估计总体均数所在范围，又称可信区间（confidence interval，CI）的这种估计方法称为区间估计。也就是说，当随机抽取样本后，在考虑抽样误差存在时，用样本均数估计总体均数的可能范围。统计学上通常用95%和99%的概率估计总体均数所在范围，也称之为95%可信区间（95% CI）和99%可信区间（99% CI）。计算公式如下：

（1）当 $n \geqslant 50$ 时，运用 u 分布规律估计总体均数（μ）的区间

$$95\%\ \text{CI}:(\bar{x}-1.96S\bar{x},\bar{x}+1.96S\bar{x})，简写(\bar{x}\pm1.96S\bar{x}) \qquad 公式(6-25)$$

$$99\%\ \text{CI}:(\bar{x}-2.58S\bar{x},\bar{x}+2.58S\bar{x})，简写(\bar{x}\pm2.58S\bar{x}) \qquad 公式(6-26)$$

［例6.15］ 例6.1资料已知某地2009年120名6岁健康男童胸围 $\bar{x}=55.47\text{cm}$，$s=2.23\text{cm}$，试估计该地6岁健康男童胸围总体均数95%可信区间。

本例中 $n=120$，$\bar{x}=55.47\text{cm}$，$s=2.2\ 3\text{cm}$，$s_{\bar{x}}=2.23/\sqrt{120}$。按公式（6-25）计算得

$(55.47-1.96\times2.23/\sqrt{120}，55.47+1.96\times2.23/\sqrt{120}) = (55.1，55.9)$

即该地6岁健康男童胸围总体均数95%可信区间为55.1～55.9cm。

这里55.1称为可信区间的下限，55.9为可信区间的上限，简称为可信限（confidence limit，CL），它们是两个点值。可信区间是以上下可信限为界限的范围。

（2）当 $n<50$ 时，运用 t 分布规律估计总体均数（μ）的区间

$$95\%\ \text{CI}:(\bar{x}-t_{0.05,\upsilon}s_{\bar{x}},\bar{x}+t_{0.05,\upsilon}s_{\bar{x}})，简写(\bar{x}\pm t_{0.05,\upsilon}s_{\bar{x}}) \qquad 公式(6-27)$$

$$99\%\ \text{CI}:(\bar{x}-t_{0.01,\upsilon}s_{\bar{x}},\bar{x}+t_{0.01,\upsilon}s_{\bar{x}})，简写(\bar{x}\pm t_{0.01,\upsilon}s_{\bar{x}}) \qquad 公式(6-28)$$

式中，$t_{0.05,\upsilon}$ 与 $t_{0.01,\upsilon}$ 是按双侧 P 值为0.05与0.01，自由度 $\upsilon=n-1$ 时对应的 t 界值。

［例6.16］ 例6.2资料随机抽取某地6名6岁健康男童，测得该样本的胸围均数为54.77cm，标准差为1.78cm，问该地健康男童胸围总体均数的95%可信区间是多少？

本例中 $\upsilon=n-1=5$，$\alpha=0.05$（双侧）查附表2得 $t_{0.05,5}=2.571$，按公式（6-27）计算得

$$(54.77-2.571\times1.78/\sqrt{6},54.77+2.571\times1.78/\sqrt{6}) = (52.9，56.6)$$

即该地6岁健康男童胸围总体均数95%可信区间为52.9～56.6cm。

（四）均数的假设检验

1. 假设检验的概念及基本思路　在实际工作中遇到样本均数与总体均数间或样本均数与样本均数间不相等时，要考虑两种可能。①两者来自同一总体，差别是由抽样误差所致（H_0）。②两者来自不同总体，差别是由抽样误差及本质差别所致（H_1）。假设检验（hypothesis testing）是统计推断的重要内容之一，亦称“显著性检验（test of statistical significance）”，是用来判断样本与样本，样本与总体的差异是由抽样误差引起还是本质差别造成的统计推断方法。

假设检验的基本原理是根据研究目的先对总体的参数或分布作出某种假设，再用适当的统计方法根据样本对总体提供的信息，推断此假设应当拒绝或不拒绝。假设检验推断过程所依据的是小概率事件原理，即发生概率很小（通常是指 $P \leq 0.05$）的随机事件，在一次抽样中是几乎不可能发生的。

2. 假设检验的一般步骤　下面以例6.17样本均数 $\bar{x}$ 与已知总体均数 μ_0 比较的假设检验为例，介绍假设检验的基本步骤。

［**例6.17**］　通过以往大规模调查，已知某地一般新生儿的头围均数为34.50cm，为研究某矿区新生儿的发育状况，现从该地某矿区随机抽取新生儿40人，测得其头围均数为33.89cm，标准差为1.99cm。问该矿区新生儿的头围总体均数与一般新生儿头围总体均数是否不同？

（1）建立检验假设，确定检验水准　假设检验的假设有两种。

1）无效假设（null hypothesis），符号为 H_0，假设两总体均数相等（$\mu = \mu_0$），即样本均数 $\bar{x}$ 所代表的总体均数 μ 与已知的总体均数 μ_0 相等。$\bar{x}$ 和 μ_0 差别仅仅由抽样误差所致。

2）备择假设（alternative hypothesis），符号为 H_1，假设两总体均数不相等（$\mu \neq \mu_0$），即样本均数 $\bar{x}$ 所代表的总体均数 μ 与已知的总体均数 μ_0 不相等。$\bar{x}$ 和 μ_0 差别由抽样误差和本质差别所致。

这里还有双侧检验和单侧检验之分，需根据研究目的和专业知识而定。①若目的是推断两总体是否不等（即是否 $\mu \neq \mu_0$），并不关心 $\mu > \mu_0$ 还是 $\mu < \mu_0$，应用双侧检验，$H_0: \mu = \mu_0$，$H_1: \mu \neq \mu_0$。②若从专业知识已知不会出现 $\mu < \mu_0$（或已知不会出现 $\mu > \mu_0$），或目的是推断是否 $\mu > \mu_0$（或 $\mu < \mu_0$），则用单侧检验，$H_0: \mu = \mu_0$，$H_1: \mu > \mu_0$（或 $\mu < \mu_0$）。一般认为双侧检验较为稳妥，故较常用。本例中，

$H_0: \mu = \mu_0 = 34.50\text{cm}$　即该矿区新生儿的头围与当地一般新生儿头围均数相同

$H_1: \mu \neq \mu_0$　即该矿区新生儿的头围与当地一般新生儿头围均数不同

检验水准（size of a test）亦称显著性水准（significance level），符号为 α，是指本次假设检验设定的小概率事件的概率标准。亦是假设检验时发生第一类错误的概率。α 常取0.05或0.01。本例中取 $\alpha = 0.05$。

（2）选定检验方法和计算统计量　根据研究设计的类型、资料类型及分析目的选用适当的检验方法。如配对设计的两样本均数比较，选用配对 t 检验；完全随机设计的两样本均数比较，选用 u 检验（大样本时）或 t 检验（小样本时）等。

不同的检验方法有不同的检验假设以及不同的公式。根据公式计算现有样本统计量，如 t 值、u 值等。本例中，

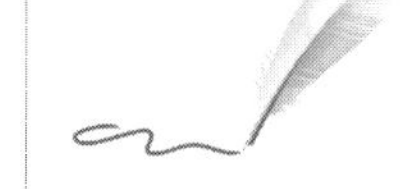

$$t = \frac{|\bar{x} - \mu_0|}{s_{\bar{x}}} = \frac{|33.89 - 34.50|}{1.99/\sqrt{40}} = 1.94$$

（3）确定 P 值，做出推断结论　用算得的统计量与相应的界值作比较，确定 P 值。P 值是指在由 H_0 所规定的总体中随机抽样，获得等于及大于（或等于及小于）现有统计量的概率。本例中，按自由度 $\upsilon = 40 - 1 = 39$，双侧 $P = 0.05$ 时，查 t 界值表（附表 2）得 $t_{0.05,39} = 2.023$。因为 $t = 1.94 < 2.023$，所以 $P > 0.05$。

将获得的概率 P 值与检验水准比较做出拒绝或不拒绝 H_0 的统计结论。若 $P \leqslant \alpha$，按照所取的检验水准，则结论为拒绝 H_0，接受 H_1，两者差异具有统计学意义；若 $P > \alpha$，按照所取的检验水准，则结论为不能拒绝 H_0，拒绝 H_1，两者差异无统计学意义。本例按 $\alpha = 0.05$ 的检验水准，$P > \alpha$，因此，不能拒绝 H_0，拒绝 H_1。根据现有资料尚不能认为矿区新生儿的头围总体均数与一般新生儿头围总体均数不同。

（五）均数的 t 检验和 u 检验

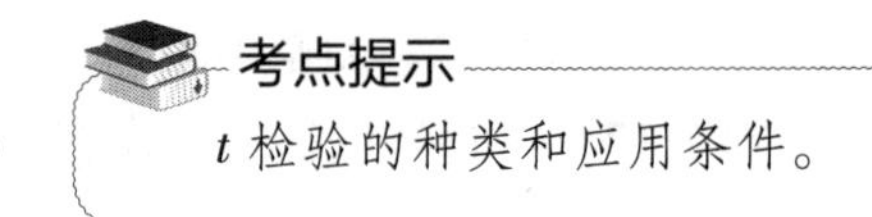

t 检验和 u 检验可用于样本均数与总体均数的比较以及两样本均数的比较。当样本含量较大（如 $n \geqslant 50$）时，可应用 u 检验；当样本含量较小（如 $n < 50$）时，应用 t 检验。但 t 检验要求样本来自正态分布总体，两小样本均数比较 t 检验时要求两总体方差齐。

1. t 检验　t 检验的应用条件：①样本含量较小（如 $n < 50$）；②样本来自正态分布总体；③总体标准差未知；④在作两个样本均数比较时，还要求两样本相应的总体方差相等，称为方差齐性。

（1）小样本（$n < 50$）均数与总体均数比较的 t 检验　这里的总体均数一般是指已知的理论值或大量观察而得到的稳定值，记作 μ_0，通过样本观测，推断样本所代表的未知总体均数 μ 与 μ_0 是否有差别，其检验统计量为：

$$t = \frac{|\bar{x} - \mu_0|}{s_{\bar{x}}} \qquad \text{公式(6-29)}$$

例 6.17 便是这种类型的 t 检验。

（2）配对设计数值变量资料的 t 检验　在医学研究中，常用配对设计。配对设计主要有 4 种情形：①同一受试对象处理前后的数据；②同一受试对象两个部位的数据；③同一样品用两种方法（仪器等）检验的结果；④配对的两个受试对象分别接受两种处理后的数据。情形①的目的是推断其处理有无作用；情形②、③、④的目的是推断两种处理（方法等）的结果有无差别。

[例 6.18]　为研究一种新药对女性血清胆固醇含量是否有影响，对同年龄的 20 名女性应用配对设计配成 10 对对子。每对中一个服用新药，另一个服用不含活性，但形态、颜色与新药相同的安慰剂，经一段时间后，测定血清胆固醇含量（mmol/L），结果见表 6-8，问：服新药与服安慰剂血清胆固醇含量有无差别？

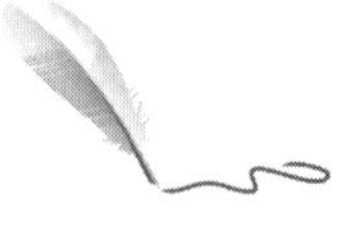

表 6-8　服新药组与服安慰剂组血清胆固醇含量（mmol/L）

配对号	服新药组	安慰剂组	差值 d
1	4.4	6.2	-1.8
2	5.0	5.2	-0.2
3	5.8	5.5	0.3
4	4.6	5.0	-0.4
5	4.9	4.4	0.5
6	4.8	5.4	-0.6
7	6.0	5.0	1.0
8	5.9	6.4	-0.5
9	4.3	5.8	-1.5
10	5.1	6.2	-1.1

首先计算服用新药与安慰剂女性血清胆固醇含量的差值 d，计算结果见表 6-8。如果服新药对血清胆固醇没有影响，则从理论上说，每个对子的血清胆固醇含量的差值 d 的总体均数 $\mu_d=0$，因此，将差值 d 作为变量值，将样本均数 $\bar{d}$ 与总体均数 $\mu_d=0$ 进行比较。检验统计量计算公式为：

$$t=\frac{|\bar{d}-0|}{s_d/\sqrt{n}}=\frac{|\bar{d}|}{s_d/\sqrt{n}} \quad \text{公式(6-30)}$$

检验步骤如下：

1）建立检验假设，确定检验水准。

$H_0:\mu_d=0$　即新药对女性血清胆固醇含量无影响。

$H_1:\mu_d\neq 0$　即新药对女性血清胆固醇含量有影响。

$\alpha=0.05$

2）选择检验方法并计算统计量：将 $n=10$，$\bar{d}=-0.43$，$s_d=0.882$ 代入公式（6-30）

$$t=\frac{|\bar{d}|}{s_d/\sqrt{n}}=\frac{|-0.43|}{0.882/\sqrt{10}}=1.542$$

3）确定 P 值，做出推断结论：本例自由度 $v=n-1=9$，查附表 2，t 界值，双侧时，$t_{0.05,9}=2.262$；因为 $1.542<2.262$，所以 $P>0.05$。

按 $\alpha=0.05$ 水准，不能拒绝 H_0，拒绝 H_1，根据现有资料还不能认为服用该新药对女性血清胆醇含量有影响。

［**例 6.19**］　用简便法和常规法分别对 12 份人尿进行尿铅含量测定，所得结果见表 6-9。问：根据现有资料能否说明两种方法检测结果不同？

表 6-9　两法测定 12 份尿铅含量的结果

样品号	尿铅含量（μmol/L）		
	简便法	常规法	差值（d）
1	3.05	2.80	0.25
2	3.76	3.04	0.72
3	2.75	1.88	0.87
4	3.23	3.43	-0.20

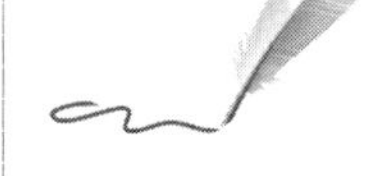

续表

样品号	尿铅含量（μmol/L）		
	简便法	常规法	差值（d）
5	3.67	3.81	-0.14
6	4.49	4.00	0.49
7	5.16	4.44	0.72
8	5.45	5.41	0.04
9	2.06	1.24	0.82
10	1.64	1.83	-0.19
11	2.55	1.45	1.10
12	1.23	0.92	0.31

检验步骤如下：

1）建立检验假设，确定检验水准。

$H_0: \mu_d = 0$　即两种方法测定的结果相同。

$H_1: \mu_d \neq 0$　即两种方法测定的结果不同。

$\alpha = 0.05$

2）选择检验方法并计算统计量：将 $n = 12$，$\bar{d} = 0.399$，$s_d = 0.453$ 代入公式（6－30）

$$t = \frac{|\bar{d}|}{s_d / \sqrt{n}} = \frac{|0.399|}{0.453 / \sqrt{12}} = 3.051$$

3）确定 P 值，做出推断结论：本例自由度 $\upsilon = n - 1 = 11$，查附表 2，t 界值，双侧时，$t_{0.05,11} = 2.201$；因为 $3.051 > 2.201$，所以 $P < 0.05$。

按 $\alpha = 0.05$ 水准，拒绝 H_0，接受 H_1，两种方法测量结果的差别具有统计学意义，可以认为两种方法测定的结果不同，即简便法测量结果高于常规法。

（3）成组设计的两小样本均数比较的 t 检验　在医学研究中，成组设计主要有两种情形。①分别从两个总体中随机抽取样本，观察某变量值；②将受试对象完全随机地分配到两个不同的处理组中去，观察某变量值。对两组独立样本均数作比较，因而称为成组比较。目的是推断两组样本各自所属总体的总体均数 μ_1 和 μ_2 是否有差别，所应用的检验统计量 t 按公式（6－31）计算

$$t = \frac{|\bar{x}_1 - \bar{x}_2|}{s_{\bar{x}_1 - \bar{x}_2}} = \frac{|\bar{x}_1 - \bar{x}_2|}{\sqrt{s_c^2\left(\frac{1}{n_1} + + \frac{1}{n_2}\right)}} \qquad \text{公式(6－31)}$$

公式（6－31）服从自由度 $\upsilon = n_1 + n_2 - 2$ 的 t 分布。式中 n_1 和 n_2 分别为两样本含量，$\bar{x}_1$ 和 $\bar{x}_2$ 分别表示两样本均数，s_c^2 为两样本的合并方差。

$$\text{其中 } s_c^2 = \frac{\sum x_1^2 - (\sum x_1)^2/n_1 + \sum x_2^2 - (\sum x_2)^2/n_2}{n_1 + n_2 - 2} \qquad \text{公式(6－32)}$$

公式（6－32）可用于已知两样本观测值原始资料时，计算 s_c^2；当两个样本标准差 s_1 和 s_2 已知时，则合并方差 s_c^2 为：

$$s_c^2 = \frac{(n_1 - 1)s_1^2 + (n_2 - 1)s_2^2}{n_1 + n_2 - 2} \qquad \text{公式(6－33)}$$

［例 6.20］　为比较治疗组和对照组的肺表面活性物质在治疗新生儿呼吸窘迫综合征患儿过程中的作用是否不同，某医生在对 30 名患儿治疗后 48 小时测得 PaO_2资料见表 6－10。问：治疗后 48 小时，两组的 PaO_2是否不同？

表 6－10　两组患儿 PaO_2（kpa）比较

分组	例数	均数	标准差
治疗组	15	12.55	0.33
对照组	15	9.72	2.03

检验步骤如下：

1）建立检验假设，确定检验水准。

$H_0: \mu_1 = \mu_2$　即治疗组与对照组的 PaO_2相同。

$H_1: \mu_1 \neq \mu_2$　即治疗组与对照组的 PaO_2不同。

$\alpha = 0.05$

2）选择检验方法并计算统计量：将 $n_1 = 15$，$n_2 = 15$，$\bar{x}_1 = 12.55$，$\bar{x}_2 = 9.75$，$s_1 = 0.33$，$s_2 = 2.03$ 代入公式（6－33），算得合并方差

$$s_c^2 = \frac{(n_1 - 1)s_1^2 + (n_2 - 1)s_2^2}{n_1 + n_2 - 2} = \frac{(15-1) \times 0.33^2 + (15-1) \times 2.03^2}{15 + 15 - 2} = 2.1149$$

再将以上各项统计量代入公式（6－31）

$$t = \frac{|\overline{x_1} - \overline{x_2}|}{\sqrt{s_c^2\left(\frac{1}{n_1} + + \frac{1}{n_2}\right)}} = \frac{|12.55 - 9.75|}{\sqrt{2.1149^2 \times (\frac{1}{15} + \frac{1}{15})}} = 3.626$$

3）确定 P 值，做出推断结论。本例自由度 $v = n_1 + n_2 - 2 = 28$，查附表 2，t 界值，双侧时，$t_{0.05,28} = 2.048$；因为 $3.263 > 2.048$，所以 $P < 0.05$。

按 $\alpha = 0.05$ 水准，拒绝 H_0，接受 H_1，可以认为治疗组与对照组的 PaO_2不同；即治疗组的肺表面活性物质在治疗新生儿呼吸窘迫综合征过程中的作用优于对照组。

2. *u* 检验　当样本含量均较大（如 $n \geqslant 50$）时，根据中心极限定理，即使总体分布偏离正态，其样本均数仍近似正态分布，故可用 u 检验。所应用的检验统计量 u 值的计算公式：

样本均数与已知总体均数比较的 u 检验：

$$u = \frac{|\bar{x} - \mu_0|}{s_{\bar{x}}} = \frac{|\bar{x} - \mu_0|}{s/\sqrt{n}} \qquad \text{公式(6－34)}$$

两样本均数比较的 u 检验：

$$u = \frac{|\overline{x_1} - \overline{x_2}|}{s_{\bar{x}_1 - \bar{x}_2}} = \frac{|\overline{x_1} - \overline{x_2}|}{\sqrt{\frac{s_1^2}{n_1} + \frac{s_2^2}{n_2}}} \qquad \text{公式(6－35)}$$

（1）大样本（$n \geqslant 50$）均数与总体均数比较的 u 检验

［例 6.21］　已知正常成年男子血红蛋白均值为 140g/L，今随机调查某厂成年男子 60 人，测得其血红蛋白均值为 125g/L，标准差 15g/L。问：该厂成年男子血红蛋白均值与一般成年男子是否不同？

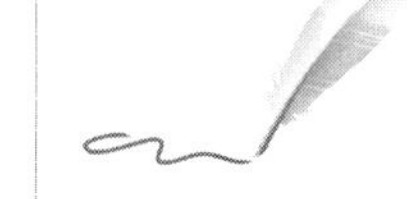

检验步骤如下:

1）建立检验假设，确定检验水准。

$H_0: \mu_1 = \mu_0 = 140g/L$　即该厂成年男子血红蛋白均值与一般成年男子相同。

$H_1: \mu_1 \neq \mu_0$　即该厂成年男子血红蛋白均值与一般成年男子不同。

$\alpha = 0.05$

2）选择检验方法并计算统计量：将 $n = 60$，$\bar{x} = 125$，$s = 15$，$\mu_0 = 140$ 代入公式（6-34），

$$u = \frac{|\bar{x} - \mu_0|}{s/\sqrt{n}} = \frac{|125 - 140|}{15/\sqrt{60}} = 7.746$$

3）确定 P 值，做出推断结论：因为 $7.746 > 1.96$，所以 $P < 0.05$。

按 $\alpha = 0.05$ 水准，拒绝 H_0，接受 H_1，可以认为该厂成年男子血红蛋白均值与一般成年男子不同，该厂成年男子血红蛋白均值低于一般成年男子。

（2）成组设计的两个大样本均数比较的 u 检验

[**例 6.22**]　某医生研究了正常人与高血压患者血胆固醇含量（mg/dl）的资料见表6-11。问：两组血胆固醇含量有无差别?

表 6-11　正常人与高血压患者血胆固醇含量（mg/dl）

	例数	均数	标准差
正常人	506	180.6	34.2
高血压患者	142	223.6	45.8

检验步骤如下:

1）建立检验假设，确定检验水准。

$H_0: \mu_1 = \mu_2$　即正常人与高血压患者血胆固醇含量无差别。

$H_1: \mu_1 \neq \mu_2$　即正常人与高血压患者血胆固醇含量有差别。

$\alpha = 0.05$

2）选择检验方法并计算统计量：将 $n_1 = 506$，$n_2 = 142$，$\bar{x}_1 = 180.6$，$\bar{x}_2 = 223.6$，$s_1 = 34.2$，$s_2 = 45.8$ 代入公式（6-35）

$$u = \frac{|\bar{x}_1 - \bar{x}_2|}{\sqrt{\frac{s_1^2}{n_1} + \frac{s_2^2}{n_2}}} = \frac{|180.6 - 223.6|}{\sqrt{\frac{34.2^2}{506} + \frac{45.8^2}{142}}} = 10.403$$

3）确定 P 值：因为 $u = 10.403 > 1.96$，所以 $P < 0.05$。

4）判断结论：按 $\alpha = 0.05$ 水准，拒绝 H_0，接受 H_1，可以认为正常人与高血压患者血胆固醇含量有差别，高血压患者血胆固醇含量高于正常人。

（六）假设检验的两类错误

由于假设检验所做的推断结论是概率性质的，因此不是百分之百正确，有可能产生两种错误，见表 6-12 。

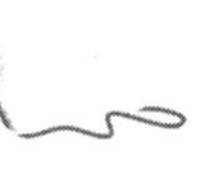

第一类错误（type Ⅰ error）又称为Ⅰ型错误。当 $P \leq \alpha$ 时，拒绝了实际上成立的 H_0，这种弃真的错误称为Ⅰ型错误。其概率大小即检验水准 α。假设检验时可根据研究目的来确定其大小，一般取 $\alpha = 0.05$，当拒绝 H_0 时则理论上 100 次检验中平均有 5 次发生这样的

错误。

第二类错误（type Ⅱ error）又称为Ⅱ型错误。当 $P > \alpha$ 时，接受了实际上不成立的 H_0，这类取伪的错误称为第二类错误。第二类错误的概率用 β 表示，β 的大小很难确切估计。当样本例数固定时，α 愈小，β 愈大；反之，α 愈大，β 愈小。因而可通过选定 α 控制 β 大小。要同时减小 α 和 β，唯有增加样本例数。统计上将 $1-\beta$ 称为检验效能或把握度（power of a test），即两个总体确有差别存在，而以 α 为检验水准，假设检验能发现它们有差别的能力。实际工作中应权衡两类错误中哪一个重要，以选择检验水准的大小。

表 6－12　假设检验的两类错误

客观实际	假设检验结论	
	拒绝 H_0，接受 H_1	不拒绝 H_0，拒绝 H_1
H_0 成立	Ⅰ型错误 α	推断正确 $1-\alpha$
H_0 不成立即 H_1 成立	推断正确 $1-\beta$	Ⅱ型错误 β

两类错误的概率以及大小变化关系见图 6－6。

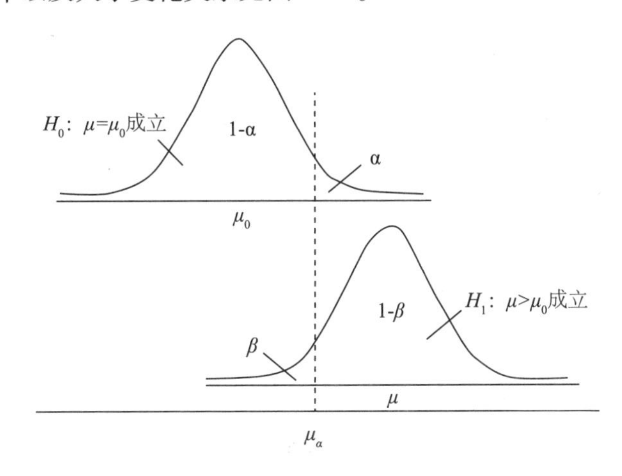

图 6－6　Ⅰ型错误与Ⅱ型错误关系示意图（以单侧检验为例）

（七）假设检验的注意事项

1. 严密的抽样研究设计是假设检验的前提　对所比较的资料必须是从同质总体中随机抽取的，目的是使样本具有代表性和均衡可比性。也就是除比较的主要因素（如一组为 A 药，另一组为 B 药）外，其他可能影响结果的有关因素（如年龄、性别、病情等）都尽可能一致。这就要求医学研究应有严密的研究设计才能得出有意义的统计结论和有价值的专业结论。

2. 根据资料正确选用假设检验方法　应根据统计资料特点、设计方案、样本含量大小及研究目的选用合适的假设检验方法。例如，数值变量资料为两组小样本均数比较时要用 t 检验；数值变量资料为两组大样本均数比较时要用 u 检验；多组均数比较时要用方差分析（F 检验）；配对设计数值变量资料比较时用 t 检验。两组均数比较 t 检验，还要求两个样本所代表的正态总体方差齐性，否则不能用 t 检验而应选另外的检验方法等。

3. 统计结论的正确表述　在做统计指标的假设检验时，如果检验结果有统计意义，习惯上称为差别有显著性。它是指当随机抽样，由样本信息计算检验统计量，获得这样大或更大的统计量值的可能性很小，因而拒绝 H_0。这里回答是否接受或拒绝检验假设而不回答

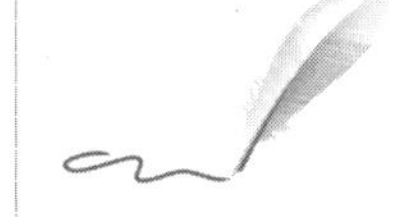

实际比较的样本所代表的总体指标差别有多大。例如，当随机抽样的样本例数很大时，即使所比较的样本均数相差不大，但 t 检验结果 P 值会很小。统计检验结果拒绝 H_0，差别有显著性。但不应误解为两均数相差很大，不能理解为医学上有显著的价值；反之，不拒绝 H_0，习惯上称为差异无显著性，但不应误解为相差不大或无差别。因此，应注意实际差别大小与统计意义的区别。

4. 假设检验结论的正确性是以概率为保证的 所有统计的假设检验都是概率性质的。因此，在作推论时都有可能犯错误。当计算出统计量的 P 值接近第一类错误 α 时，下结论应尤其慎重。因为取同一检验水准，就现有样本不拒绝 H_0，但增加样本例数后，抽样误差减小，有可能拒绝 H_0。

5. 正确选择单侧检验与双侧检验 在作假设检验时，应事先根据专业知识和问题的要求在设计时确定采用单侧检验还是双侧检验。不能在计算检验统计量后才主观确定。对同一资料检验时，有可能双侧检验无统计意义而单侧有统计意义。这是因为单侧检验比双侧检验更易得到差别有统计意义的结论。因此，当我们报告结论时，应列出所采用的是单侧检验还是双侧检验、检验方法、检验水准和 P 值的确切范围，然后结合专业做出结论。

第三节　分类变量资料的统计分析

分类变量资料是将观察单位按属性或类别分组然后清点每组个数所得的资料。调查或实验研究中清点分类变量资料得到的数据称为绝对数（absolute number），表示事物的实际水平，是统计分析的基础。但绝对数的大小受基数多少的影响。例如，甲乙两地某病流行，甲地发病 1500 人，乙地发病 1200 人，我们不能据此判断甲地流行严重。因为要比较两地发病的严重程度，需要考虑两地的人口数。已知甲地人口为 50 000 人，乙地人口为 30 000 人，则：

$$\text{甲地某病发病率} = \frac{1500}{50000} \times 100\% = 3\%$$

$$\text{乙地某病发病率} = \frac{1200}{30000} \times 100\% = 4\%$$

可见乙地发病比甲地严重，这就使我们对两地发病情况有了更深入的了解。这个发病率就是相对数（relative number）。在实际工作中把绝对数和相对数结合使用，有助于表示事物出现的程度，彼此比较，认识事物本质。

一、分类变量资料的统计描述

（一）常用相对数

扫码“看一看”

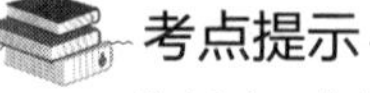

考点提示

常用相对数：率、构成比和相对比（概念、计算及含义）。

1. 率（rate） 又称频率指标。表示在一定条件下，某现象实际发生的单位数与可能发生该现象的观察单位总数之比，用以说明某现象发生的频率或强度。常用百分率（%）、千分率（‰）、万分率（1/万）、十万分率（1/10 万）等表示。其计算公式为：

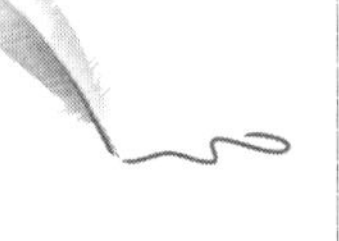

$$率 = \frac{某现象实际发生的观察单位数}{可能发生该现象的观察单位总数} \times k \qquad 公式(6-36)$$

式中，k 为比例基数，其取值主要依据习惯，使计算结果至少保留一至两位整数。

[例 6.23]　某市 1999 年对特殊行业人群进行艾滋病病毒抗体检测，检测人数为 126 380 人，艾滋病病毒抗体阳性例数为 87 人，计算检出率。则：

$$某市 1999 年艾滋病病毒检出率 = \frac{87}{126380} \times 10^5/10 万 = 68.84/10 万$$

2. 构成比（constituent ratio）　又称构成指标。表示某一事物内部各组成部分所占的比重，常以百分数表示，故又称为百分比。其计算公式为：

$$构成比 = \frac{事物内部某一组成部分的观察单位数}{同一事物各组成部分的观察单位总数} \times 100\% \qquad 公式(6-37)$$

构成比有两个特点。①构成比之和等于 100% 或 1，因此计算时应注意对小数部分作必要的调整，使其等于 100% 或 1。②由于构成比之和为 100%，故各构成比之间是相互制约的，其比重增减各有影响。

3. 相对比（relative ratio）　又称比。是两个有关指标之比，说明一个指标是另外一个指标的几倍或百分之几，它是相对数的最简单形式。其计算公式为：

$$相对比 = \frac{甲指标}{乙指标}(或 \times 100\%) \qquad 公式(6-38)$$

甲乙两个指标可以是绝对数，也可以是相对数或平均数。相比较的两个指标可能性质相同，如冠心病死亡率的性别比等于男性冠心病死亡率与女性冠心病死亡率之比；也可以性质不相同，如小鼠肝重与体重之比。在计算相对比时，计算结果可以用百分数或倍数表示。例如，我国第四次人口普查，男性人数为 581 820 407，女性人数为 548 690 231；男女性别比例 = 男/女 = 581820407/548690231 = 1.0604（106.04%），也可写作 106.04∶100（习惯上性别比例常以女性人口数 100 为基数）。

[例 6.24]　某年调查某地恶性肿瘤死亡情况见表 6-13。试计算：①各年龄组恶性肿瘤死亡所占比重；②各年龄组恶性肿瘤死亡率；③各年龄组与“0～”组恶性肿瘤死亡之比。

表 6-13　某地各年龄组恶性肿瘤死亡情况

年龄（岁）(1)	人口数 (2)	恶性肿瘤死亡人数 (3)	构成比（%）(4)	死亡率（1/10 万）(5)	相对比 (6)
0～	82 920	4	4.44	4.82	—
20～	46 639	12	13.33	25.73	3.0
40～	28 161	42	46.67	149.14	10.5
60～	9 370	32	35.56	341.52	8.0
合计	167 090	90	100.00	53.86	—

表 6-13 中第（4）栏是由第（3）栏各年龄组对应的数据与该栏总数按公式（6-37）计算出来的，如“0～”组恶性肿瘤占恶性肿瘤死亡总数的比重为：

$$4/90 \times 100\% = 4.44\%$$

依次可求出其他年龄组所占比重。

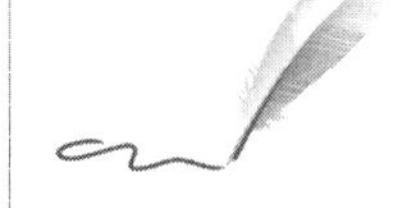

表6－13中第（5）栏是由第（3）栏与相应的第（2）栏按公式（6－36）计算所得，如0～岁组恶性肿瘤死亡人数为4，人口数为82920，则“0～”组恶性肿瘤死亡率＝$4/82920\times10^5/10$万＝4.82/10万。

表6－13中第（6）栏中“20～”组与“0～”组的恶性肿瘤死亡数相对比＝12/4＝3，即“20～”组恶性肿瘤死亡数是“0～”组的3倍。

（二）应用相对数的注意事项

相对数计算简单，但应用时应注意以下几点。

1. 计算相对数时分母不宜过小 计算相对数时，如果分母过小，则相对数不稳定，容易造成误解。如服用某新药治疗高血压患者，3例中有2例治疗效果明显，即认为该新药的有效率为67%，显然是不可靠的，此时最好用绝对数表示。

2. 资料分析时不能以构成比代替率 率是说明某现象发生的频率或强度，构成比是说明某事物内部各组成部分所占的比重或分布，两者有着本质的不同。因此，在资料分析中，不能以构成比代替率。

见表6－14中某地各年龄组妇女宫颈癌普查资料，从第（4）列患者构成比看，“50～”组患者的比重最高，但不能认为该组的患病最严重。若要了解究竟哪个年龄组的患病危险最大，则必须计算各年龄组患病率。从各年龄组的患病率可以看出，宫颈癌的患病率随年龄增长而增高，“60～”组患病率最高，因此该组患宫颈癌的危险最大。尽管该地60岁以上的妇女患病率最高，但由于该年龄组检查人数最少，致使该年龄段的患者人数较少，所占患者数的比重也较小。

表6－14 某地各年龄组妇女宫颈癌患病情况统计

年龄（岁） （1）	检查人数 （2）	患者数 （3）	患者构成比（%） （4）	患病率（1/万） （5）
<30	126 987	4	1.4	0.3
30～	96 676	30	10.5	3.1
40～	63 458	89	31.2	14.0
50～	25 234	101	35.4	40.0
60～	5927	61	21.5	102.9
合计	318 282	285	100.0	9.0

3. 资料对比应注意其可比性 对多个率或构成比进行比较时，要注意可比性，即除研究因素外，其他的重要影响因素应尽可能相同或相近。通常应注意以下两点：①观察对象同质、研究方法相同、观察时间相等，其他非研究因素尽可能一致。②资料的内部构成是否相同。若两组资料内部构成不同时，应分组计算频率指标进行比较或进行率的标准化后再作比较。例如，某医生用甲、乙两种疗法治疗某种疾病，治疗效果见表6－15，甲、乙两种疗法的有效率均为66.7%，因而做出甲、乙两种疗法治疗效果一样的结论。但如果分性别比较却发现乙法的疗效要好于甲法的疗效，之所以出现这种矛盾的现象，是由于男性和女性在甲、乙两组中的构成比不同造成的。因此，对这种资料中两个率的比较，可按男性和女性分别进行比较，也可计算标准化率进行比较。

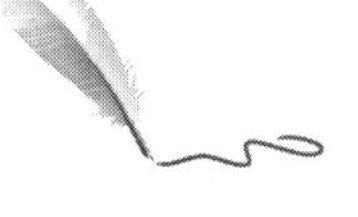

表 6-15　甲、乙两种疗法对某疾病的治疗效果比较

性别	甲法			乙法		
	治疗人数	有效人数	有效率（%）	治疗人数	有效人数	有效率（%）
男性	50	25	50.0	100	60	60.0
女性	100	75	75.0	50	40	80.0
合计	150	100	66.7	150	100	66.7

4. 对样本率或构成比的比较应作假设检验　与均数的抽样研究一样，样本率或构成比也存在抽样误差。因此，进行样本率或构成比的比较时，不能仅凭数值表面大小作结论，亦应做差别的显著性检验。

二、分类变量资料的统计推断

（一）率的抽样误差与总体率的估计

样本的率或构成比也有抽样误差，通过估计抽样误差的大小可以推断总体率或构成比。

1. 率的标准误　在总体率一定的总体中，随机抽取观察数相等的多个样本，样本率与总体率、各样本率之间往往会有差异，这种差异被称作率的抽样误差。率的抽样误差用率的标准误（standard error of rate）表示，计算公式为：

考点提示
率的抽样误差和率的标准误（概念、计算及含义）。

$$\sigma_p = \sqrt{\frac{\pi(1-\pi)}{n}} \qquad \text{公式(6-39)}$$

式中，σ_p 为率的标准误；π 为总体率；n 为样本含量。

在实际工作中，由于总体率 π 很难知道，常用样本率 p 来代替，故公式 6-39 变为 6-40。

$$S_p = \sqrt{\frac{p(1-p)}{n}} \qquad \text{公式(6-40)}$$

式中，S_p 为率的标准误的估计值；p 为样本率；n 为样本含量。

［例 6.25］　某血液中心对 2196 名无偿献血者进行 HBsAg 检查，结果有 138 人检出 HBsAg 阳性，阳性率 6.28%，试求 HBsAg 阳性率的标准误。

本例中 $n=2196$，$p=0.0628$，$1-p=0.9372$

$$S_p = \sqrt{\frac{0.0628 \times 0.9372}{2196}} = 0.0052 = 0.52\%$$

率的标准误是描述率的抽样误差大小的指标。率的标准误越小，说明率的抽样误差越小，表示样本率与总体率较接近，用样本率代表总体率的可靠性越大；反之，率的标准误越大，说明率的抽样误差越大，表示样本率与总体率相距较远，用样本率代表总体率的可靠性越小。

2. 总体率的估计　由于总体率常常是未知的，需要由样本率估计总体率。又由于样本率与总体率之间存在着抽样误差，所以可根据样本率及率的标准误来估计总体率所在的范围，即总体率的可信区间。根据样本含量 n 和样本率 p 的大小不同，可以采用下列两种方法。

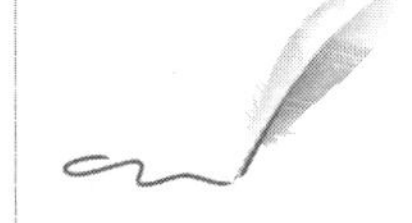

（1）查表法　当样本含量 n 较小（如 $n \leqslant 50$），且样本率 p 接近 0 或 1 时，可查百分率的可信区间表（附表 3），求得总体率的可信区间。

> **考点提示**
> 总体率的可信区间和估计方法（概念、计算及含义）。

［例 6.26］　某校医调查用眼广播操矫治近视眼的情况，在 25 名患有近视眼的学生中，其中 4 人近期有效，试问该法近期有效率 95% 和 99% 的可信区间各为多少？

查附表 3，在 $n=25$ 和 $x=4$ 的相交处，得该法近期有效率 95% 的可信区间 5% ~36%，99% 的可信区间为 3% ~42%。

附表 3 中，x 值只列出 $x \leqslant n/2$ 部分，当 $x > n/2$ 时不能在表中直接查到，应以 $n-x$ 值查表，然后从 100 中减去查得的数值，即为所求的可信区间。

（2）正态近似法　当样本含量 n 足够大，且样本率 p 和（$1-p$）均不太小，如 np 和 $n(1-p)$ 均 $\geqslant 5$ 时，样本率的分布近似正态分布，则总体率的可信区间按下列公式估计。

$$(p-u_{\alpha}S_p, p+u_{\alpha}S_p)\text{，缩写为 } p \pm u_{\alpha}S_p \qquad \text{公式}(6-41)$$

式中，p 为样本率；S_p 为率的标准误；u_{α} 为标准正态分布中概率为 α 的界限值。求 95% 可信区间用 1.96，求 99% 可信区间用 2.58。

根据以上公式可知：

$$\text{总体率的 95\% 可信区间为：}(p-1.96S_p, p+1.96S_p) \qquad \text{公式}(6-42)$$

$$\text{总体率的 99\% 可信区间为：}(p-2.58S_p, p+2.58S_p) \qquad \text{公式}(6-43)$$

例如，前述血液中心 HBsAg 阳性率的 95% 可信区间为：

$(0.0628-1.96\times0.0052，0.0628+1.96\times0.0052) = (5.26\%，7.30\%)$

（二）χ^2 检验

χ^2 检验（chi-square test）也称卡方检验，是一种用途较广的假设检验方法。用于推断两个或两个以上总体率（或构成比）之间有无差别，配对设计分类变量资料之间有无差别等。

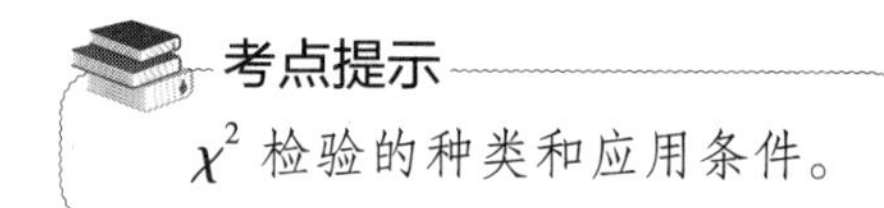

扫码“看一看”

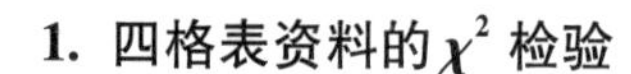
1. 四格表资料的 χ^2 检验

［例 6.27］　某医师用两种疗法治疗慢性支气管炎患者 118 例，治疗结果见表 6-16。问两种疗法对慢性支气管炎病人的治愈率是否不同？

表 6-16　两种疗法治疗慢性支气管炎治疗结果

组别	治愈人数	未愈人数	合计	治愈率（%）
甲疗法	52（40.76）*	13（24.24）	65	80.0
乙疗法	22（33.24）	31（19.76）	53	41.5
合计	74	44	118	62.7

注：* 括号内为理论数。

（1）χ^2 检验的基本思想

表 6-16 中

52	13
22	31

这 4 个格子的数据是整个表的基本数据，其余数据都是由这 4

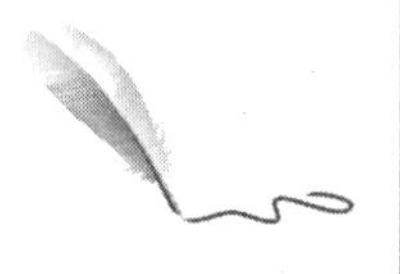

个基本数据推算出来的，这种资料称为四格表（fourfold table）资料。

卡方检验需计算检验统计量χ^2值，其基本公式为：

$$\chi^2 = \sum \frac{(A - T)^2}{T} \qquad \text{公式(6-44)}$$

式中，A为实际频数，如例6.27中两组疗法治疗结果中实际治愈和未愈的例数，即四格表中的数据；T为理论频数，是根据无效假设推算出来的，表6-16中无效假设为两种疗法的治愈率相同，即都等于合计的治愈率62.7%（74/118）。据此，甲疗法治疗65人，理论上应该治愈$65 \times 62.7\% = 40.76$人，乙疗法治疗53人，理论上应该治愈$53 \times 62.7\% = 33.24$人。理论频数的计算公式为：

$$T_{RC} = \frac{n_R n_c}{n} \qquad \text{公式(6-45)}$$

式中，T_{RC}为第R（row）行、第C（column）列格子的理论频数；n_R为第R行的合计数；n_C为第C列的合计数；n为总例数。表6-16的理论频数如下：

$$T_{11} = \frac{74 \times 65}{118} = 40.76 \qquad T_{12} = \frac{44 \times 65}{118} = 24.24$$

$$T_{21} = \frac{74 \times 53}{118} = 33.24 \qquad T_{22} = \frac{44 \times 53}{118} = 19.76$$

由于四格表每行每列的合计都是固定的，四个理论频数中其中一个用公式6-45求出，其余三个理论频数可用同行合计或列合计数相减而求得。本例中

$$T_{11} = 40.76 \qquad T_{12} = 65 - 40.76 = 24.24$$

$$T_{21} = 74 - 40.76 = 33.24 \qquad T_{22} = 44 - 24.24 = 19.76$$

将计算的理论频数写入表6-16，从计算过程中我们可以看出，在四格表资料行合计和列合计固定的情况下，一个格子的数值确定下来之后，其他三个格子的数值也就确定下来。

将实际频数和理论频数代入公式6-44，即可计算出统计量χ^2值。由此可以看出，χ^2值反映了实际频数与理论频数的吻合程度。若无效假设H_0成立，则理论频数和实际频数相差不应太大，较大的χ^2值出现的概率较小，根据资料计算的χ^2值越大就越有理由拒绝无效假设H_0。

从公式6-44可以看出，χ^2值的大小除决定于（$A-T$）的差值外，与格子数也有关系（严格地说是自由度ν）。因为各格的$\frac{(A-T)^2}{T}$都是正值，故格子数越多则自由度（ν）越大，χ^2值也会越大，只有排除了这种影响，χ^2值才能正确地反映实际频数与理论频数的吻合程度。所以由χ^2值确定P值时要考虑自由度的大小。自由度的计算公式为：

$$\nu = (\text{行数} - 1)(\text{列数} - 1) \qquad \text{公式(6-46)}$$

在同一自由度下，χ^2值越大，相应的概率P越小；χ^2值越小，相应的概率P越大。

（2）四格表资料χ^2检验的基本步骤

以例6.27资料为例：

1）建立检验假设，确定检验水准。

H_0: $\pi_1 = \pi_2$，即甲疗法与乙疗法治疗慢性支气管炎的治愈率相同。

H_1: $\pi_1 \neq \pi_2$，即甲疗法与乙疗法治疗慢性支气管炎的治愈率不同。

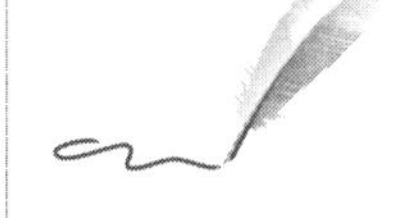

$\alpha = 0.05$

2）计算理论数和χ^2统计量：理论数前面已经算出，代入公式 6－44 得：

$$\chi^2 = \sum \frac{(A-T)^2}{T} = \frac{(52-40.76)^2}{40.76} + \frac{(13-24.24)^2}{24.24} + \frac{(22-33.24)^2}{33.24} + \frac{(31-19.76)^2}{19.76} = 18.50$$

3）确定 P 值，做出推断结论：本例自由度 $\nu = (2-1)(2-1) = 1$，查χ^2界值表（附表4），$\chi^2_{0.05,1} = 3.84$，本例$\chi^2 = 18.50$，故 $P < 0.05$，两样本率的差别有统计学意义。按 $\alpha = 0.05$ 的水准，拒绝 H_0，接受 H_1，可以认为甲乙两种疗法治疗慢性支气管炎的治疗效果不同，甲疗法治愈率高于乙疗法。

（3）四格表专用公式　对于上述只有四个基本数据的资料，还可以选用四格表资料χ^2检验专用公式进行计算χ^2值，省去计算理论频数的麻烦。其专用公式为：

$$\chi^2 = \frac{(ad-bc)^2 n}{(a+b)(c+d)(a+c)(b+d)} \qquad \text{公式(6-47)}$$

式中 a、b、c、d 分别为四格表中的四个实际频数，n 为总例数。仍用例 6.27 的资料，符号标记见表 6－17。

表 6－17　两种治疗方法治疗慢性支气管炎的疗效比较

组别	治愈人数	未愈人数	合计
甲疗法	52（a）	13（b）	65（a+b）
乙疗法	22（c）	31（d）	53（c+d）
合计	74（a+c）	44（b+d）	118（n）

将标有 a、b、c、d 的四个实际频数代入公式 6－47，得：

$$\chi^2 \frac{(52\times 31 - 13\times 22)^2 \times 118}{65\times 53\times 74\times 44} = 18.50$$

计算结果与公式 6－44 计算结果相同。

扫码“看一看”

（4）四格表资料χ^2值的校正　χ^2分布是连续型分布，而χ^2检验用于分类资料比较时，原始数据是不连续的，根据所得χ^2值用χ^2界值表确定 P 值时会有一定的误差。特别是对 $\nu = 1$ 的四格表资料，当 n 与 T 较小时，所得 P 值偏低。因而，若求出χ^2值在$\chi^2_{\alpha,\nu}$附近时，应作连续性校正。

一般认为四格表资料χ^2检验时，当 $1 \leqslant T < 5$，且 $n \geqslant 40$ 时，可用四格表的连续性校正公式；若四格表 $n < 40$，或有 $T < 1$ 时，可用四格表资料的确切概率法。

四格表资料χ^2值连续性校正的计算公式为：

$$\chi^2 = \sum \frac{(|A-T| - 0.5)^2}{T} \qquad \text{公式(6-48)}$$

$$\chi^2 = \frac{(|ad-bc| - n/2)^2 n}{(a+b)(c+d)(a+c)(b+d)} \qquad \text{公式(6-49)}$$

公式 6－48 为基本公式的校正，公式 6－49 为四格表专用公式的校正。

[例 6.28]　用两种疗法（单纯化疗和复合化疗）治疗淋巴系肿瘤患者 40 例，缓解率结果见表 6－18，问两种疗法的缓解率差别有无统计学意义？

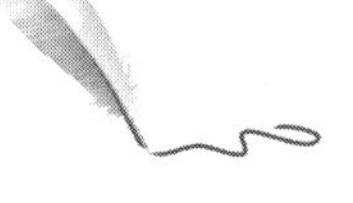

表 6－18　两种疗法缓解率的比较

组别	缓解	未缓解	合计
单纯化疗	2（4.8）	10（7.2）	12
复合化疗	14（11.2）	14（16.8）	28
合计	16	24	40

检验步骤如下：

1）建立检验假设，确定检验水准。

H_0：$\pi_1 = \pi_2$，即两种疗法的缓解率无差别。

H_1：$\pi_1 \neq \pi_2$，即两种疗法的缓解率有差别。

$\alpha = 0.05$

2）计算理论数和χ^2值：按公式 6－45 计算理论值 T，列于表 6－18 的括号内。有一个格子 $1 < T < 5$，且 $n = 40$，故需对χ^2值作校正。

按公式 6－49 得：

$$\chi^2 = \frac{(|ad - bc| - n/2)^2 n}{(a+b)(c+d)(a+c)(b+d)} = \frac{(|2 \times 14 - 10 \times 14| - 40/2)^2 \times 40}{12 \times 28 \times 16 \times 24} = 2.624$$

3）确定 P 值，做出推断结论：$\nu = 1$，查χ^2界值表（附表4），得$\chi^2_{0.05,1} = 3.84$，今$\chi^2 = 2.624 < \chi^2_{0.05,1}$，$P > 0.05$，差别无统计学意义。按 $\alpha = 0.05$ 水准，尚不能拒绝 H_0，可以认为两种疗法的缓解率无差别。

本例若不进行连续性校正，则$\chi^2 = 3.89$，$P < 0.05$，就会作出差别有统计学意义的推论了，可见未校正的 P 值偏低。

2. 行×列表资料的χ^2检验　行×列表资料是指有两个以上比较的组，记录的观察结果也可有两个或两个以上。当行和（或）列大于 2 时，统称行×列表或 $R \times C$ 表。行×列表资料的χ^2检验（χ^2test for $R \times C$ table）可用于多个总体率（或构成比）的比较。

扫码“看一看”

四格表只有 2 行、2 列，是行×列表的简单形式，行×列表的基本思想仍可用χ^2检验的基本公式 6－44 说明，为计算方便，可用行×列表资料的专用公式 6－50 计算χ^2值，公式 6－44 和公式 6－50 完全等价。

$$\chi^2 = n\left(\sum \frac{A^2}{n_R n_c} - 1\right) \qquad \text{公式(6－50)}$$

式中，n 为总例数；A 为每个格子的实际频数；n_R、n_C 分别为 A 值对应的行合计和列合计。

（1）多个总体率的比较

［例 6.29］　某医院住院患者不同季节呼吸道感染情况见表 6－19，问不同季节呼吸道感染率有无差别？

表 6－19　不同季节呼吸道感染率比较

季节	感染人数	未感染人数	合计	感染率（%）
春	12	699	711	1.69
夏	12	666	678	1.77
秋	29	665	694	4.18

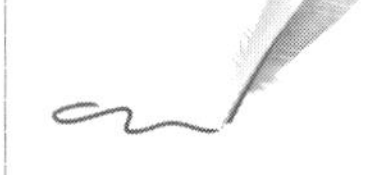

续表

季节	感染人数	未感染人数	合计	感染率（%）
冬	35	717	752	4.65
合计	88	2 747	2 835	3.10

检验步骤如下：

1）建立检验假设，确定检验水准。

H_0：不同季节的呼吸道感染率相同。

H_1：不同季节的呼吸道感染率不同或不全相同。

$\alpha = 0.05$

2）计算检验统计量χ^2值：代入公式6－50，得：

$$\chi^2 = 2835\left(\frac{12^2}{711 \times 88} + \frac{699^2}{711 \times 2747} + \frac{12^2}{678 \times 88} + \frac{666^2}{678 \times 2747} + \frac{29^2}{694 \times 88} + \frac{665^2}{694 \times 2747} + \frac{35^2}{752 \times 88} + \frac{717^2}{752 \times 2747} - 1\right) = 17.43$$

$\nu =$（行数－1）（列数 －1） ＝（4－1）（2－1） ＝3

3）确定P值，做出推断结论：查χ^2界值表（附表4），$\chi^2_{0.05,3} = 7.81$，今$\chi^2 = 17.43 > \chi^2_{0.05,3}$，得$P < 0.05$，差别有统计学意义。按$\alpha = 0.05$水准，拒绝$H_0$，接受$H_1$，故可以认为不同季节的呼吸道感染率不同或不全相同。

（2）多个总体构成比的比较

［例6.30］ 有学者对我国南、北方鼻咽癌患者（按籍贯）的病理组织学分类构成进行了研究，结果见表6－20。问：我国南、北方鼻咽癌患者的病理组织学分类的构成比是否不同？

表6－20 我国南、北方鼻咽癌患者病理组织学分类

组别	淋巴上皮癌	未分化癌	鳞癌	其他	合计
南方	71	6	16	18	111
北方	89	18	22	51	180
合计	160	24	38	69	291

检验步骤如下：

1）建立检验假设，确定检验水准。

H_0：南、北方鼻咽癌患者病理组织学分类的构成比相同。

H_1：南、北方鼻咽癌患者病理组织学分类的构成比不同或不全相同。

$\alpha = 0.05$

2）计算统计量χ^2值

$$\chi^2 = 291 \times \left(\frac{71^2}{111 \times 160} + \frac{6^2}{111 \times 24} + \frac{16^2}{111 \times 38} + \frac{18^2}{111 \times 69} + \frac{89^2}{180 \times 160} + \frac{18^2}{180 \times 24} + \frac{22^2}{180 \times 38} + \frac{51^2}{180 \times 69} - 1\right) = 8.89$$

3）确定P值，做出推断结论：$\nu =$（2－1）(4－1） ＝3，查χ^2界值表（附录4），

$\chi^2_{0.05,3}=7.81$，本例$\chi^2=8.89$，$\chi^2>\chi^2_{0.05,3}$，$P<0.05$，差别有统计学意义。按 $\alpha=0.05$ 水准，拒绝 H_0，接受 H_1，故可以认为我国南、北方鼻咽癌患者病理组织学分类的构成比不同或不全相同。

（3）行×列表资料进行χ^2 检验的注意事项

1）行×列表资料进行χ^2 检验时一般要求理论频数不宜太小，否则将会导致分析的偏性，要求不能有 1/5 以上格子的理论频数小于 5，或者不能有 1 个格子的理论频数小于 1。

2）若理论频数太小，解决的办法一般有两种：①最好是通过增加观察例数，扩大样本含量以增大理论频数。②从专业上如果允许，可将太小的理论频数所在的行或列的实际频数与性质相邻的行或列的实际频数合并，如按年龄分组可以合并，但按性质分组（如职业、血型等）资料则不能合并，只有增加样本含量。

当多个总体率或构成比进行比较的χ^2 检验时，如果假设检验的结果是拒绝无效假设 H_0，只能认为各总体率或构成比之间总的来说有差别，但不能推论为它们之间都有差别，或者任意两个总体间都有差别，如果想说明某两组间是否有差别，则需要进行两两比较。

扫码“看一看”

3. 配对资料的 χ^2 检验　计数资料也可设计成配对资料，将每一实验对象分别给予两种不同的处理。

［例 6.31］　两种方法检测类风湿关节炎患者 55 例，两种方法分别为免疫比浊法（ITA）与乳胶凝集试验（LAT）法检测其类风湿因子（RF），结果见表 6－21。问：两种方法检测效果有无差别？

表 6－21　两种方法检测 RF 结果比较

ITA	LAT		合计
	+	－	
+	31（a）	12（b）	43
－	1（c）	11（d）	12
合计	32	33	55

注：“＋”为阳性，“－”为阴性。

本例是以每份样本作为受试对象，分别接受两种方法检测，观察结果是两种检测方法的检出情况，所以属于配对计数资料，可以作两种检测方法的差别比较。

由表 6－21 中可见有 4 种结果：两种方法检测都阳性（a），两种检测方法都为阴性（d），这是结果相同的部分，实际频数与理论频数相同，对$\chi^2_{值}$ 大小没有影响；ITA 检测阳性、LAT 检测阴性（b），ITA 检测结果为阴性、LAT 检测结果为阳性（c），这是结果不相同的部分。我们的目的就是判断两种方法检出率有无差别，所以仅考虑检测结果不一致的（b）和（c）就可以。

配对四格表资料的χ^2 检验，若 $b+c>40$ 时，计算公式如下：

$$\chi^2=\frac{(b-c)^2}{b+c},\ \nu=1 \qquad 公式(6-51)$$

若 $b+c\leqslant 40$ 时，则采用配对四格表资料的χ^2 检验的校正公式：

$$\chi^2=\frac{(|b-c|-1)^2}{b+c},\ \nu=1 \qquad 公式(6-52)$$

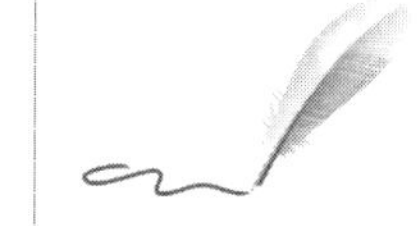

检验步骤如下：

（1）建立检验假设，确定检验水准

H_0: $b=c$，即两总体检出阳性率相同。

H_1: $b \neq c$，即两总体检出阳性率不同。

$\alpha=0.05$

（2）计算统计量χ^2值　已知$b=12$，$c=1$，$b+c=13<40$，代入公式6－52得

$$\chi^2=\frac{(|b-c|-1)^2}{b+c}=\frac{(|12-1|-1)^2}{12+1}=7.69$$

（3）确定P值，做出推断结论　$\nu=1$，查χ^2界值表（附表4），得$\chi^2_{0.05,1}=3.84$，$\chi^2=7.69>\chi^2_{0.05,1}$，$P<0.05$，差别有统计学意义。按$\alpha=0.05$水准，拒绝$H_0$，接受$H_1$，可以认为两种检测方法检测效果有差别，免疫比浊法检出阳性率高于乳胶凝集试验。

［例6.32］　某研究组为比较甲、乙两种方法检查乳腺癌的灵敏度，用两种方法检查已确诊的乳腺癌患者120名，检查结果见表6－22。问：甲、乙两种检查方法哪个更好？

表6－22　甲、乙两种方法检查结果比较

甲方法	乙方法		合计
	+	－	
+	42（a）	18（b）	60
－	30（c）	30（d）	60
合计	72	48	120

检验步骤如下：

（1）建立假设，确定检验水准

H_0：$b=c$，即甲、乙两种检查方法总体阳性率相同。

H_1：$b \neq c$，即甲、乙两种检查方法总体阳性率不同。

$\alpha=0.05$

（2）计算统计量χ^2值　已知$b=18$，$c=30$，$b+c=48>40$，故代入公式6－51得

$$\chi^2=\frac{(b-c)^2}{b+c}=\frac{(18-30)^2}{18+30}=3.00$$

（3）确定P值，做出推断结论　查χ^2界值表（附表4），$\chi^2_{0.05,1}=3.84>\chi^2=3.00$，$P>0.05$，差别无统计学意义。按$\alpha=0.05$水准，不拒绝$H_0$，故尚不能认为两种检查方法的检出率有差别。

第四节　统计表与统计图

统计表与统计图是统计描述的重要工具。统计表（statistical table）是将统计资料和结果用表格的形式列出，目的是简洁、清晰、直观，便于计算、分析和对比。统计图（statistical graph）是把数据资料以图的形式表达，使统计资料更形象、更直观易懂，同时利用点、线、面等各种几何图形直观地反映出事物间的数量关系，更易于比较和理解。但由于统计

图只能提供粗略的情况，不便做进一步的分析，必要时可附统计表。

一、统计表

（一）统计表的基本结构与制表要求

统计表主要由标题、标目（包括横标目、纵标目）、线条、数字和备注构成，见表6－23。

表6－23　某年某地男、女 HBsAg 阳性率

性别	调查数	阳性数	阳性率（%）
男	4538	323	7.12
女	4485	172	3.84
合计	9023	495	5.49

统计表编制，首先表的中心内容要重点突出，一张表一般以表达一个中心问题为宜；其次要主谓分明，层次清楚；最后数据要表达规范。具体要求如下。

1. 标题　是统计表的总称，应写在表上端中间的位置，简明扼要的说明表的主要内容，包括时间、地点、研究内容等。如资料有多张统计表时，应在标题前加上序号，如表1、表2等。

2. 标目　用来说明表内数字含义的，标目有横标目与纵标目之分，必要时可以设总标目。横标目位于表的左侧，说明各横行数字的含义，在表中做主语，表明被研究的事物，如表6－23中“男”“女”。纵标目位于标目线的上端，说明各纵列数字的含义，一般是绝对数或统计量，并注明计量单位，在表中做谓语，表明被研究事物的各统计指标，如表6－23中“调查人数”“阳性人数”“阳性率（%）”。标目要文字简明，有单位的标目要注明单位，统计学符号使用要尽量规范。

3. 线条　线条应简洁，一般采用“三线表”的格式，即顶线、标目线和底线，根据内容需要可在表内适当附加1～2条细线。顶线和底线将表格与文章的其他部分开，纵标目下横线将标目的文字区与表格的数字分开。

4. 数字　用阿拉伯数字表示，同一指标的数字其小数位数一致、位次对齐。表内不留空项，数字为零时用“0”表示，无数字时用“—”表示，暂缺或未记录用“…”表示。

5. 备注　表中数据区中一般不插入文字或其他说明，需要说明的用“*”号或其他符号标出，并将说明的内容写在表格的下方。

（二）统计表的种类

1. 简单表　只有一个层次，只按一个特征或标志分组的统计表称为简单表，见表6－23。

2. 复合表　按两个或两个以上特征或标志结合起来分组的统计表称为复合表或组合表。见表6－24，将年龄和性别两个标志结合起来分组，可以分析不同年龄、性别乙型肝炎病毒表面抗原的阳性率。

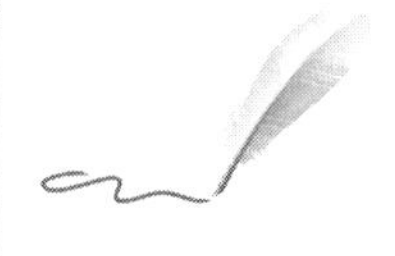

表6-24　某年某地不同年龄、性别 HBsAg 阳性率

年龄组（岁）	男			女		
	调查人数	阳性数	阳性率（%）	调查人数	阳性数	阳性率（%）
<20	2138	152	7.11	2698	69	2.56
20～	745	53	7.11	603	34	5.64
30～	562	55	9.79	548	47	8.58
40～	482	30	6.22	382	17	4.45
≥50	611	33	5.40	254	5	1.97
合计	4538	323	7.12	4485	172	3.84

二、统计图

（一）概述

统计图有许多种。医学研究工作中常用的统计图有：直条图、百分比条图和圆形图、线图、直方图等。要根据资料性质、分析的目的选用适当的统计图。统计图只能提供粗略的情况，不便做进一步的分析，必要时可附统计表。一个图通常只表达一个主题或内容。绘制图形应注意准确、美观、给人以清晰的印象。统计图一般由标题、图域、标目、图例和刻度5个部分组成。

1. 标题　简明扼要地说明统计图资料的时间、地点和主要内容，一般放在图下方。

2. 图域　为制图的空间，除圆图外，一般用直角坐标第一象限的位置或用长方形的框架来表示。

3. 标目　纵横两轴应有标目并注明度量单位。

4. 图例　表达不同事物和对象时，应用不同图案和颜色区别，并用图例加以说明，放在横标目与标题之间，也可以放在图域里。

5. 刻度　纵横两轴上的坐标。横轴尺度应自左而右，纵轴尺度应从下而上，刻度数值按从小到大的顺序。绘图时按统计指标数值的大小，适当选择坐标原点和刻度间隔。

（二）常用统计图

1. 直条图（bar graph）　是以等宽直条（柱）的长短来表示各自独立的指标数值的大小和它们之间的对比关系。绘制直条图横轴为基线，表示各分组；纵轴表示各分组相应的指标数值，纵轴尺度必须从0开始，各直条的宽度相等，间隔一般与直条等宽或为其一半。按分组因素有单式直条图（图6-7）、复式直条图（图6-8）两种。

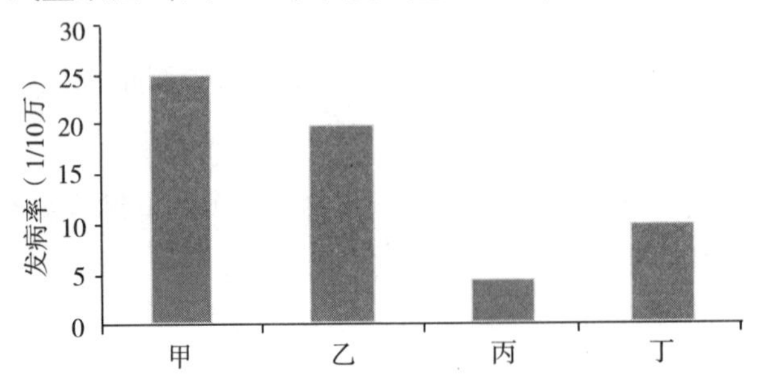

图6-7　某年某省四个地区某种传染病发病率比较

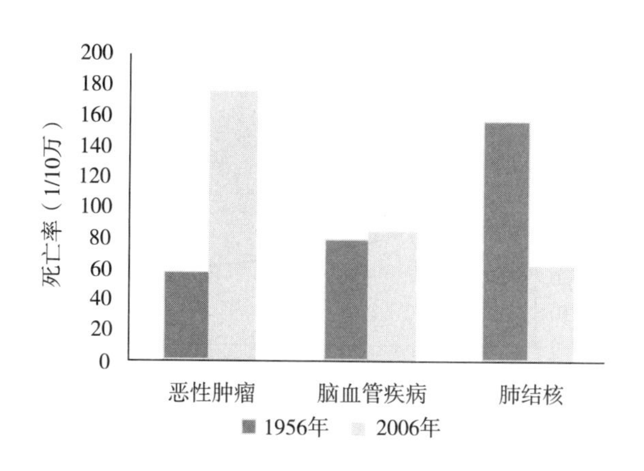

图6－8　某地1956年与2006年三种疾病死亡率比较

2. 构成图　常用于描述构成比资料。常用的有圆图（pie graph）和百分条图（percentage bar chart）。

圆图总面积为100%，圆内各扇形面积为各部分所占的百分比，用来表示事物各组成部分的构成比。绘制圆图时由于圆形的总面积（360°角）为100%，因此将各构成部分所占的百分数乘以360°即得各部分应占圆心角度数。一般以时钟12点或9点为起点，顺时针方向排列。不同的颜色或图案代表不同的部分，也可以简要注明文字和百分比。见图6－9。

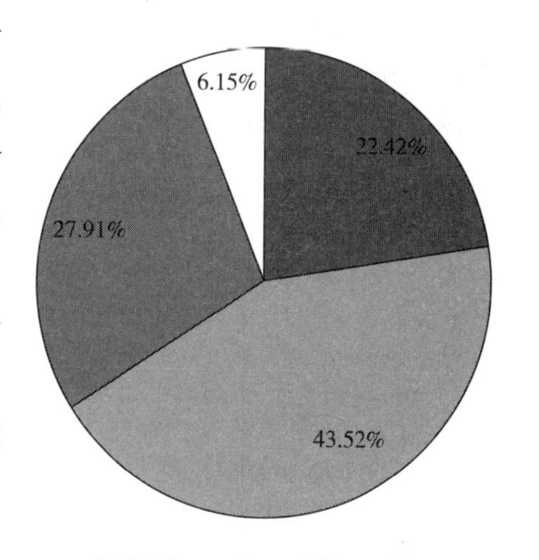

图6－9　复方猪胆胶囊治疗老年气管炎近期疗效比较

百分条图用矩形直条的长度表示100%，直条中各段的长度表示事物的构成情况，各部分用不同的图例表示。不同事物分层比较时，可绘制多个直条。见图6－10。

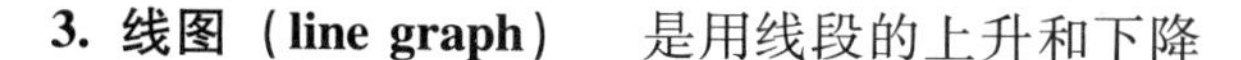

3. 线图（line graph）　是用线段的上升和下降

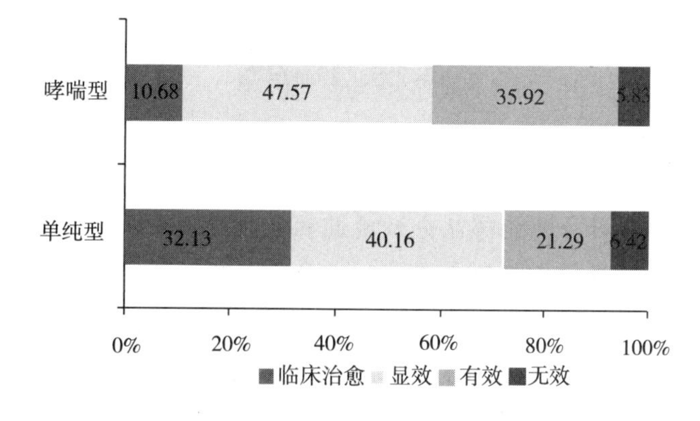

图6－10　复方猪胆胶囊治疗不同类型老年气管炎近期疗效比较

来表示某事物在时间上发展变化的趋势，或某现象随另一现象变化的趋势，适用于连续性资料。绘制线图通常纵坐标是统计指标，横坐标是时间变量。同时用线段依次将相邻的各点连接起来，不应将折线描成光滑曲线。线图中若只有一条折线称为单式线图；若有两条及以上

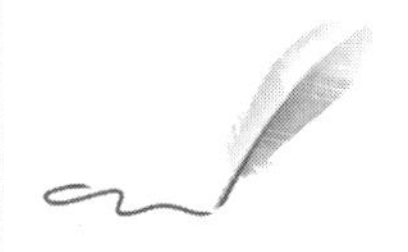

的线条时为复式线图，要用不同的颜色或线段加以区别，并用图例说明。见图 6－11。

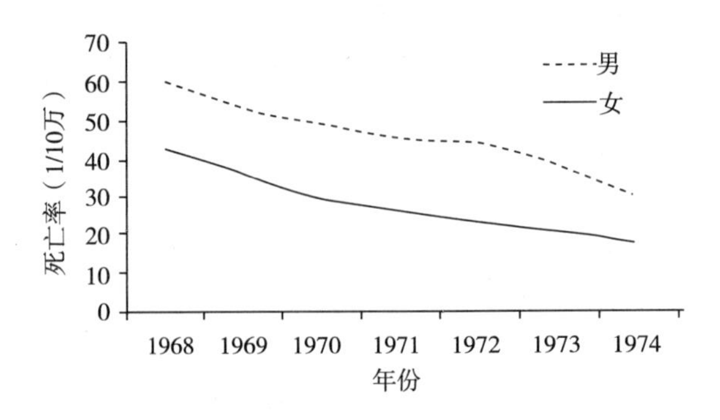

图 6－11　某地 1968—1974 年男、女结核病死亡率

4. 直方图（histogram）　是以各矩形的面积表示各组段的频数，各矩形面积总和代表频数的总和，适用于表示连续性变量的频数分布。绘制直方图时，纵轴刻度必须从“0”开始，横轴的刻度按实际范围制定。各矩形高度为频数或频率，宽度为组距，当组距相等时，矩形的高与频数成正比，如各组段组距不等时要调整成等距后在绘图。见图 6－12。

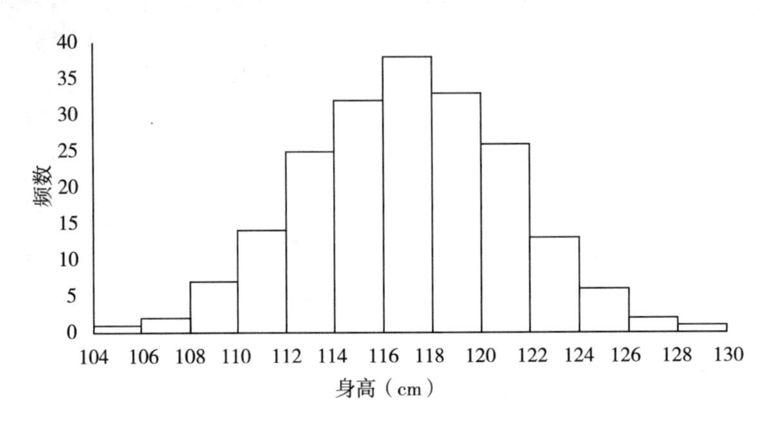

图 6－12　某年某地 200 名 6 岁男孩身高频数分布

本章小结

医学统计学是运用统计学的原理和方法对医学研究数据进行收集、整理、分析、推断的一门工具学科。通过统计分析能够从分散凌乱的数据资料中提取有价值的信息，发现医学现象的特征和规律。医学研究数据主要包括数值变量资料和分类变量资料两大类，其统计分析包括统计描述和统计推断。统计描述主要借助适当的统计指标与统计图表来反映数据（样本）的分布特征；统计推断则是用样本信息来推断总体特征，包括总体参数的估计和假设检验。不同类型的统计资料其统计描述指标和统计推断方法均不相同，需要掌握常用统计指标和统计方法的应用条件及注意事项并加以区分。

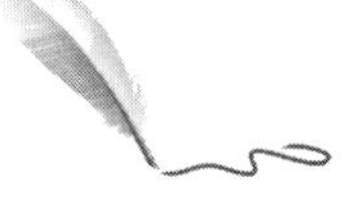

一、选择题

【A1/A2 型题】

1. 下列关于概率的说法，错误的是
   A. 通常用 P 表示
   B. 用于描述随机事件发生的可能性大小
   C. 某事件发生的频率即概率
   D. 在实际工作中，概率常难以直接获得
   E. 某事件发生的概率 $P \leqslant 0.05$ 时，称为小概率事件
2. 用样本的信息推断总体，样本应该是
   A. 总体中的典型部分
   B. 总体中有意义的一部分
   C. 从总体中随便抽取的一部分
   D. 总体中有价值的一部分
   E. 从总体中随机抽取的一部分
3. 统计推断的两个方面为
   A. 点估计与区间估计
   B. 参数估计与假设检验
   C. 统计图表与假设检验
   D. 统计图表与参数估计
   E. 统计预测与统计控制
4. 频数分布集中位置偏向数值较小的一侧称为
   A. 偏态分布
   B. 不对称型分布
   C. 对称分布
   D. 正偏态分布
   E. 负偏态分布
5. 下列关于医学参考值范围的叙述，不正确的是
   A. 无疾病者的解剖、生理、生化等数据的波动范围
   B. 习惯以包含 95% 的观察值为界值
   C. 根据专业知识确定单侧范围或双侧范围
   D. 资料为正态分布时，可用正态分布法计算
   E. 资料为偏态分布时，可用百分位数法计算
6. 标准正态分布曲线下 90% 所对应的横轴尺度 Z 的范围是
   A. -1.645 到 1.645
   B. $-\infty$ 到 1.645
   C. $-\infty$ 到 2.58
   D. -1.96 到 1.96
   E. -2.58 到 $+\infty$
7. 变异系数是
   A. 描述计量资料平均水平的指标
   B. 描述计量资料绝对离散程度的指标
   C. 描述计量资料相对离散程度的指标
   D. 描述计数资料各部分构成的指标
   E. 描述计数资料平均水平的指标
8. 宜用均数和标准差进行统计描述的资料是

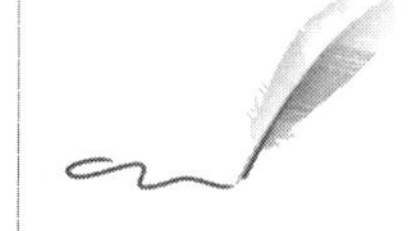

A. 正态分布资料　　B. 对数正态分布资料
C. 正偏态分布资料　　D. 负偏态分布资料
E. 两端无确切值的资料

9. 下列关于均数的标准误的叙述，错误的是
A. 是样本均数的标准差
B. 反映样本均数抽样误差大小
C. 与总体标准差成正比，与根号 n 成反比
D. 增加样本含量可以减少标准误
E. 其值越大，用样本均数估计总体均数的可靠性越好

10. 关于可信区间，正确的说法是
A. 可信区间是总体中大多数个体值的估计范围
B. 95% 可信区间比 99% 可信区间更好
C. 不管资料呈什么分布，总体均数的 95% 的可信区间计算公式是一致的
D. 可信区间也可用于回答假设检验的问题
E. 可信区间仅有双侧估计

11. 同类定量资料下列指标，反映样本均数对总体均数代表性的是
A. 四分位数间距　B. 标准误　C. 变异系数　D. 百分位数　E. 中位数

12. 比较两药疗效时，下列可作单侧检验的是
A. 已知 A 药与 B 药均有效　　B. 不知 A 药好还是 B 药好
C. 已知 A 药与 B 药差不多好　　D. 已知 A 药不会优于 B 药
E. 不知 A 药与 B 药是否有效

13. 有关假设检验，下列说法正确的是
A. 检验假设针对总体，而不是样本
B. 进行假设检验时，既可只写出 H_0 或 H_1，也可同时写出 H_0 和 H_1
C. H_0 为对立假设
D. H_0 的内容反映了检验的单双侧
E. 都需先计算出检验统计量后再获得 P 值

14. 假设检验中，P 与 α 的关系是
A. P 越大，α 越大　　B. P 越小，α 越大
C. 两者均需事先确定　　D. 两者均需通过计算确定
E. P 的大小与 α 无直接关系

15. 相对数指标分析中，说法正确的是
A. 加权平均率属构成指标
B. 标化率不反映某现象发生的实际水平
C. 率可反映某事物现象内部各组成部分的比重
D. 构成比反映某事物现象发生的强度
E. 相对比必须是同类指标之比

16. 说明某现象发生强度的指标为
A. 构成比　B. 相对比　C. 定基比　D. 环比　E. 率

17. 构成比之和为

A. 100%　　B. <100%　　C. >100%　　D. 不确定值　　E. 100

18. 欲计算 2006 年某地肝癌的发病率，其分母为 2006 年该地

A. 体检人数　　B. 肝癌患者人数

C. 肝炎患者人数　　D. 平均人口数

E. 平均就诊人数

19. 下列关于相对数表述正确的是

A. 治疗 2 人治愈 1 人，其治愈率为 50%

B. 构成比和率的作用是相同的

C. 几个组的率可直接相加求平均率

D. 内部构成比影响总率比较时要作率的标准化

E. 两个样本率不同，则其总体率亦一定不同

20. 多个样本率比较 χ^2 检验中，若 $P \leqslant \alpha$，拒绝 H_0，接受 H_1，所得的结论是

A. 多个样本率全相等　　B. 多个总体率全相等

C. 多个样本率不全相等　　D. 多个总体率不全相等

E. 多个总体率全不相等

21. 在四行三列表 χ^2 检验中，统计量 χ^2 的自由度等于

A. 12　　B. 3　　C. 4　　D. 11　　E. 6

22. 下列关于统计表制作的叙述，正确的是

A. 纵标目间用竖线分隔　　B. 横、纵标目用斜线分隔

C. 要求各种指标小数位数一致　　D. 一张表应包含尽量多的内容

E. 统计表通常包括标题、标目、线条、数字 4 部分

23. 若用图直观地表示某城市在 8 年中肝炎的发病率随时间的变化情况，宜选择

A. 散点图　　B. 普通线图　　C. 直条图　　D. 直方图　　E. 圆图

24. 百分条图表示各组成部分的百分构成比，其作用同于

A. 条图　　B. 线图　　C. 圆图　　D. 直方图　　E. 散点图

25. 若用图形表示儿童的身高和年龄间关系，宜绘制

A. 圆图　　B. 线图　　C. 条图　　D. 直方图　　E. 散点图

26. 一般不放在统计表中的项目为

A. 线条　　B. 横标目　　C. 纵标目　　D. 数字　　E. 备注

27. 若以成年男性血红蛋白低于 120g/L 为贫血的判断标准，调查某地成年男性 1000 人，记录每人是否患有贫血，结果有 19 名为贫血患者，981 名为非贫血患者，则该资料的类型为

A. 定量资料　　B. 二项分类资料

C. 有序多分类资料　　D. 无序多分类资料

E. 可看作定性资料，也可看作定量资料

28. 检查 9 个人的血型，其中 A 型 2 人，B 型 3 人，O 型 3 人，AB 型 1 人。其对应的变量类型是

A. 数值变量　　B. 9 项无序分类资料

C. 9 项有序分类资料　　D. 4 项无序分类资料

E. 4 项有序分类资料

29. 某项计量指标仅以过高为异常，且资料呈偏态分布，则其95%参考值范围为

A. $<P_{95}$　B. $>P_5$　C. $<P_{97.5}$　D. $P_{2.5}\sim P_{97.5}$　E. $P_5\sim P_{9.5}$

30. 为研究 A、B 两种试剂盒测量人体血液中氧化低密度脂蛋白含量（mmol/L）的差异，分别用两种试剂盒测量同一批检品（200 例），假设检验方法应选用

A. 成组 t 检验　B. 成组 u 检验

C. 两样本 χ^2 检验　D. 配对 t 检验

E. 配对 χ^2 检验

31. 某地健康人血清氯总体均数 $\mu_0=102$mmol/L，抽查 25 名呼吸性碱中毒患者血清氯均数 =112mmol/L，S =15mmol/L，呼吸性碱中毒患者和健康人有无差别的假设检验可用

A. t 检验　B. u 检验

C. 方差分析　D. χ^2 检验

E. 方差齐性检验

32. 欲用统计图比较 1994—2003 年城市和农村 3 岁以下儿童贫血患病率的变化趋势，选用何种统计图形最为合适

A. 条图　B. 半对数线图

C. 圆图　D. 直方图

E. 散点图

33. 研究者收集了某地两年 3 种疾病的死亡率（1/10 万），你认为描述资料适宜的统计图是

A. 散点图　B. 普通线图

C. 单式直条图　D. 直方图

E. 复式直条图

［A3/A4 型题］

（34～35 题共用备选答案）

A. 样本均数与总体均数比较的 t 检验

B. 配对 t 检验

C. 成组 t 检验

D. u 检验

E. χ^2 检验

34. 随机抽取甲地 15 名 9 岁女童与乙地 15 名 9 岁女童体重（kg），其均数比较的检验为

35. 随机抽取某年某市 15 名 9 岁女童体重（kg）均数，与 3 年前当地人口普查得到的 9 岁女童体重（kg）均数比较的检验为

扫码“练一练”

二、思考题

1. 常用相对数的指标有哪些？它们的意义和计算有何不同？

2. 可以用哪些方法解决理论频数过小的问题？

（孙　静　陈媛珍）

第七章　人群健康研究的流行病学方法

学习目标

1. **掌握**　流行病学的概念和研究方法；疾病分布常用的测量指标，疾病流行强度的描述指标；现况研究的概念和种类，抽样方法的分类及优缺点；病例对照研究、队列研究的基本原理，病例与对照的选择方法，OR 值和 RR 值的意义；实验性研究的特点及分类，临床试验的原则，筛检试验的概念和目的；疾病监测的概念、分类以及特点；疾病暴发的概念、类型以及暴发时间的推算。

2. **熟悉**　疾病三间分布的描述及影响因素；现况研究资料的整理、分析及结果的解释；病例对照研究和队列研究的实施步骤与优缺点；临床试验的分类，筛检试验的应用原则、条件；公共卫生监测的相关概念；暴发调查的步骤和方法。

3. **了解**　流行病学的发展简史；流行病学研究设计的基本内容；移民流行病学的概念及结果的判断；病例对照研究和队列研究样本含量的估计方法。

4. 学会开展流行病学调查的基本方法，并对调查结果做出合理的分析。

5. 具有进行流行病学调查研究和分析的基本能力。

随着科学生产力的不断发展，人类在面对疾病的时候分析问题、处理问题的基本思想和方法也在不断改变，这期间流行病学逐渐产生和发展起来。流行病学的思想萌芽起源于2000 多年以前，真正学科形成于 18 世纪末到 20 世纪初的 200 多年。流行病学在保持健康和促进健康方面发挥巨大的作用。随着人类健康理念及疾病谱的改变，流行病学的研究方法不断完善，应用领域越来越广，它逐渐成为现代医学的一个重要组成部分。

第一节　流行病学概述

案例讨论

[案例] 1854 年，伦敦暴发霍乱，10 天内夺去了 500 多人的生命。根据当时流行的观点，霍乱是经空气传播的。但是约翰・斯诺（John Snow）内科医师并不相信这种说法，他认为霍乱是经水传播的。斯诺用标点地图的方法研究了当地水井分布和霍乱患者分布之间的关系，发现在宽街（Broad Street，或译作布劳德大街）的一口水井供水范围内霍乱罹患率明显较高，最终凭此线索找到该次霍乱暴发的原因：一个被污染的水泵。人们把水泵的把手卸掉后不久，霍乱的发病率明显下降。

[讨论]

流行病学在控制霍乱发病率的过程中起到了什么作用？

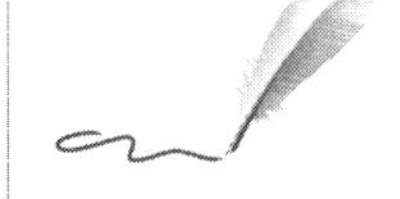

一、流行病学的概念与发展史

流行病学是研究人群中疾病与健康状况的分布以及其影响因素，并制定公共卫生措施以达到保持健康和促进健康目的的科学。

任何学科的形成都绝非一朝一夕的事情，流行病学也不例外。追溯流行病学的发展史，大致经历了萌芽期、形成期以及发展期三个阶段。

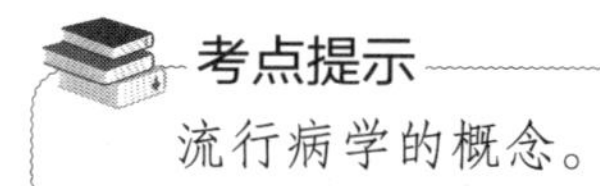

流行病学的概念。

（一）萌芽期

以人类出现文明史起到18世纪止，这一漫长的时期为流行病学的萌芽期。这期间流行病学学科没有完全形成，但一些相关的概念、思维以及采取的措施已经有了记载。

1. 国外方面 古希腊著名医师希波克拉底有著作《空气、水和地点》，最早提到了研究疾病需要考虑气候、土壤、水、生活方式的影响。因为黑死病的流行，15世纪意大利威尼斯出现了最早的海港检疫法规。

2. 国内方面 春秋战国时期，《黄帝内经》有记载“余闻五疫之至，皆相染易，无问大小，病状相似”“天有四时五行，以生长收藏，以生寒暑燥湿风”，是国内最早关于传染病及至疾病与自然因素、季节分布相关的描述。隋朝开设“疠人坊”，是早期有记载的传染病隔离实践。

（二）形成期

18世纪末到20世纪40年代为流行病学的形成期。这期间有数次大规模的传染病流行，让流行病学的诞生成了必然。这中间有以下几个标志性事件。

1. 1747年英国海军外科医生James Lind建立了一种坏血病病因假说。并进行对比治疗试验，开创了流行病学临床试验的先河。

2. 1796年英国医生Edward Jenner发明了接种牛痘以预防天花，为传染病的控制开创了主动免疫的先河。

3. 1848—1854年英国著名的内科医生John Snow针对伦敦霍乱的流行，创造性地使用了病例分布的标点地图法，发现霍乱的流行与饮用水相关，继而控制疾病的流行。这是早期流行病学现场调查、分析与控制的经典案例。

（三）发展期

自二十世纪四五十年代起至今，称为流行病学的发展期，可分为三个阶段。

1. 20世纪40年代—20世纪50年代 英国的Richard Doll和Austin Bradford Hill关于吸烟与肺癌关系的研究证实了吸烟是肺癌的主要危险因素。美国的Framingham Heart Study确定了心脏病、脑卒中和其他疾病的重要危险因素。这些研究也创造了慢性非传染性疾病的研究方法。

2. 20世纪60年代—20世纪80年代 这期间流行病学开始研究混杂、偏倚的区分，交互作用以及病例对照研究设计的实用性发展。

3. 20世纪90年代至今 流行病学开始与其他学科融合，它的应用领域逐渐扩大。这期间出现了分子流行病学，考虑疾病也开始从多个维度出发。

二、流行病学的用途

随着流行病学的快速发展，流行病学的用途也越来越广泛，并逐渐深入到医药卫生的各个领域。

（一）疾病预防和健康促进

传统上的疾病预防强调的是在疾病还没有发生之前采取措施，但近年来形成的三级预防的指导思想还强调疾病在发生后得到控制或者减少直到消除。三级预防的思想在传染病、寄生虫病以及慢性病的防治方面也有很好的体现。

在以往很多时候流行病学的侧重点都是疾病预防，但随着社会的发展，医学的理念也在逐渐发展，近些年越来越强调健康促进的概念。目前，在学术界也有健康流行病学出现。

（二）疾病的监测

在疾病的防治过程中，流行病学坚持长期地、系统地收集并分析疾病的资料，以了解疾病的流行趋势及其影响因素。疾病监测的范围包括传染病、非传染病及其他（如伤残或健康状态）。

（三）疾病病因和危险因素的研究

流行病学在研究疾病的病因和危险因素方面具有特殊的方法学意义和重要的实际意义。有些疾病的病因是单一的，如传染病中的麻疹；但有些疾病的病因较复杂，如慢性非传染性疾病就是由多种因素综合作用的结果，如高血压、血脂异常、肥胖和吸烟等均被认为是冠心病的危险因素。因此，流行病学的主要任务就是尽量阐明这些危险因素。有时，虽然真正的病因机制尚未完全被阐明，但针对诸多危险因素所采取的防治疾病的措施仍能收到很好的效果，这是流行病学应用中的一大特点。

（四）疾病的自然史

疾病从发生到结局有一个自然发展过程，如亚临床期、症状早期、症状明显期、症状缓解期和恢复期。通过流行病学方法研究人类疾病和健康的发展规律，可以用于疾病预防和健康促进。

（五）疾病防治的效果评价

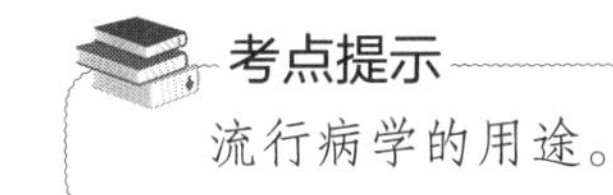

考点提示

流行病学的用途。

观察疫苗接种的效果、了解新药的安全性和有效性、评价社区干预项目、评价卫生工作或卫生措施的效果等，均需对是否降低了人群发病率，是否提高了治愈率和促进了健康水平进行流行病学研究观察。简而言之，只有人群中的结果才能最终说明人群中的问题。

三、流行病学的原理与研究方法

流行病学的基本原理包括：疾病与健康在人群中的分布，其中包括疾病的流行现象；疾病的发病过程，其中涵盖了机体的感染过程和传染病的流行过程；病因论，特别是多因论；人与环境的关系及疾病的生态学；疾病预防控制的原则和策略，其中包括疾病的三级预防；疾病发展的数学模型等。

（一）疾病分布论

疾病分布论指的是疾病事件（发病、患病、死亡）在什么时间、什么地点（空间）、哪些人群（人间）中发生以及发生的多少，在流行病学上称“三间分布”。疾病分布论是流行病学最基础的理论之一，通过对疾病分布情况的描述，可以进行病因分析，并对预防控制措施效果进行评价。

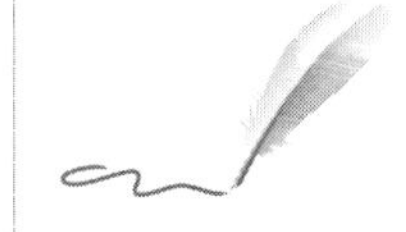

（二）疾病的发病过程

疾病的发生并不是一朝一夕的过程，机体由健康到疾病是一个连续的过程，在这个过程中受多种因素的影响，有一系列相互联系、相互依赖的机体疾病或健康标志发生。健康到疾病的发展见图7-1。

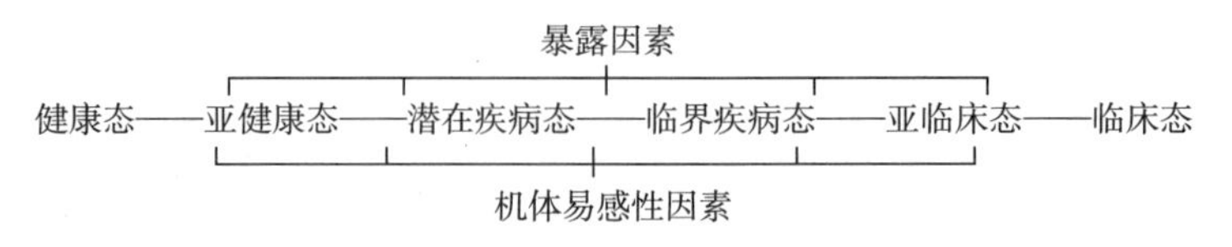

图7-1 健康到疾病的发展示意图

（三）病因论

随着医学模式从生物-医学模式到社会-心理-生物-医学模式的转变，流行病学也认为任何疾病的病因都不是单一的，而是多种因素综合作用的结果，是生物因素与社会因素以及心理因素共同作用的结果。

（四）疾病的生态学

流行病学认为疾病是宿主、动因和环境三大因素相互作用的结果，它的特点是将启动性必要病因从环境因素或宿主中分离出来成为动因，这是传染病病原体的遗留物，但对非传染病则很难确定什么是启动性必要病因。动因以前又称为致病因子或狭义的病因。见图7-2，流行病学三角。

将环境进一步分为生物、理化和社会环境，宿主还包括遗传内核，而动因不再单列。轮状模型见图7-3。轮状模型各部分的相对大小可随不同的疾病而有所变化。

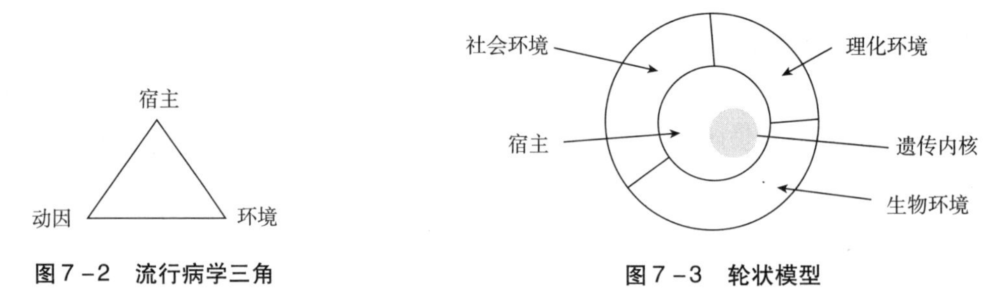

图7-2 流行病学三角

图7-3 轮状模型

（五）疾病的预防

疾病预防不仅研究疾病未发生之前减少危险因素的方法，而且还研究在疾病发生后如何阻止病情进一步发展和尽量减少疾病带来的严重后果所采取的一系列策略和措施。任何疾病的发生都有自身的规律，只有掌握这些规律，才能达到预防控制疾病，乃至消灭疾病，促进健康的目的。

（六）疾病发展的数学模型

人群中疾病与健康状况的发生、发展及分布变化，受到环境、社会和机体多种因素的影响。且之间具有一定的函数关系，可以用数学模型来描述疾病或健康状况分布的变化规律及其影响因素，并预测未来的变化趋势。

四、流行病学研究设计的基本内容

流行病学既是一门应用学科，也是逻辑性很强的科学研究方法。其以观察法、实验法和数理法为基本的方法。观察法用于产生假设和检验假设，实验法用于验证假设。流行病

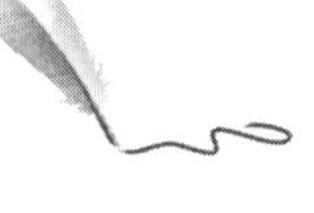

学方法分类见图 7－4。

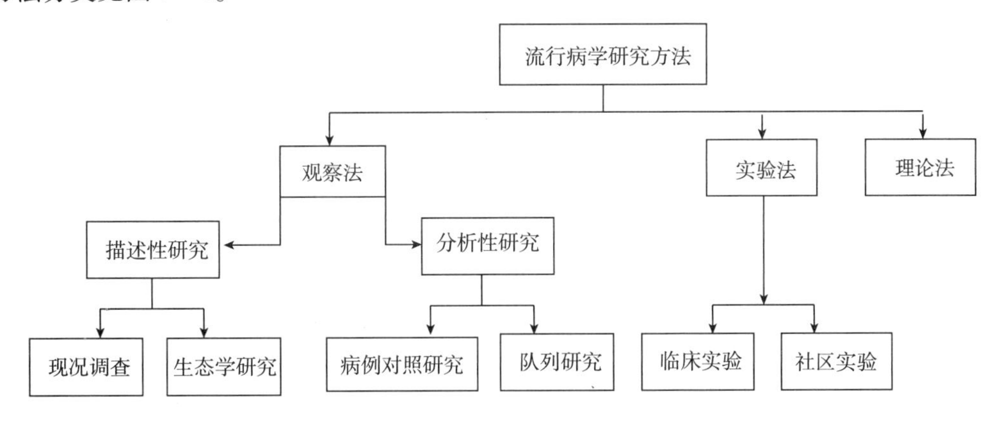

图 7－4　流行病学方法分类

（一）提出研究目的

研究的设计者需根据掌握的信息提出此次研究将说明的科学问题（研究目的）是什么。这是研究设计的首要前提。之后的所有设计思路都应围绕着这一前提而展开。

（二）确定研究内容

研究者应对所研究的科学问题及其相关知识有着深刻的理解，这是确定研究内容的前提，否则将不可能用最适宜的研究内容论证出无懈可击的研究结论。

要重视环境与人类疾病的关系、重视多病因论，要在多病因论的基础上确定研究内容。研究内容的多少要适当。过多、过细，超出了研究的需要是不可取的；但研究内容过少、过粗，无法说明研究目的将会毁掉整个研究。

（三）选择研究方法

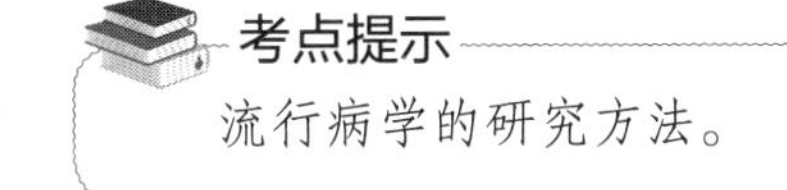

流行病学的研究方法。

研究者需要考虑哪些研究方法回答本次研究所提出的科学问题，这些方法中哪种方法是回答该问题最适宜的方法，根据现有的人力、物力和技术条件能采用哪种方法，然后选择既能实现研究目的又力所能及的研究方法用于本次研究。

（四）确定研究对象

关于研究对象与总体，流行病学常用到以下名词：目标人群，即研究结果能够适用和推论到的人群；源人群，即目标人群中适合研究的人群或者能够产生合格的研究对象的人群；研究对象，即来自源人群的直接用于研究的个体。

（五）设计调查表格

结合研究内容设计调查表格。调查表中所列的问题要包含所有的研究内容，其设计的成败关系到整个调查的成败。

为便于计算机分析，调查表多采用编码调查表，即在每个分析项目的右边画出方格，格内填写编码。也可将问题的各种可能答案罗列在调查表上，填表者从中选择一个最佳答案或多种答案。另外，也可对问题的回答不加任何限制。连续变量均应采用该方法填写，如身高、体重、血压等。

（六）保证研究质量

研究质量的高低取决于测量仪器的稳定性、调查对象的配合程度、调查者的工作能力和科学态度。为保证研究质量应做到如下几方面。调查开始之前，调查员的培训尤其重要。

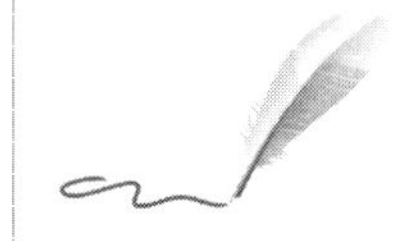

调查员要对调查材料保密、要有高度的工作责任心和实事求是的科学态度，还要有娴熟的业务技能。收集资料的方法一旦确定，除有特殊情况外，在整个科研过程中都应保持一致，以保证信息的同质性。建立检查、监督机制。研究的组织者应具有很强的组织能力。

（七）提出正确结论

先仔细检查原始资料的完整性和准确性，如有漏项要补充，有错误无法纠正的应予以剔除。然后理清分析思路，如何利用最适合的统计学方法说明最关键的医学问题绝不是一个单纯的统计学问题，需要依赖于统计学、逻辑学和医学三方面知识的完美结合。

第二节　流行病学资料来源与疾病的分布

一、流行病学资料来源

要研究人群的健康状况，首先必须知晓如何获得健康相关数据资料。流行病学资料的来源有常规收集的数据资料以及专题调查研究收集的数据资料。

（一）常规收集的数据资料

常规收集的数据资料主要来源于医疗卫生保健机构日常业务记录与统计报表，包括门诊病历、住院病历、健康体检记录、户籍与人口资料、医保资料、传染病报告卡、职业病报告卡、人口出生报告、死因报告和传染病月报等。实践中，常规收集的数据资料是分析人群健康和疾病状况的主要信息来源。

（二）专题调查研究收集的数据资料

专题调查研究收集的数据资料是指按照专门的设计开展调研或实验所获得的现场调查数据资料或实验研究资料。现场调查是对特定的群体进行调查，研究者只能被动地观察，如实记录数据。实验研究是以人群、动物或标本为研究对象，在研究过程中研究者可以主动地对研究现象加以干预措施。专题调研开始前研究者应有一个详细周密的调查研究或实验设计方案。

二、描述疾病分布的常用指标

疾病对人群的危害可反映在疾病分布上，常用疾病事件在人群中出现的频率加以描述。

（一）发病率

发病率（incidence）表示一定期间内（一般为 1 年），特定人群中新发病例出现的频率。

$$\text{发病率} = \frac{\text{某期间（年）某人群中某病新病例数}}{\text{同时期暴露人口数}} \times k$$

$k = 100\%$，1000‰或 10000/万……

分子是一定期间内的新发病例数。若在观察期间内，同一个人重复发病的时候，应该重复计数，发病时间以初次诊断时间为准。分母中的暴露人口数是指可能发生该病的人群，对那些不可能发生该病的人群不应该包含在分母当中。在实际操作中，分母近似认为是该期间内的平均人口数。

发病率可用来反映疾病对人群健康的影响，发病率高说明疾病对健康影响大，否则影响小。通过比较不同特征的某病发病率，可用于病因学的探讨和防治措施的评价。

（二）罹患率

罹患率（attack rate）和发病率一样，也是测量人群新病例发生频率的指标。区别于发病率，发病率的观察时间通常以年为单位，罹患率的观察时间可以是月、周、日或一个流行期。罹患率适用于局部地区疾病的暴发，如食物中毒、传染病及职业中毒等暴发流行情况。

（三）续发率

发生传染病时，原发病例发病后，受其感染在最短潜伏期至最长潜伏期间发生的患者为续发病例。

续发率（secondary attack rate，SAR）也称二代发病率，指的是在一个家庭、病房、集体宿舍、托儿所、幼儿园班组等集体单位中发生第一个病例后，在该病的最短潜伏期和最长潜伏期之间，续发病例占所有易感接触者总人数的百分率。

$$续发率=\frac{易感接触者中续发病例的人数}{易感接触者总人数}\times 100\%$$

续发率是反映传染病传染力强弱的指标，可用于分析传染病不同流行因素对传染病传播的影响，也可用来评价卫生防疫措施的效果。

> **考点提示**
>
> 疾病分布常用的测量指标，尤其是患病率和发病率的区别。实际工作中，暴露人口数近似认为平均人口数，所以发病率和患病率的分母很多时候是一样的。发病率和患病率最主要的区别在于分子，发病率是新发病例，而患病率则是新旧病例。

（四）患病率

患病率（prevalence）也称现患率或流行率，是指某特定时间内一定人群中某病新旧病例所占比例。患病率可按观察时间的不同分为期间患病率、时点患病率两种，时点患病率较为常用。

时点患病率：指某一时点一定人群中现患某病新旧病例数占该时点人口数的比例。时点患病率的时点，在理论上是某一时点，一般指某一天。

$$时点患病率=\frac{某一时点一定人群中现患某病的新旧病例数}{该时点人口数}\times k$$

$k=100\%$，1000‰或10000/万……

期间患病率：是指某一观察期间内一定人群中现患某病的新旧病例数占同期的平均人口数的比例。期间患病率所指的是特定的一段时间，通常多超过一个月。

$$期间患病率=\frac{某观察期间内一定人群中现患某病的新旧病例数}{同期的平均人口数}\times k$$

$k=100\%$，1000‰或10000/万……

当某地某病的发病率和该病的病程在相当长时间内保持稳定时，患病率、发病率和病程三者的关系如下。

$$患病率=发病率\times 病程$$

（五）感染率

感染率（prevalence of infection）是指在某个时间内被检查的整个人群样本中，某病现有感染者人数所占的比例。

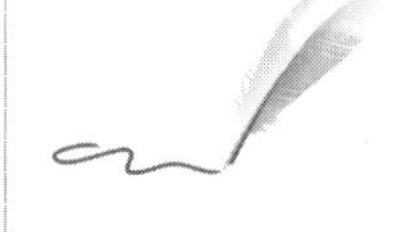

$$感染率=\frac{受检者中阳性人数}{受检人数}\times 100\%$$

感染率主要用于评价社区人群健康状况，特别是对乙型肝炎结核菌、乙型脑炎、寄生虫等的隐性感染、病原携带及轻型和不典型病例的调查较为有用。

（六）死亡率

死亡率（mortality rate，death rate）表示一定期间内，一定人群中，死于某病的频率。

$$死亡率=\frac{某时期内某人群中死亡总数}{同期平均人口数}\times k$$

$k=100\%$、1000‰或 10000/万

死亡率是用于衡量某一时期、一个地区某人群死亡危险性大小的一个常用指标。它既可反映一个地区不同时期人群的健康状况和卫生保健工作的水平，也可为该地区卫生保健工作的需求和规划提供科学依据。

三、疾病的流行强度

疾病的流行强度是指某种疾病在某地区一定时期内某人群中，发病数量的变化及其各病例间的联系程度。常用指标有散发、暴发、流行及大流行。

（一）散发

散发（sporadic）是指某病在一定地区的发病率维持历年的一般水平，各病例间在发病时间和地点方面无明显的联系，表现为散在发生。

确定散发时多与当地前 3 年该病的发病率进行比较。如当年的发病率未超过历年一般发病率水平散发。

（二）暴发

暴发（outbreak）是指在一个局部地区或集体单位中，短时间内突然有很多相同的病人出现。传染病暴发时的病人大多有相同的传染源或传播途径，大多数病人常同时出现在该病的最长潜伏期内。有时在特定的情况下，非传染病也可呈暴发状态，如集体食堂的食物中毒。

（三）流行

流行（epidemic）是指某病在某地区显著超过该病历年发病率水平。流行的判定应根据不同病种、不同时期、不同历史情况进行。

确定流行时也与当地前 3 年该病的发病率进行比较。疾病流行时，各病例间有明显的时空联系，发病率高于当地散发发病水平的 3～10 倍。

（四）大流行

如果疾病迅速蔓延跨越一省、一国或一洲，其发病率水平超过该地一定历史条件下的流行水平时，称大流行（pandemic），如鼠疫、流感、霍乱的世界大流行。

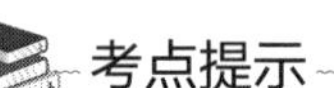
考点提示

描述疾病流行强度指标。实际工作中，定义暴发、流行、大流行的时候需要与历年的该疾病的平均发病率比较。如当年的发病率未超过历年一般发病率水平或者 3 倍以内时为散发；如发病率超过历年一般发病率水平在 3～10 倍时为流行。

四、疾病的三间分布

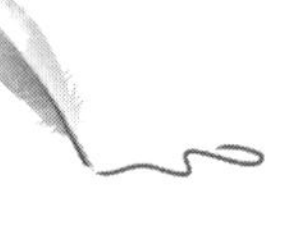

疾病的流行特征通过疾病在人群、时间和地区上的三间分布得以表现，是流行过程的

可见形式。流行特征是判断和解释病因的根据，也是形成病因假设的重要来源。

（一）人群分布

人群的特征有年龄、性别、职业、种族等，这些特征与疾病的发生都有明显的关联。

1. 年龄　疾病的发生与年龄的关系相当密切，大多数疾病在不同年龄组的发病率会各不相同。一般来说，慢性病的患病率有随年龄增长而逐渐增加的趋势。研究疾病年龄分布有如下两种分析方法。

（1）横断面分析　分析同一年代（横面）或不同年代（断面）的不同年龄组的发病率和死亡率等的不同或变化。该分析方法不能表示同年代出生的各年龄的死亡趋势，对于慢性病不能正确显示致病因素与年龄的关系。

（2）出生队列分析　是利用出生队列（同一时期出生的人划归一组）资料将疾病年龄分布和时间分布结合起来描述的一种方法。该方法是以同一年代出生的人群组为一个出生队列，对不同出生队列在不同的年龄阶段某病的发病率或死亡率所进行的分析。该方法可明确呈现致病因素与年龄的关系，在评价疾病年龄分布的长期变化趋势及提供病因线索方面有很大意义。

2. 性别　很多疾病的发病率和死亡率存在着明显的性别差异。男性多发消化性溃疡、呼吸系统癌症、消化系统癌症、冠心病、自杀、慢性肝炎等。女性多发肥胖症、神经衰弱、良性肿瘤、胆囊炎、胆石症、甲亢等。

疾病分布有性别差异的原因是暴露或接触致病因素的机会不同，两性的解剖、生理特点及内分泌代谢等生物性差异，生活方式，嗜好不同等。

3. 职业　职业影响与致病因子的接触机会，不同职业者体力劳动强度和精神紧张程度不同，经济收入和社会地位也不同，因此职业种类影响患病风险。如煤矿工人易患硅沉着病，炼焦工人易患肺癌；牧民、屠宰工人、皮毛加工工人易患布鲁杆菌病和炭疽；脑力劳动者易患高血压和冠心病等。

4. 种族　不同种族和民族人群之间遗传背景、风俗习惯、生活习惯和饮食习惯、社会经济状况、医疗保健水平以及自然环境和社会环境等的不同，导致所患疾病的种类存在差异。如黑人中镰状细胞贫血多见，而尤因肉瘤几乎在全世界的黑人中均见不到。新几内亚的个别部落有食死者脑的葬俗而使库鲁病高发。

（二）时间分布

疾病分布随着时间的推移而变化，是一个动态过程。不同时间疾病分布不同，不仅反映了致病因素的动态变化，也反映了人群特征的变化。疾病随时间变化而变化的表现方式有短期波动、季节性、周期性和长期趋势等。

1. 短期波动　短期波动又称为时点流行，指在一个集体或固定人群中短时间内某病发病人数突然增多的现象。短期波动的定义与暴发有一些相似，两者之间的区别在于，短期波动常用于较大数量的人群，而暴发常用于较局限的区域和较小的人群。

引起疾病短期波动的原因是许多人接触同一致病因子。短期波动发生时，因致病因素的特性，接触致病因素的数量和期限也不同，可导致潜伏期的长短不一致，这可使疾病发病时间出现先后，但多数病例发生于该病的最长潜伏期与最短潜伏期之间。可根据发病时间推算出潜伏期，从而可推测出暴发的原因及推知暴发的时间。例如，1988 年上海甲型肝炎的暴发流行，可以通过它的发病高峰找出引起短期波动的原因是食用了毛蚶。

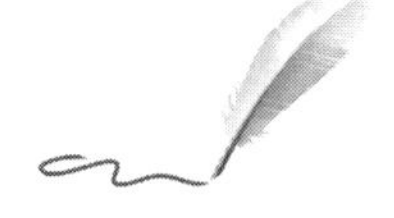

2. 季节性 季节性是指某一种疾病每年在一定季节内呈现发病率升高的现象。传染病发病多集中在少数几个月内，这种严格的季节性多见于虫媒传播的传染病。例如，我国四省市（北京、湖南、福建、辽宁）流行性乙型脑炎季节分布，在北京、湖南、辽宁具有严格的季节性，但在福建却表现为季节性升高（图7－5）。

还有部分疾病全年都有新发病例，但是在一定月份发病率会升高。例如，肠道传染病、呼吸道传染病，全年均有发生，但肠道传染病的发生多见于夏秋季升高，而呼吸道传染病在冬春季升高。如克山病有明显的季节多发现象。在东北、西北病区，各型克山病病人多集中出现在冬季，11月份至2月份为高峰，而西南病区却以6月份至8月份为高峰。

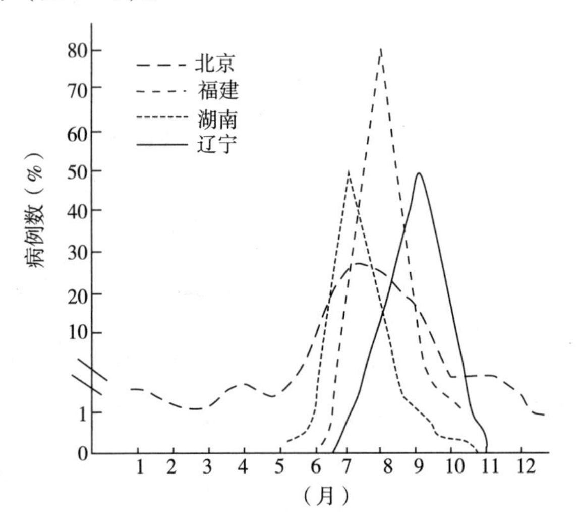

图7－5 四省市流脑季节分布

（耿贯一，1996）

季节性升高的原因有很多，常见的原因主要如下。

（1）病原体的生长繁殖受气候条件影响，因季节而异。

（2）媒介昆虫的吸血活动、寿命、活动力及数量的季节消长均受到温度、湿度、雨量的影响。

（3）与野生动物的生活习性及家畜的生长繁殖等因素有关。

（4）受人们的生活方式、生产、劳动条件、营养、风俗习惯及医疗卫生水平变化的影响。

（5）与人们暴露接触病原因子的机会及其人群易感性的变化有关。

3. 周期性 疾病依规律性的时间间隔发生流行，成为周期性。通常每隔1～2年或几年后发生一次流行。现在有些疾病因为有有效的预防措施改变了曾经固有的周期性规律。在无有效疫苗应用之前，大多数呼吸道传染病呈现周期性。如甲型流感3～4年一次小的流行，每10～15年出现一次世界性大流行。麻疹在疫苗普及应用前，我国大中城市中每隔1年麻疹流行一次，1965年对易感者进行普种疫苗后，其发病率降低，周期性流行规律也不复存在。

（1）疾病发病具有周期性的原因有如下几方面。①该类疾病的传播机制容易实现，只要有足够量的易感者便可迅速传播。②该类疾病病后可形成较为牢固的免疫力。流行后人群免疫水平持续的时间长短，决定该病流行的间隔时间。③新生儿的增加，易感者积累的速度也决定着流行的间隔时间。④病原体的变异及变异的速度。

（2）疾病出现周期性所必备的条件的有如下几方面。①多见于人口密集、交通拥挤的大中城市。②传播机制容易实现的疾病。③由于这类疾病可形成稳固的病后免疫，所以一度流行后发病率可迅速下降。④周期性的发生还取决于易感者积累的速度及病原体变异的速度，它们也决定着流行间隔的时间。

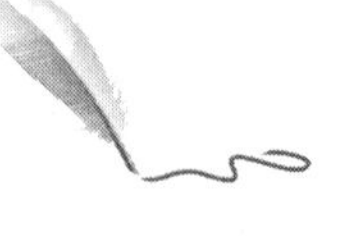

（3）传染病流行的间隔时间取决于下列几方面因素。①取决于前一次流行后所遗留下的易感者人数的多少。②取决于新的易感者补充积累的速度。速度越快，间隔则越短。

③取决于人群免疫持续时间的长短。若免疫水平持续越久，则其周期间隔亦越长。

4. 长期趋势　也称长期变异，指在一个相当长的时间内（通常为几年、十几年或几十年），疾病的发病率、死亡率、临床表现、病原体种类及宿主等随着人类条件的改变、医疗技术的进步、自然条件的变化而发生显著变化。

疾病出现长期趋势的原因为社会生活条件的改变、医疗技术的进步、自然条件的变化、生产生活习惯的改变及环境污染等因素。

（1）致病因素和宿主发生变化。

（2）病原体的菌种、毒力、致病力的变异。

（3）机体免疫状况、诊治条件、药物疗效、病原体与宿主之间的相互关系出现变化。

（4）防治工作情况、是否采取有效的预防措施及应用新的治疗方法等。

研究疾病长期趋势，可探索致病因素和宿主的关系，为疾病的病因提供线索，并为疾病预防策略的制定提供理论依据。

（三）地区分布

不同地区疾病的分布不同，与周围的环境（自然和社会条件）条件有关，它反映出致病因子在这些地区作用的差别。根本的原因是致病危险因素的分布和致病条件不同。地区划分有两种方法：行政区划法和自然景观法。

1. 地区划分方法

（1）行政区划法　全球、半球、洲、国家、省（市、自治区）、地区（市、州、盟）、县（市、区、旗）、乡（镇、街道）、村（居）民委员会、村（居）小组。

（2）自然景观法　①地形地貌。如以山区、高原、丘陵、平原、盆地、沙漠、湖泊、河流、旱田、水田、森林和草原等为单位。②气候气象。按气温（热带、亚热带、温带、寒带）、降雨量（多、中、少、无）等划分。③地势。按海拔高度划分。④媒介昆虫、染疫动物。按有无、种类、数量划分。⑤地质。与地球化学性疾病的关系十分重要。

描述地区分布的方法有两种，即统计图（如标点地图）和统计表。不同地区间率的比较需要标准化。

2. 地域分布

（1）疾病在不同国家的分布　有些疾病只发生在一定的国家和地区，如黄热病分布与埃及伊蚊分布一致，只见于非洲和南美洲；有些疾病虽在全世界均可发生，但其分布不一，且各有其特点；有些非传染病世界各地可见，但发病和死亡情况不一，如日本的胃癌及脑血管病的死亡率居首位，恶性肿瘤以澳大利亚和新西兰最高，肝癌多见于亚洲、非洲，乳腺癌、肠癌多见于欧洲、北美洲。

（2）疾病在国家内部也有差别　无论是传染病还是非传染性疾病，在同一国家的内部分布也有区别。如我国血吸虫病仅限于南方一些省份。由于地处边境地区，毒品相对泛滥，HIV感染者多见于云南。鼻咽癌最多见于广东，故鼻咽癌有“广东瘤”之称。

（3）疾病在城乡之间的分布差异很大　城市、乡村间自然环境和社会环境差异较大，造成两种地区疾病的分布有所不同。

城市人口多、密度大、居住狭窄、交通拥挤、青壮年较多、出生率保持在一定水平、人口流动性大，故传染病常年发生并形成暴发或流行；城市工业集中、环境严重污染，故慢性病患病率高，如呼吸系统疾病、肿瘤发病率高；空气污染或噪音的职业因素所致疾病

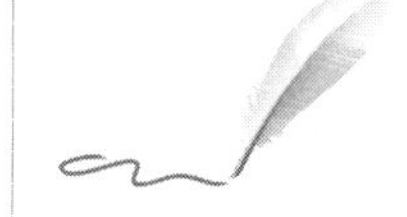

城市多见；城市饮水卫生水平较高，故肠道传染病及经饮用水传播的传染病少见；城市生活水平及医疗条件均高于农村，自然疫源性疾病及虫媒传染病罕见。

乡村人口密度低、交通不便、与外界交往不频繁，故呼吸道传染病不易流行，但若有传染源传入会引起暴发；农村卫生条件差，肠道传染病可流行，虫媒传染病及自然疫源性传染病多见；农村人口流入城市可传入、传出传染源；乡镇企业也出现职业伤害的发生；农药中毒时有发生。

3. 疾病的地方性 由于自然和社会因素的影响，某种疾病经常存在（或只存在）于某一地区，不需自外地传入，这种现象称地方性。

（1）统计地方性 生活习惯、卫生条件或宗教信仰等社会因素导致的某些疾病的发病率在某些地区长期显著地高于其他地区。

（2）自然地方性 由于自然环境的影响，一些疾病只在某些地区存在。

（3）自然疫源性 一些疾病的病原体不依靠人而能独立地在自然界的野生动物中绵延繁殖，并且在一定条件下可传染给人。这种疾病称为自然疫源性疾病。

判断疾病地方性的依据有：该地区的各类居民，任何民族其发病率均高；任何地方病都能够找到明确的致病因子；其他地区居住的相似人群该病的发病率均低；迁入该地区的人经一段时间后，其发病率和当地居民一致；人群迁出该地区后，发病率下降或患病症状减轻或自愈；除人之外，当地的易感动物也可发生同样的疾病。

上面介绍了疾病人群、地区、时间的分布，是从单方面进行描述的。在实际的流行病学研究中，对一种疾病的描述往往是从人群、地区、时间分布三方面综合进行的。只有综合的观察分析才能获得有关的病因线索和流行因素的信息。在疾病流行病学研究实践中，常常需要综合地描述和分析疾病在人群、地区和时间上的分布情况，只有这样才能全面获取有关病因线索和流行因素的资料。移民流行病学是进行这种综合描述的一个典型。

移民指的是由原居住地区迁移到其他地区，如移居国外、移居国内不同地区。移民流行病学指的是对移民人群的疾病分布进行研究，以探讨病因。它是通过观察疾病在移民、移民移入国当地居民及原居的人群间的发病率、死亡率的差异，从其差异中探讨病因线索，区分遗传因素或环境因素作用的大小。

如果环境因素是主要因素，移民中该病的发病率及死亡率与其原居的人群的发病率或死亡率不同，而与移居地当地居民人群的发病率和死亡率接近。如果遗传因素是主要因素，移民的发病率及死亡率不同于移居的人群，而与其原居的人群相同。

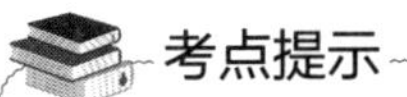

疾病的三间分布是流行病学最基础的理论，很多研究最开始都是始于三间分布。

进行移民流行病学结果的分析解释时，还应注意考虑移民移居地的原因及移民本身的人口学特征，如年龄、职业、文化水平、社会经济状况、种族和其他人口学因素及其工作条件、生活环境的变化是否和非移民相同，这些均会影响到流行病学的研究结果。

第三节 描述性研究

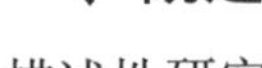

一、概述

描述性研究又称描述流行病学，指利用已有的资料或对特殊调查的资料包括实验室检查结果，按不同地区、不同时间及不同人群特征分组，把疾病或健康状态的分布情况真实地展现出来，继而提出病因假设和线索。任何因果关系的确定都始于描述性研究，它既是流行病学研究工作的起点，也是其他流行病学研究方法的基础。描述性研究主要包括历史常规资料的分析、现况研究、生态学研究和随访研究。

二、现况调查

现况研究又称横断面研究，也称患病率研究，是利用已有的资料或特殊调查资料，经过整理归纳，以描述疾病或健康状态在人群的分布情况，为进一步比较分析具有不同特征的暴露组、非暴露组的患病情况或患病组、非患病组的暴露情况提供线索和病因学假设。

（一）研究目的与应用范围

1. 掌握人群中疾病与健康状况的分布，提出病因学假设　描述人群中疾病或健康状况在时间、地区和人群的分布情况，是现况研究最常见的用途。例如，若要研究某种新型疾病，则可采用某种抽样技术，从目标人群中随机抽取一部分个体组成一个具有代表性的样本，逐一进行调查和检测，并同时收集有关的研究因素暴露情况，继而提出病因假设。

2. 确定高危人群　确定高危人群是疾病预防控制中一项重要的措施，确定高危人群是实现早发现、早诊断、早治疗的首要步骤。例如，现在医学认为高血压是心脑血管疾病的主要危险因素之一，通过现况研究可以发现目标人群中的所有高血压患者，确定为心脑血管疾病的高危人群。

3. 评价医疗卫生措施效果　通过在不同阶段重复开展现况调查，既可以获得开展其他类型流行病学研究的基线资料，也可以通过对不同阶段患病率差异的比较，对防治策略、措施的效果进行评价。

4. 了解人群健康水平，为卫生工作计划和决策提供依据　通过现况研究能够了解目标人群中各种常见病、多发病以及各种慢性病的患病率，可以为后续的卫生工作计划的制定和决策提供重要依据。

（二）研究特点

1. 现况研究一般不设有对照组　现况研究在最初的设计实施阶段，首先根据研究目的确定研究对象，查明目标人群中的疾病和健康状况的分布，然后收集资料、分析资料，比较暴露组、非暴露组的疾病分布区别和患病组、非患病组的暴露区别。

2. 特定时点或期间　现况研究重点研究的是特定时点或特定时期内目标人群中疾病或者健康状况的分布。理论上，这个时间应该越集中越好，如人口普查的时点定在 11 月 1 日零点。一般来讲，时点患病率较期间患病率更为精确。

3. 现况研究可以提示因果联系，但是确定因果联系的时候会有限制　一般而言，现况研究可以揭示疾病与某种暴露有统计学联系，但由于很多时候并不能确定暴露的存在是否在疾病的发生之前。例如，通过现况研究发现肺癌的患病人群当中吸烟的发生率很高，可以提示肺癌与吸烟有统计学联系，但并不能说明吸烟与肺癌有因果关系，因为有些肺癌病人是发病以后才有吸烟的习惯的。如果想证实吸烟与肺癌的关系还需后续的分析性研究和实验性研究。

（三）研究类型

根据涉及研究对象的范围可将现况研究分为普查和抽样调查。

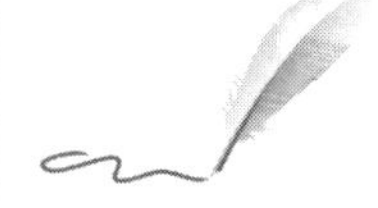

1. 普查 普查即全面调查，是指调查特定时点或时期、特定范围内的全人群（总体）。这个特定时点应该较短。特定范围是指某个地区或某种特征的人群，如儿童（≤14岁）的体格普查。

普查的目的因不同的研究项目可多样化，主要包括几下几种。

（1）了解疾病或健康状况的三间分布，如高血压普查和针对疫区开展的普查。

（2）了解人群健康水平，如营养状况调查。

（3）确定正常生理值范围，如青少年身高、体重的测量调查。

（4）早期发现、早期诊断和早期治疗病人，如妇女的宫颈癌普查。

（5）评价卫生服务利用率和效果。

普查的优点为调查对象是全人群，所以不存在抽样误差；能够发现人群中的所有病例，更好的实现“三早”预防（早发现、早诊断、早治疗）。普查的缺点为不适用于罕见病且无简便诊断手段的疾病；工作量较大，容易造成信息漏查；调查人员过多，对调查项目的理解往往很难统一和标准化，不能保证调查质量；耗费人力和物力资源较多。

2. 抽样调查 为了对人群某种疾病的患病率做出估计，揭示疾病的分布规律，只对一部分有代表性的即样本人群所作的调查称为抽样调查。根据调查的结果估计人群的患病水平和疾病的分布特征，以局部估计整体的调查方法。

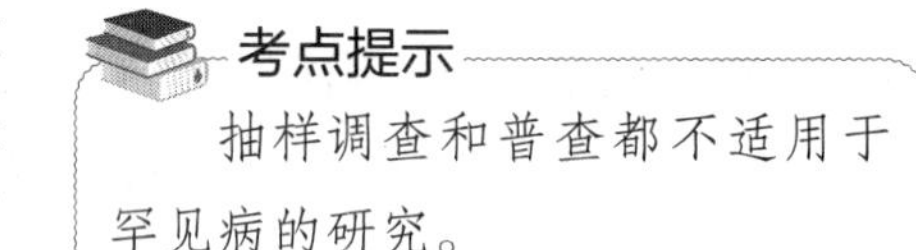

考点提示

抽样调查和普查都不适用于罕见病的研究。

相对于普查，抽样调查能够节省更多的时间、人力和物力资源，同时由于调查范围小，调查工作要更为细致一些。需要注意的是，抽样调查同样不适用于罕见病。本质上，抽样调查是从样本获得的结果推论到总体。为此抽样必须随机化，样本量必须足够，且调查材料的分布要均匀。

（四）研究设计与实施

1. 明确研究目的与类型 根据具体研究目的，确定调查类型。例如，为了解疾病在人群中的分布情况，要采取抽样调查；若是想了解人群的健康水平，开展群体健康检查，要采取普查。

2. 确定目标人群 根据研究的实际情况选择研究对象。如果是普查，设计时可将研究对象规定为某个区域内的全部人群（或其中符合标准的一部分）；如若是抽样调查，需要明确抽样总体，确定采样方法，基本原则是保证每个研究对象以等同的概率从总体中抽出，并有足够的样本量，使其具有代表性。

3. 确定样本量和抽样方法 实际生活中，由于人力资源和物力资源是有限的，所以更多时候采取的是抽样调查。决定抽样研究的样本量大小的因素有以下几个因素。

（1）预期现患率（p）。

（2）对调查结果精确性的要求 容许误差（d）越大，所需样本量越小。

（3）要求的显著性水平（α） α 值越小，即显著性水平要求越高。

一般而言，抽样调查时，样本量可用下式估计。

$$S_P = \sqrt{\frac{pq}{n}}$$

经转换，可改写成下式：

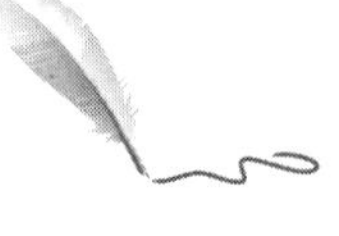

$$n = \frac{pq}{S_P^{\ 2}}$$

令：$S_P = \frac{d}{Z_\alpha}$，则有：

$$n = \frac{pq}{\left(\frac{d}{Z_\alpha}\right)^2} = \frac{Z_\alpha^{\ 2} \times pq}{d^2}$$

式中 p 为预期的现患率，$q = 1 - p$；d 为容许误差；Z_α为显著性检验的统计量，$\alpha = 0.05$ 时，$Z_\alpha = 1.96$，$\alpha = 0.01$ 时，$Z_\alpha = 2.58$；n 为样本量。

设：d 为 p 的一个分数，一般采用 $d = 0.1 \times p$，并且当 $\alpha = 0.05$ 时，$Z_\alpha = 1.96 \approx 2$，则上式可改写成：

$$n = 400 \times \frac{q}{p}$$

若抽样调查的分析指标为计量资料，则应按计量资料的样本估计公式来计算，

公式如下：

$$n = \frac{4s^2}{d^2}$$

上式中 n 为样本量，d 为容许误差，s 为总体标准差的估计值。从上式看，样本量大小与 s 的平方成正比，与 d 的平方成反比，故在实际应用中，若同时有几个数据可供参考，s 宜取大一点的值，这样不至于使估计的样本量 n 偏小。

抽样可分为非随机抽样和随机抽样，常见的随机抽样方法有单纯随机抽样、系统抽样、分层抽样、整群抽样和多阶段抽样。

单纯随机抽样也称简单随机抽样，是最简单、最基本的抽样方法。从总体 N 个对象中，利用抽签或其他随机方法（如随机数字）抽取 n 个，构成一个样本。它的重要选择是总体中每个对象被抽到的概率相等（均为 n/N）。在实际工作中，单纯随机抽样往往由于总体数量大，编号、抽样麻烦以及抽到个体分散而导致资料收集困难等原因实际应用的不多，但其是其他各种抽样方法的基础。

系统抽样又称机械抽样，是按照一定顺序机械地每隔若干单位抽取一个单位的抽样方法。设总体当中个体数为 N，需要抽取的样本数为 n，首先将总体分为 N/n 组，在第一组按照单纯随机抽样方法抽取一个个体，然后每隔 N/n 个单位需要抽取一个个体。系统抽样在现场人群中较易进行，而且有些时候在不知道总体个数的情况下，估计抽样间隔也能够进行。系统抽样的确定同样很明显，假如总体当中的个体的分布有周期性趋势，而抽取的间隔恰好与此周期或其倍数相吻合，则可能使样本产生偏性。

分层抽样就是将总体单位按不同的人口学特征或疾病的病情分成若干层次，然后再从每一层内单纯随机抽样。本质上就是将一个内部变异很大的总体分成一些内部变异较小的个体，保证总体每一层中都有个体被抽到，可以提高总体指标估计值的精确度。

将总体分成若干群组，抽取部分群组作为观察单位组成样本，这种抽样方法成为整群抽样，可以分为单纯整群抽样和二阶段抽样。如若调查被抽到的群组中的全部个体则为单纯整群抽样；若调查被抽到的群组中的部分个体则为二阶段抽样。整群抽样要求各组内变异相近，各组群间的变异越小越好，节省人力、物力，是个大规模调查中常用的方法，但

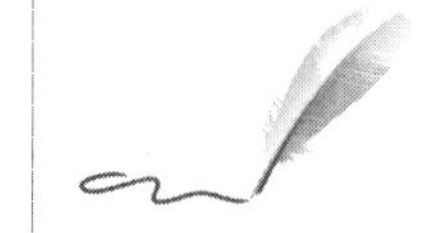

是抽样误差较大，要增加50%的样本量。

在大型调查中，将上述几种抽样方法综合使用，常把抽样过程分为不同阶段进行。例如，要调查某城市初中生的吸烟情况，将全市中学按质量分成好、中、差三层。每层抽出若干个学校，再在抽出的学校中，按年级分成三层，每个年级按整群抽取若干班进行全部调查。在该设计中采用了单纯、分层、整群抽样技术。

每个阶段的抽样可以采用单纯随机抽样、系统抽样或其他抽样方法，在抽样之前要掌握调查单位的人口资料及特点。

4. 资料的收集 在现况研究中，由于需要保持资料的一致性，资料的收集方法一旦确定，就不能变更。通常资料的收集方法有两种。一是通过测定或检查的方法收集，如测定血压、血糖是否正常等。另一种是通过直接用调查表询问研究对象，让其回答暴露或疾病的情况。

5. 资料的整理与分析 收集的资料，应先仔细检查这些原始资料的完整性和准确性，对错误予以纠正。由于现况研究通常只在某一特定时点或时期内对特定人群进行研究，通过收集该人群中个体的暴露与疾病的资料，可进一步将人群分为暴露组和非暴露组或不同水平的暴露组，比较分析各组间疾病或健康状况发生率的差异；也可将人群分为患病组和非患病组，评价各因素与疾病的联系。

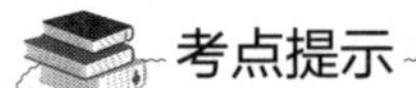

描述流行病学的概念；现况研究的概念、普查与抽样调查的概念、抽样方法及样本含量的估计。

第四节 分析性研究

一、概述

描述性研究一般用于提供病因线索，建立病因学假设。而分析性研究主要是在已经建立病因假设的前提下，在特定人群中通过调查的方法验证假设或提出新的假设。分析性研究方法主要有病例对照研究和队列研究两种。

二、病例对照研究

（一）相关概念和基本原理

流行病学研究中的“暴露”是指研究对象所具有的某种可疑因子或特征。所谓的因子或特征可以是外界的，也可以是机体内在的；可以是体质或生理上的，也可是心理精神上的；可以是遗传性的，也可以是获得性的；可以是致病性的，也可以是保护性的（预防因子）。因此，“暴露”是一个含义广泛的概念。

病例对照研究是将研究人群按是否患有所研究的疾病分组（病例组和对照组），调查其过去暴露于某种或某些可疑病因的情况，如是否暴露和（或）暴露程度（剂量），然后通过对两组暴露史的比较，推断暴露与患病是否存在统计学联系（很可能是因果联系）的一种研究方法，见图7-6。

（二）方法设计

1. 研究对象的来源 根据对象来源，病例对照研究可分为以人群为基础的和以医院为基础的两种。前者代表性好，但难度较大；后者因易于实现，更为常用，但样本代表性差（易产生入院率偏倚和现患病例－新病例偏倚）。

2. 病例的对照原则　基本要求是保证研究对象的代表性（来源、选择方法、样本量等）；采用严格统一的诊断标准。从医院选择病例时，应选择多家医院的病例（控制入院率偏倚），选择在一段时间内诊断出的所有病例或其随机样本，应尽可能选择新发病例或初诊病例，不能选择死亡病例（控制现患病例－新病例偏倚）。

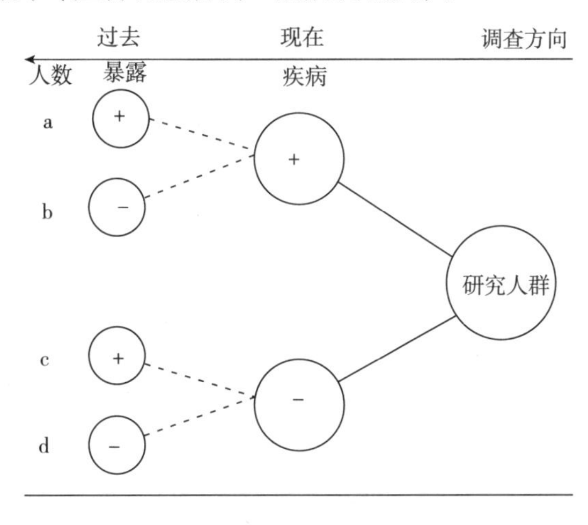

图 7－6　病例对照研究基本原理

3. 对照的选择原则　对照组应尽可能代表所有非病例的情况，要有严格的排除诊断标准，并保证与病例组间的齐同性（可比性），即可从病例所来自的人群中选择，并且与病例在某些特征（如性别、年龄等）上相同。如果病例来自人群，则选择同一人群非病例的随机样本作为对照。如果病例来自医院，则可选择医院所在地的正常人作为对照，更多的是选择同期同院的其他病例作为对照（要尽可能选择多种其他疾病的病人，排除与所研究疾病可能有共同致病因素的疾病病人）。

4. 病例和对照的匹配

（1）病例和对照不匹配　在设计所规定的病例和对照人群中，分别抽取一定量的研究对象，一般对照数目应等于或多于病例人数。对照选择时没有特殊规定。

（2）病例与对照匹配　匹配要求对照组在某些特征或变量上与病例组保持一致。是限制研究因素以外的因素对结果干扰的一种手段，主要目的是控制混杂因素的影响。

成组匹配（频数匹配）指选择好一组病例后，选择对照组时要求其某些特征或变量的构成比与病例组保持一致，即两组总体分布一致；个体匹配指一个病例配一个或几个（一般不超过 4 个）对照，对照必须追随病例，在某些特征或变量方面与病例一致。个体匹配的病例对照研究随着对照数量的增加，检验效率增加，当比例达到 1:4 时，选择对照比较困难，而且增加的检验效能甚微见图 7－7。

总体而言，匹配可以控制混杂偏倚；提高统计学检验能力或流行病学研究效率，但是也增加了寻找对照的难度；可能损失有关匹配因素的资料。实际操作中，应防止匹配过度，若对不应该或不需要匹配的因素加以匹配，在增加工作难度的同时，反而降低研究效率。

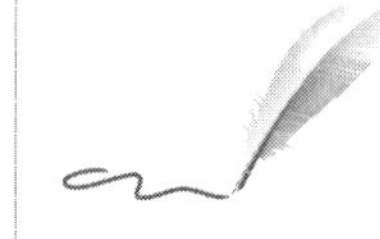

5. 样本含量的估计　需首先确定以下几个条件：对照组中的暴露率（P_0），估计暴露

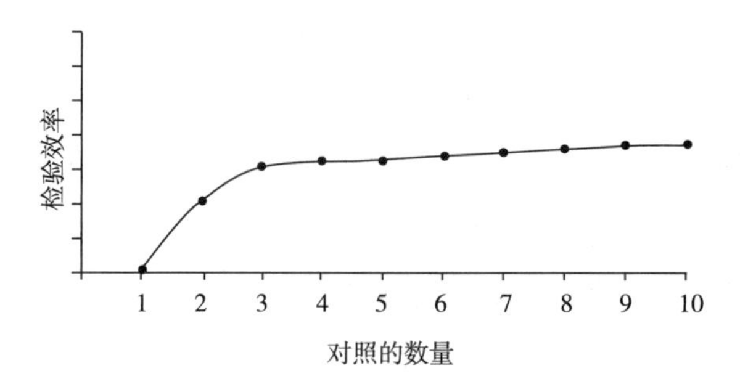

图7－7 对照数量与检验效率关系

与疾病的联系强度（相对危险度 *RR* 或暴露的比值比 *OR*），要求的显著性水平（α），要求的把握度（$1-\beta$）。目前样本含量的估计方法主要有查表法和公式法两种。

6. 数据的收集和分析 病例对照研究数据分析的中心内容是比较病例和对照中暴露的比例并由此估计暴露与疾病的联系程度，并估计差别与联系由随机误差造成的可能性有多大，特别要排除由于混淆变量未被控制而造成虚假联系或差异的可能。进一步还可计算暴露与疾病的剂量反应关系、各因子的交互作用（对一种因子的暴露会不会影响对另一种因子的效应）等。

病例对照研究资料可整理成四格表形式，见表7－1。

表7－1 病例对照研究资料整理表

暴露史	病例组	对照组	合计
有	a	b	$a+b=n_1$
无	c	d	$c+d=n_0$
合计	$a+c=m_1$	$b+d=m_0$	N

（1）两组资料的χ^2检验 比较病例组暴露比 a/（a＋c）与对照组暴露比 b/（b＋d），若 a/（a＋c）＞b/（b＋d），并经χ^2检验证实差异有统计学意义，则可初步认为暴露与疾病有联系。

将表4.1中数据代入四格表χ^2检验方式：

$$\chi^2=\frac{(ad-bc)^2n}{(a+b)(c+d)(a+c)(b+d)}$$

查χ^2界值表，得出 *P* 值的大小，比较差异是否有统计学意义。

（2）估计联系强度 病例对照研究因为不能计算出患病率或发病率，所以不能计算相对危险度，但可用另一个联系强度指标，即比值比（又译优势比，缩写为 *OR*）。比值比是两个比数之比。比数是表示一个事件发生机会大小的一种指标。以表7－1为例（字母代表数目），病例对照研究可以计算暴露比数，在病例组是 a/c，在对照组是 b/d。两组比数之比称为比值比。

$$OR=\frac{a/c}{b/d}=\frac{ad}{bc}$$

这个比正好是四格表中两条对角线上四个数字的交叉乘积 ad 与 bc 之比，所以四格表数据的 *OR* 又称交叉乘积比。*OR* 值的意义在于：OR＞1，说明正联系；*OR*＜1，说明负联

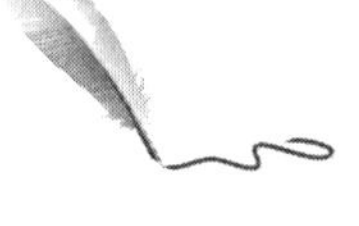

系；*OR*=1，说明无联系。其中 *OR* 越接近于1，表明联系强度越小；*OR* 越远离于1，表明联系强度越大。

7. 常见偏倚及其控制

三类偏倚（选择偏倚、信息偏倚、混淆偏倚）在病例对照研究都可能发生。选择性偏倚常发生于研究设计阶段。主要包括入院率偏倚、现患病例－新病例偏倚等，在以医院为基础的病例对照研究中更易发生。一种回顾性调查易产生回忆偏倚（一些被认为可能与患病有关的暴露史，病例易高估，对照易低估）。如果未采用盲法收集资料，则可能产生调查员偏倚。对混淆因素的作用认识不清或未采取有效的控制措施则可能产生混淆偏倚。

8. 病例对照研究的优缺点

病例对照研究的优缺点很明显。优点有：所需样本量较小，节省人力、物力；研究周期短，可以较快获得结果；可以同时探讨多种因素与一种疾病的关系，特别适合多病因疾病的病因研究；对于罕见病的病因研究，常常是唯一可行的方法。

病例对照研究的缺点有：样本代表性难以保证；暴露测量往往不够精确、可靠；不能直接计算发病率或死亡率。

三、队列研究

（一）相关概念和基本原理

队列研究是将研究人群按是否暴露于（或暴露程度）所研究的可疑因素分组（暴露组和非暴露组），追踪观察他们将来发生某种或某些结局（发病或死亡）的情况并进行比较，从而推断暴露与患病是否存在联系（因果联系）的一种研究方法（图7－8）。

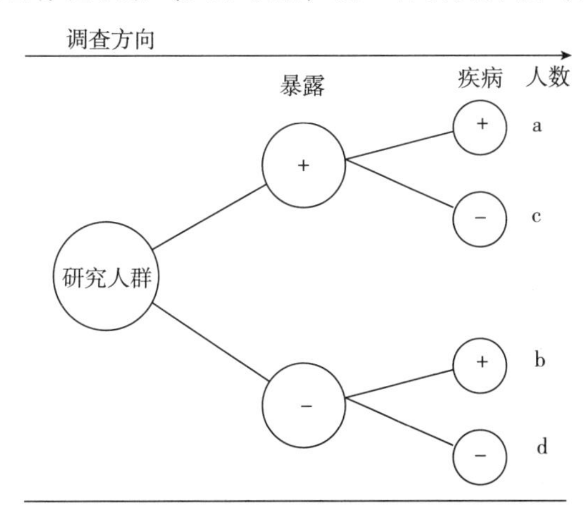

图7－8　队列研究基本原理

各组除了暴露有无或程度不同之外，其他可能影响患病或死亡的重要因素应具有可比性（均衡性）。但并不要求除暴露状况外一切方面都可比，这在观察性研究中实际上是做不到的。有些因素可在数据分析中得到控制。

队列研究所观察的终点是可疑病因引起的效应（发病或死亡），除了所研究的一种病，还可能与其他多种疾病也有联系，这样可观察一个因素的多种效应，而这正是队列法不可取代的用途。

根据作为观察终点的事件在研究开始时是否已经发生，可把队列研究分为前瞻性与回

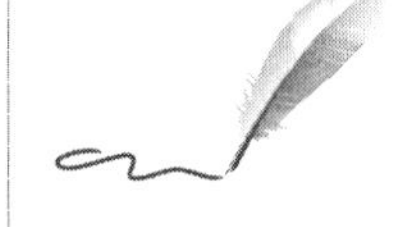

顾性两类。

另有一种双向型的队列研究，适于研究对人体兼有短期与长期效应的因素，可用回顾性队列法研究前者而用前瞻性队列法研究后者。

还有一种把病例对照法与前瞻法结合起来的设计。其特点是用队列法建起队列（研究对象）并随访发现其中发生的病例，然后用病例对照法调查病例及队列中适于作对照的一部分人的暴露史。病例与对照都来自一个界定明确、有基线资料记录的队列，暴露史的质量较高，还可以有病例尚未发病时的实验室检验记录，而且可以省去对占绝大多数的未发病成员的暴露史调查。

队列研究从方法上来说并不比病例对照法复杂，但实际进行起来却问题较多，因为观察人数多、期限长，组织工作复杂，开支庞大。但是，队列法是一种重要的医学观察方法，已经为解决现代医学的一些迫切问题（如癌症和心血管病）做出重要贡献，所以作为临床医生也应该对其原理有所了解，而且这对科学思维能力和批判地阅读能力的培养，也是大有裨益的。

（二）队列研究的过程

前瞻性队列研究首先根据研究对象在加入研究时的暴露情况分组，然后通过直接观察或其他信息渠道确定其中在某段时间内（对慢性病通常为十年至二三十年）发生的病例或死亡，最后比较各组的发病率或死亡率。

1. 研究队列的选择

（1）特别暴露组　因为队列研究通常用于验证经过病例对照研究建立起来的假设，已有关于可疑病因的足够知识供选择暴露组之用。可选择超额暴露于可疑病因或生活习惯或职业等可能与所研究疾病有关的人，建立暴露组。另外设一个未暴露组（对照组），用于估计暴露组尚未暴露于该因素时可能的发病或死亡水平。有时可不设对照组，而是把暴露组的率与全人群的率作比较，因为对特殊暴露（如职业、医药）而言，暴露者在人群内总是少数或极少数，所以可把全人群的率视作未暴露者的率。

（2）某人群的一个样本　某个人群（如工厂）内的成员对可疑病因的暴露状况不同时，可分作不同的组并互相比较（又称内部比较）。

不论哪种队列，都应选择暴露情况易查明、便于随访又较稳定的人群。如果从全人群（如某地）抽取样本建立队列，应限于从暴露者比例高的范围内（如某年龄段）或严重暴露者（即高危人群）之中抽样，这样可使所需样本较小，随访期较短。

2. 基线资料的收集　首先，暴露必须有明确定义。其次，根据资料或特别检查结果，评定队列成员的暴露状况，剔除其中已患或疑似已患所研究疾病的人和对之不易感的人。原则是只能以受危者，即有可能患这种病但并未患这种病的人作为观察对象。除所研究的暴露之外，还要收集与患病危险度有关系的其他暴露的资料。资料来源有医疗记录、劳动记录、劳保资料、访问、医疗检查、环境测定等。

职业暴露的测定很复杂。最好有实测个人暴露量数据。若没有，可以以工种（工作岗位或车间）作为暴露指标，再加暴露时间（工龄），作为暴露剂量的间接粗略估计。暴露剂量的测定为研究剂量－反应关系所必需。剂量－反应关系是指暴露剂量和一个人群中发生某一标准反应（如发病、死亡等）的人数的关系。

除职业环境暴露外，还有来自家庭环境、局部环境和区域环境的暴露，评价个人或人群暴露量时都应包括在内。与个人生活习惯或性格有关的因子，如吸烟、膳食、体力活动等，须通过访问调查和填表加以定量测定。研究因子属于生理、生化指标的，须检查测定。

3. 随访　应进行尽可能完全的随访，以确定各成员的结局。所谓结局是预定的观察终点，通常是死亡或发病。如以其他健康效应作为终点，则其确定更复杂。

随访的方法有直接的，如函调、面谈、定期体检，有间接的如医院病历、死亡登记、疾病报告卡、人事档案、劳保资料、保险档案等，须根据结局的性质选用。

随访的目的主要有：首先确定哪些人尚在观察之中，哪些已死亡，哪些已无法追踪，即弄清楚率的分母的信息；其次确定终点事件的发生，即确定关于率的分子的信息。关于分子的信息，必须尽可能地正确；关于分母的信息，如果无法掌握每一成员的动态，则不得已时也可用抽样或用寿命表计算预期数等方法估计。

失访及其处理：由于随访对象多、时间长，不可避免会有中途不知下落的成员，也可能有拒绝继续受观察的人，就产生了失访。如果暴露组与未暴露组的失访率相似，失访者与未失访者的结局发生率也相似，则失访将不会产生偏倚。所以应尽可能取得失访者结局的信息，或从失访者中抽取样本调查其结局。如果有健全的生命统计制度和完善的社会福利制度，要检索队列中某一成员的死亡日期和死因，可以利用多种便利的信息来源，所以即使有失访者也可能知道其结局。比较现实可行的方法是把失访者与未失访者的基线资料中的一些特征加以比较，如差别不大，则可假定结局发生率的差别可能也不大。否则，对选择偏倚可能产生的影响要应有充分估计。因为失访产生的问题不易圆满解决，所以一方面要尽可能减少失访，另一方面要认识可能由此产生的偏倚并设法估计其影响。随访率可作为衡量研究质量的一个标准。如无把握保持近于完全的随访率，则不应贸然进行队列研究。失访问题主要是在封闭队列（固定人群）发生的问题。

4. 偏倚　队列一般是全人群的一个有高度选择性的亚群，所以队列研究的结论不能无条件地推及全人群，但这并不影响其真实性。如果随访工作做得好，一般不会发生选择偏倚。疾病或死亡信息（即终点的判定）的收集，要保证各组间信息质量的可比性，而且不受研究对象暴露状态的影响，以免发生信息偏倚。回忆导致的信息偏倚是影响病例对照研究真实性的一个大问题，但对队列研究影响不大。混淆因素中最普通的是年龄与吸烟，其他混淆因素视暴露种类而异，应收集资料，以便在分析时控制其作用。

5. 结果分析　队列研究是发生率的研究，包括疾病发生率与死亡发生率。以死亡作终点的队列研究比以发病作终点的为多，这是因为死亡的确定比发病的确定容易。

队列研究的结果，可以用来计算所研究疾病在随访期间的发病率或死亡率等。通过对暴露组与非暴露组的率或不同剂量的暴露组的率的比较，或暴露组的率与全人群的率比较，便可检验病因假设，即：对可疑病因的暴露与疾病（死亡）是否存在联系，联系强度如何，是否是因果联系等进行判断。

6. 率的计算　累积发病率（cumulative incidence rate，CI）指某一固定人群在一定时期内某病新发生例数与随访初期总人数之比。也就是一般所说的发病率。随访期越长，则病

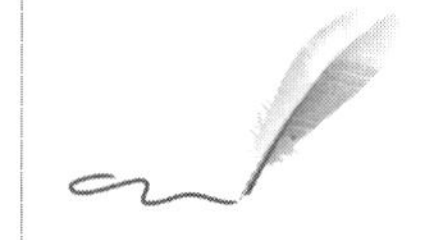

例发生越多，所以 *CI* 表示发病率的累积影响。*CI* 又是平均危险度的一个指标，也就是一个人在特定时期内发生该病的概率。

$$累积发病率 = \frac{观察期间新发例数}{观察开始时队列人数}$$

发病密度（incidence density，*ID*）：当队列是一个动态人群时，观察人数变动较大（因失访、迁移、死于他病、中途加入等），应该用发病密度来测量发病情况。发病密度是一定时期内的平均发病率。其分子仍是一个人群在观察期内新发生的例数，分母则是观察人时数。所谓人时（person－time，PT）是观察人数乘以随访单位时间的积。发病密度即说明了该人群发生的新病例数，又说明该人群的大小和发生这些例数所经历的时间。时间单位常用年，故又称人年数。一定的人时（人年）数可来自不同的人数与不同的观察时间。例如，100 人年可来自 100 人观察 1 年，或 50 人观察 2 年，或 200 人观察 0.5 年。

$$发病密度 = \frac{观察期内所研究疾病的发病数或死亡数}{观察的人时数}$$

7. 联系强度的测量 研究某种暴露与疾病或死亡的联系的基本方法是比较暴露组与未暴露组的发病率或死亡率，也就是计算出这些率的差或比。

相对危险度（relative risk，*RR*）队列研究中暴露组的发病率（发病密度）与非暴露组的发病率之比，又称为率比。

$$相对危险度 = \frac{暴露组的发病率}{非暴露组的发病率}$$

相对危险度（*RR*）无单位，比值范围在 0 至∞之间。$RR = 1$，表明暴露与疾病无联系；$RR < 1$，表明其间存在负联系（提示暴露是保护因子）；$RR > 1$ 时，表明两者存在正联系。比值越大，联系越强。实际上，0 与∞只是理论上存在的值，恰恰等于 1 也不多见。极强的联系无须用流行病学研究去检测，极弱的联系也不大可能用非实验性的流行病学观察法检测出来。

归因危险度（attributable risk，AR）指的是暴露组的发病率或死亡率与未暴露组同种率之差。说明由于暴露增加或降低导致的发病率或死亡率的变化。有人称归因危险度为率差，也有人认为称为超额（或超常）危险度（excess risk）比较合适，因其不含因果联系的暗示。

8. 队列研究的优缺点 队列研究的优点有：研究对象在疾病发生前按暴露情况分组且进行随访，所获得的资料完整可靠，无回忆偏倚；暴露因素与疾病的时间先后顺序清晰，因此论证因果关系的能力强；可直接计算发病率或死亡率，因而能直接计算相对危险度和归因危险度等指标，直接估计暴露与疾病的联系强度大小；有助于了解疾病的自然史；可同时研究一种因素与多个疾病的关系，简称“一因多病”；样本量大，结果较稳定。

> **考点提示**
>
> 分析流行病学的概念及分类；病例对照研究的概念、研究对象病例的选择、样本含量的估计及资料的统计分析、优点和局限性；队列研究的概念、用途、优点及局限性。

缺点有：组织实施较难，费时间、费力、费钱；不适于研究发病率很低的疾病；由于随访时间长，所以容易产生失访偏倚；设计要求高，收集与分析资料较复杂。

第五节　实验性研究

一、概述

（一）实验性研究的定义及特点

观察是指对自然现象或过程的“袖手旁观”。实验是在一定条件下，研究者有意改变一个或多个因素，并前瞻性地观察其效应的研究。

实验性研究是将研究对象（病人或正常人）随机分配给实验组和对照组，将干预措施给予实验组人群后，随访观察一段时间并比较两组人群的结局（图7-9），以便确定干预措施的效果。由于在研究中施加了干预措施，因此实验性研究也被称为干预性研究。

实验性研究的核心在于干预措施，它的特点也很明显。

1. 属于前瞻性研究　实验性研究必须干预在前，效应在后，必须直接跟踪研究对象，这些对象虽不一定从同一天开始，但必须从一个确定的起点开始跟踪研究。

2. 随机对照分组　设计时必须控制研究因素和外部因素，研究对象分组要遵循随机化的原则。设计严格的平行对照组，并要进行可比性检验。

3. 干预措施　区别于观察性研究，实验性研究必须要有干预措施。

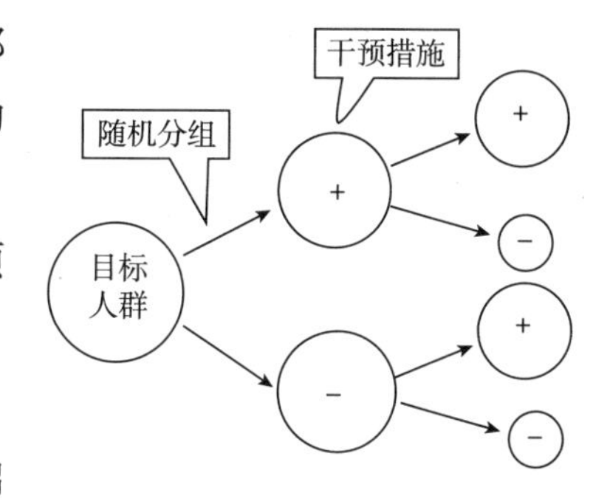

图7-9　实验性研究的基本原理

（二）实验性研究的分类

根据研究对象的属性不同，把实验性研究分为基础性实验（以分子、细胞、器官等为研究对象）、动物实验和人群实验。也有根据研究目的和研究对象的不同，分为临床试验、现场试验和社区试验。

1. 临床试验　研究对象主要为临床患者，常用于对某种药物或治疗方法的效果进行检验或评价。临床试验是用来判定新药或新疗法是否安全有效的医学研究。严格设计并认真实施的临床试验，是发现有效疗法的最快和最安全的途径。随机对照试验就是此类试验中应用最广的一种。

2. 现场试验　现场试验是在实地环境下进行以自然人群作为研究对象的实验研究。常用于评价疾病预防措施的效果，如评价疫苗预防传染病的效果。

3. 社区试验　又称社区干预项目，以社区为基础的公共卫生试验，是以未患有所研究疾病的人群作为整体进行试验观察，接受处理措施的单位是整个社区。常用于某种预防措施和方法的效果考核。

二、临床试验

临床试验是最常用的实验流行病学研究类型，是以患者为研究对象的，常用于评价某种药物或治疗方法的效果的研究（图7-10）。

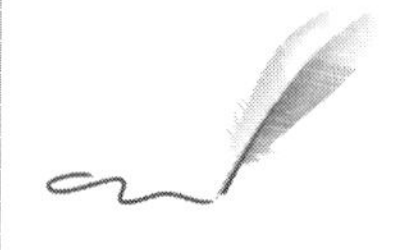

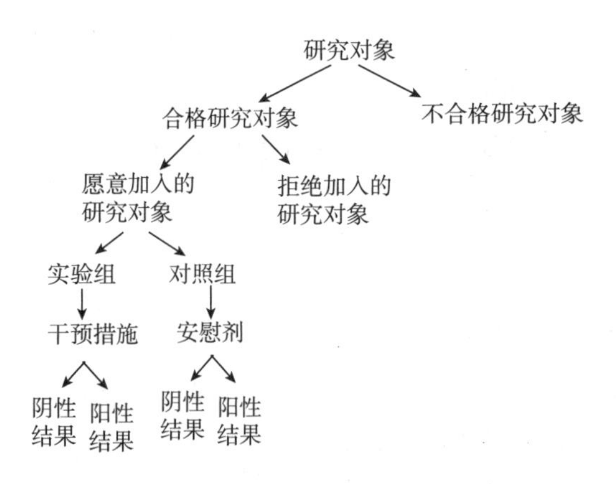

图 7－10 临床试验的基本原理

（一）主要用途

1. 治疗研究 包括药物、疗法、其他医疗服务效果或不良反应的评价。

2. 诊断研究 评价某一诊断性试验的真实性、可靠性和临床应用价值。

3. 筛检研究 评价一种检查方法是否能够用于大规模人群某疾病的筛检，评价该方法的真实性、可靠性和实用性。

4. 预后研究 主要用于预后因素的研究。

5. 病因研究 临床试验用于病因研究，主要是疾病危险因素干预研究。

（二）临床实验的基本原则

1. 随机 这项原则的目的将研究对象随机分配到研究组和对照组。这是设置理想均衡对照的方法。理论上，它可使已知和未知的影响疗效的因素在两组间均衡分布。

2. 对照 有同期平行对照，临床试验中常使用标准疗法对照，即以常规或现行的最好防治疾病的方法作对照。

3. 重复 应该有合理的样本量，研究结论能外推及与研究对象具有同一性质的其他患者。

4. 盲法 采用盲法以避免研究者和研究对象的主观因素对研究效应的影响。

（三）临床试验的基本设计类型

根据设计方案，可以把临床试验分为平行设计、交叉设计、析因设计和序贯设计 4 种类型。

1. 平行设计 按随机化方法将研究对象分为研究组和对照组，同时分别给他们规定的治疗措施和安慰剂或不给予任何措施。观察一定期限后，比较、分析两组的疗效，作出试验的结论。

这种对照类型的优点首先从理论上讲可使研究组和对照组外的因素，如临床特征、预后和其他因素在两组间可比。其次是能消除研究人员或患者在患者分组上的主观因素，即消除了选择偏倚。第三是应用统计学方法来比较两组疗效时，这种类型更适宜于作 χ^2 检验和 t 检验，而不需要用其他方法来校正。这种对照类型的缺点是一项试验需要较多的患者，因有一半患者充当对照。此外，还涉及医德问题。

应当说明，并不是所有的临床疗效评价都要随机对照这种方法。多年来已在临床实践中证实其疗效的疗法，如阑尾炎手术切除治疗，虽未经随机对照证实，也不再需用此法加以评价。另外，难以收集足够多患者的某些罕见病以及某些致死性疾病均不宜采用此法来评价疗效。

2. 交叉设计　整个设计分为两个阶段。先将研究对象随机分为研究组和对照组。第一阶段研究组接受治疗，对照组接受安慰剂。此阶段结束后，两组患者均休息（洗脱，停药）一段时间。之后再进入试验第二阶段，但两组在接受治疗措施上对调。

这种设计不仅有组间对照，而且有自身前后对照，从而降低了两组的变异度，提高了评价疗效的效率，同时也可用较少的样本完成试验。

但采用交叉设计必须有一个严格的前提，即进入第二阶段之前，两组患者的病情均与进入第一阶段时相同。这对许多临床试验来说是难以做到的，从而限制了这种研究设计的使用。

3. 析因设计　是指将处理因素交叉形成不同的处理组合，并对它们进行同时评价，可以评价不同处理的单独作用和联合应用的交互效应。析因设计的优点是可以分析处理的交互作用，不足是设计和分析比较复杂。

4. 序贯试验　与一般临床试验不同，序贯试验设计可事前先不规定样本量，而是试验一个或一对研究对象后即进行分析，一旦得到结果，即可立即停止。因此序贯试验是“边走边看”的一种实验方法。这样可以避免由于不切实际地增加样本量或研究对象数量过小造成的缺陷。

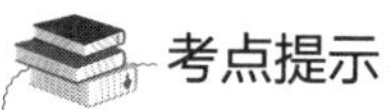

> **考点提示**
> 实验流行病学的概念、基本特征和分类；临床试验的概念及设计。

序贯试验有开放型和闭锁型。前者先不规定最大样本量，后者则规定最大样本量。不论是哪一型，序贯试验均可分为单向或双向试验。前者得出新药是否优于老药的结论，后者还要得出老药是否优于新药的结论。序贯试验按资料性质分为质反应和量反应两类。序贯试验也可配对以缩小误差，可自身前后配对，也可用条件相同的两个个体配对。在设计时还要规定观察指标的有效水平和无效水平，以及假阳性率和假阴性率。

序贯试验的优点是：适合于临床应用，节省研究对象人数，计算方便。缺点是：只适用于单指标试验，不适用于大样本试验和慢性病疗效观察。

第六节　筛检试验的评价

一、概述

> **考点提示**
> 诊断试验的标准是一成不变的，而筛检试验的标准是可以根据目的或者侧重点不同适当改变的。筛检试验的概念、目的、应用原则与效果评价。

扫码“看一看”

根据疾病的自然史,疾病大致可分为易感期、临床前期、临床期和结局4个阶段。见图7－11。如果疾病在临床前期出现一些可以识别的异常特征，如肿瘤的早期标志物、血压升高、血脂升高等，则可使用一种或多种方法将其查出，并对其做进一步的诊断和治疗，则可延缓疾病的发展，改善其预后。

（一）概念及应用

筛检（screening）是运用快速简便的试验检查或其他方法，将健康人群中那些可能有病或缺陷但表面健康的个体同那些可能无病者鉴别开来。它是从健康人群中早期发现可疑

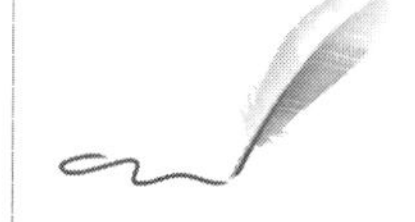

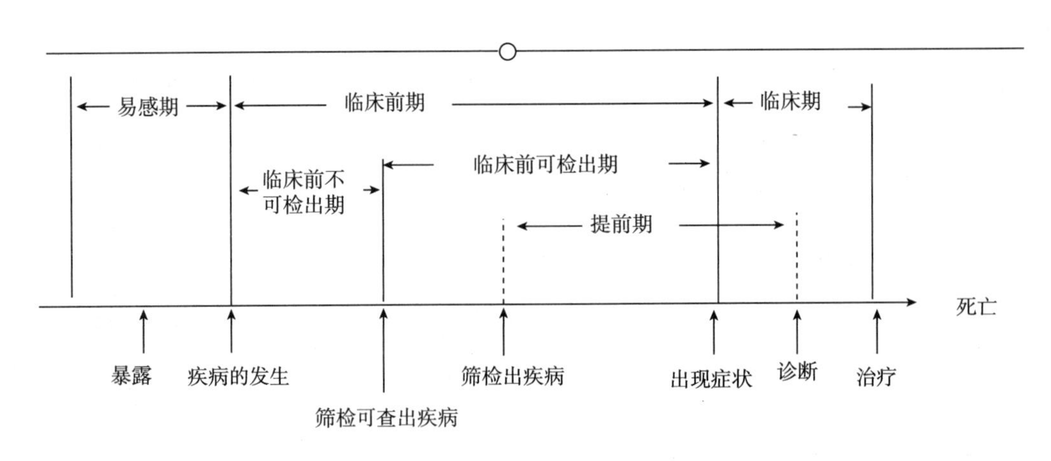

图 7－11　疾病自然史与筛检示意图

（沈福民 2001）

患者的一种措施，不是对疾病做出诊断。

筛检试验将受检人群分为两部分，阴性者为健康个体，阳性者为疑似患者，需要进一步的诊断试验。筛检试验流程见图 7－12。所以筛检试验有助于实现对疾病的早期发现、早期诊断、早期治疗，以提高疾病的治疗效果，改善疾病的预后。

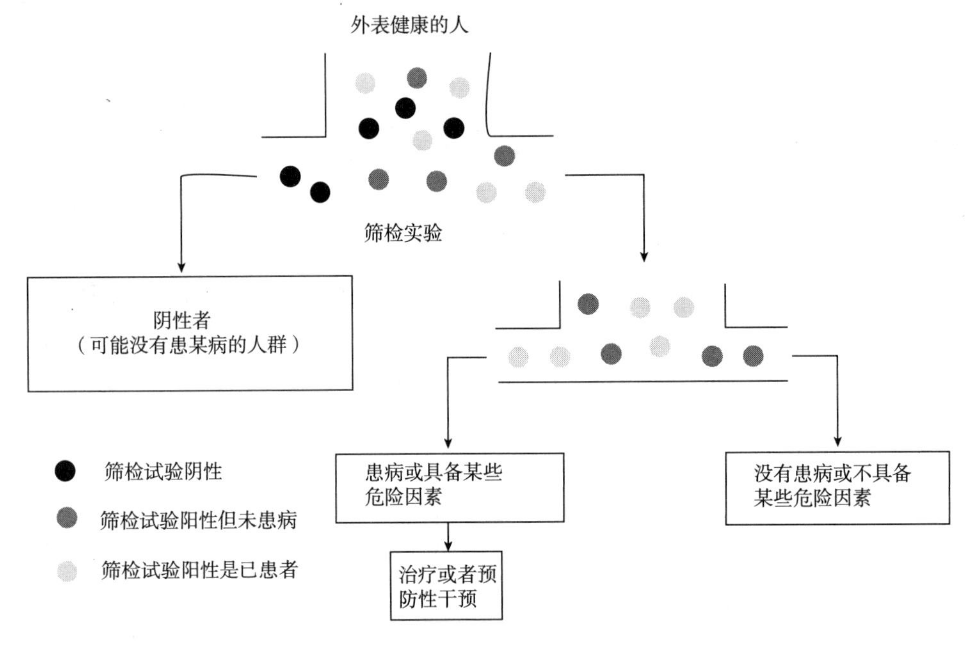

图 7－12　筛检试验流程图

（二）疾病筛检的原则

1. 所筛检的疾病是该地区现阶段的重大公共卫生问题。
2. 有可识别的早期临床症状或体征。
3. 对疾病的自然史有比较清楚的了解。
4. 未经治疗有严重的后果。
5. 在临床诊断前开始治疗，效果更好。

二、筛检试验评价的基本步骤

筛检试验的评价就是将待评价的筛检试验与诊断目标疾病的标准方法——“金标准”

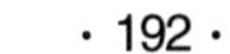

（gold standard）进行同步盲法比较，判定该方法对疾病“诊断”的真实性和价值。

（一）确定“金标准”

“金标准”是指当前临床医学界公认的诊断疾病的最可靠的方法。也称为标准诊断。通常包括活检、手术发现、微生物培养、尸检、特殊检查和影像诊断，以及长期随访的结果。

（二）选择受试对象

选择受试对象的原则是受试对象应能代表筛检试验可能应用的目标人群。其中病例组应包括患有目标疾病的各种临床类型的病例。对照组是指用“金标准”证实未患有目标疾病者，包括非患者或与目标疾病易产生混淆的疾病。正常人一般不宜纳入对照组。

（三）确定样本量

与研究样本量有关的因素有：待评价筛检试验的灵敏度；待评价筛检试验的特异度。显著性检验水平 α，一般为0.05；容许误差 δ，一般为0.05～0.10。当灵敏度和特异度均接近50%时，可用近似公式。

$$n=\left(\frac{z_{\alpha}}{\delta}\right)^{2}(1-P)P$$

P 为待评价的筛检试验的灵敏度或特异度。

（四）整理评价结果

经“金标准”确诊的目标疾病患者和非患者，接受待评价的筛检试验检测后，可出现4种情况。见表7－2。

表7－2　筛检试验评价

筛检试验	金标准		合计
	患者	非患者	
阳性	真阳性 A	假阳性 B	R_1
阴性	假阴性 C	真阴性 D	R_2
合计	C_1	C_2	N

三、筛检试验的常用评价指标

（一）真实性

真实性（validity），亦称效度，指测量值与实际值相符合的程度，故又称准确性（accuracy）。用于评价真实性的指标有灵敏度与假阴性率、特异度与假阳性率、正确指数、似然比。

1. 灵敏度（sensitivity）　又称真阳性率（true positive rate），即实际有病而按该筛检试验的标准被正确地判为有病的百分比。

$$灵敏度=\frac{A}{A+C}\times 100\%$$

假阴性率（false negative rate），又称漏诊率，指实际有病，根据筛检试验被确定为无病的百分比。它反映的是筛检试验漏诊患者的情况。

$$假阴性率=\frac{C}{A+C}\times 100\%$$

2. 特异度（specificity）　又称真阴性率（true negative rate），即实际无病按筛检标准被正确地判为无病的百分比。它反映了筛检试验确定非患者的能力。

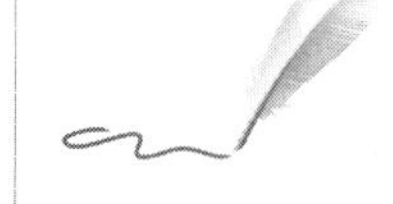

$$灵敏度 = \frac{D}{B+D} \times 100\%$$

假阳性率（false positive rate），又称误诊率，即实际无病，但根据筛检被判为有病的百分比。它反映的是筛检试验误诊患者的情况。

$$假阳性率 = \frac{B}{B+D} \times 100\%$$

3. 正确指数 也称约登指数（Youden index），是灵敏度与特异度之和减去1，表示筛检方法发现真正患者与非患者的总能力。正确指数的范围在0～1之间。指数越大，其真实性越高。

$$正确指数 = （灵敏度 + 特异度）- 1 = 1 - (假阴性率 + 假阳性率)$$

4. 似然比（likelihood ratio，*LR*） 属于同时反应灵敏度和特异度的复合指标，即有病者中得出某一筛检试验结果的概率与无病者得出这一概率的比值。该指标全面反映了筛检试验的诊断价值，非常稳定。它的计算只涉及灵敏度与特异度，不受患病率的影响。有阳性似然比（positive likelihood ratio，+*LR*）和阴性似然比（negative likelihood ratio，-*LR*）之分。

阳性似然比是筛检结果的真阳性率与假阳性率之比。该指标反映了筛检试验正确判断阳性的可能性是错误判断阳性可能性的倍数。比值越大，试验结果阳性时为真阳性的概率越大。

$$+LR = \frac{真阳性率}{假阳性率} = \frac{灵敏度}{1 - 特异度}$$

阴性似然比是筛检结果的假阴性率与真阴性率之比。该指标表示错误判断阴性的可能性是正确判断阴性可能性的倍数。比值越小，试验结果阴性时为真阴性的可能性越大。

$$-LR = \frac{假阴性率}{真阴性率} = \frac{1 - 灵敏度}{特异度}$$

（二）可靠性

可靠性（reliability），也称信度、精确度（精确性，precision）或可重复性（repeatability），是指在相同条件下用某测量工具（如筛检试验）重复测量同一受试者时获得相同结果的稳定程度。评定可靠性的指标如下。

1. 标准差和变异系数 标准差和变异系数的值越小，表示可重复性越好，精密度越高。反之，可重复性就越差，精密度越低。变异系数为标准差与算术均数之比。

$$变异系数(CV) = （标准差/算术均数）\times 100\%$$

2. 符合率（consistency rate） 又称一致率，是筛检试验判定的结果与标准诊断的结果相同的数占总受检人数的比例。

$$符合率 = \frac{A+D}{A+B+C+D} \times 100\%$$

（三）预测值

预测值（predictive value）是反映应用筛检结果来估计受检者患病和不患病可能性的大小的指标。

1. 阳性预测值（positive predictive value，*PPV*） 是指试验阳性结果中真正患病（真阳性）的比例。

$$阳性预测值 = \frac{A}{A + B} \times 100\%$$

2. 阴性预测值（negative predictive value, *NPV*） 是指筛检试验阴性者不患目标疾病的可能性。

$$阴性预测值 = \frac{D}{C + D} \times 100\%$$

阳性预测值、阴性预测值与患病率、灵敏度和特异度的关系，根据 Bayes 定理可用以下公式表示

$$阳性预测值 = \frac{灵敏度 \times 患病率}{灵敏度 \times 患病率 + (1 - 患病率)(1 - 特异度)}$$

$$阴性预测值 = \frac{特异度 \times (1 - 患病率)}{特异度 \times (1 - 患病率) + (1 - 灵敏度) \times 患病率}$$

综上所述，筛检试验的灵敏度越高，则阴性预测值越高；筛检试验的特异度越高，阳性预测值越高。

第七节　公共卫生监测

监测的历史最早记载于 14 世纪，欧洲为了控制疾病的发生，在小规模社区开展了疾病登记。20 世纪 40 年代末始于美国疾病控制与预防中心（CDC），1950 年开始对疟疾进行监测，1951 年对脊髓灰质炎进行监测，1957 年对流感进行监测，1961 年对肝炎进行监测。随后对多种疾病开始监测。WHO 从 1948 年成立之初就非常重视疾病监测，在世界各地支援建立监测组织和培训监测人员，在总部还设有一套完善的组织和制度，收集、整理、分析和印发疫情资料及其他卫生信息。1968 年第二十一届世界卫生大会 WHO 正式采用了美国学者 1950 年提出的“Surveillance”，确定了监测在公共卫生事业中的地位和作用。

一、公共卫生监测概述

公共卫生监测（public health surveillance）是指长期地、连续地、系统地收集有关健康事件、卫生问题的资料，经过科学分析和解释后获得重要的公共卫生信息，并及时反馈给需要这些信息的人或机构，用以指导制定、完善和评价公共卫生干预措施与策略的过程。其目的是为决策者提供决策依据，并评价决策效果。

WHO 对公共卫生监测定义为：持续地、系统地收集分析和解释特异的结局性数据，用来计划、实施和评估公共卫生实践。

（一）监测定义和监测病例

在大规模的监测工作中，确定一个统一的、可操作性强的监测标准是极为重要的，用这个监测标准所定义的病例则称为监测病例。例如，流感监测时的流感样病例是指发热（体温≥38℃），伴咳嗽或咽痛之一者。

（二）监测的直接指标与间接指标

监测病例的统计数字和指标，如发病数、死亡数、发病率、死亡率等称为监测的直接指标。有时监测的直接指标不易获得，如流感死亡与肺炎死亡有时难以分清，则可用“流感和肺炎的死亡数”作为监测流感疫情的间接指标，同样可以达到监测流感疫情的目的。

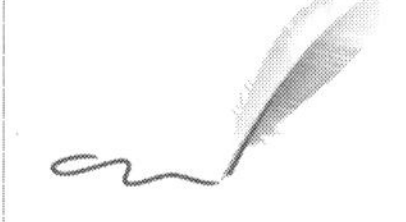

（三）公共卫生监测的目的

公共卫生监测系统的建立，必须谨慎地分析监测所要达到的目的和所要获得的信息，目的需求越多，变量越丰富，系统地建立越复杂，可接受性越差，信息搜集的难度也越大，成本也越高。

1. 通过人群免疫水平监测等方法，准确评价目标人群的健康状况。

2. 了解疾病/事件模式，确定主要公共卫生问题。

3. 对疾病/事件的长期变动趋势、自然史、发生规模、分布特征和传播范围进行定量或定性描述。

4. 及早发现异常情况，识别流行和暴发，查明原因，及时采取干预措施，减少危害。

5. 预测疾病/事件流行，估测卫生服务需求。

6. 确定疾病/事件的危险因素和高危人群。

7. 通过各类途径，向决策者、公共卫生专家、疾病控制机构以及公众反馈和传播正确信息。

8. 评价干预效果，如疫苗对传染病预防效果的监测。

二、疾病监测

疾病监测指的是长期地、连续地、系统地收集疾病的动态分布及其影响因素的资料，经过分析将信息上报和反馈，传达给所有应当知道的人，以便及时采取干预措施并评价其效果。

（一）疾病监测的分类

1. 传染病监测 世界卫生组织将疟疾、流行性感冒、脊髓灰质炎、流行性斑疹、伤寒和回归热为国际监测的传染病，我国根据具体情况又增加了登革热，且已把艾滋病列为国境检疫监测的传染病。

2. 非传染病监测 随着疾病谱的改变，有些国家已把监测范围扩大到非传染病，如出生缺陷、职业病、流产、吸烟与健康、营养监测，婴儿死亡率监测，围生期监测等。

3. 症状监测 为了早期发现新发传染病，近年来开展了症状检测，如建立发热门诊等。

4. 事件检测 为了早期发现疾病的发生，在我国部分地区开展了事件监测，如药品的销售量监测，如果在某地区某种药物销售量明显上升，则提示该地区有可能发生某种疾病的流行。这些监测为疾病的早期预警提供了依据。

（二）相关概念

1. 被动检测和主动检测 被动监测（passive surveillance）指下级单位常规地向上级机构报告监测资料，而上级单位被动地接受。如：法定传染病监测信息系统、药物不良反应监测自发报告系统。主动监测（active surveillance）指根据特殊需要，上级单位专门组织调查收集资料。如：传染病漏报调查、对某些行为因素（如吸烟、吸毒）的监测、美国疾病控制与预防中心建立的食源性疾病主动监测系统。

2. 常规检测和哨点检测 常规报告指国家和地方的常规报告系统，如我国的法定传染病报告系统。哨点监测（sentinel surveillance）指为了更清楚地了解某些疾病在不同地区、不同人群的分布以及相应的影响因素等，根据被监测疾病的流行特点选择若干有代表性的地区和（或）人群，按统一的监测方案连续地开展监测。如艾滋病哨点监测、流感样病例监测。

3. 实际病例与监测病例　在大规模的疾病监测中，要确定一个统一的、可操作性强的临床诊断标准来观察疾病的动态分布，这样确定的病例称为监测病例。

4. 直接指标和间接指标　直接指标指监测得到的发病数、死亡数、发病率、死亡率等；间接指标指个别情况下，监测的直接指标不易获得，如对每一个流感病例都给以确诊常很困难，而且流感死亡与肺炎死亡有时难以分清，可用“流感和肺炎的死亡”作为监测流感疫情的间接指标。

5. 静态人群和动态人群　静态人群（fixed population）指在研究过程中无人口迁出和迁入的人群；动态人群（dynamic population）指在疾病监测工作中，有人口频繁迁出、迁入的人群。

（三）内容和方法

1. 信息资料的收集　统一标准和方法，制定规范的工作程序，建立完善资料信息系统，长期收集和管理有关疾病的信息资料，包括发病报告、死亡登记资料、疾病流行及个案调查资料、病原学和血清学监测资料、疾病在人时地的动态变化资料、社会学资料、人口学资料、气象学和生物学资料。

2. 资料的整理和分析　综合监测点上和面上的资料，进行全面的分析。内容包括确定疾病自然史、发现疾病变化的趋势和影响因素、确定疾病流行的薄弱环节、揭示不同地区人口构成、出生和死亡频率、婴幼儿及孕产妇的健康指标。

3. 监测信息的交流及其反馈

（1）交流情报开发信息　疾病监测过程中收集的大量信息，经整理分析，定期交流并迅速反馈产生疾病的防治效应。监测信息流通使有关人员能快速获得相关信息，便于及时提出主动监测方案，或对重要疫情作出迅速反应，为制定预防控制疾病的策略和措施提供依据。

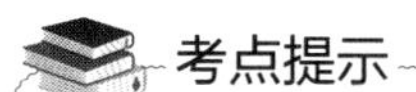

公共卫生监测的定义、目的、种类、程序以及监测系统的评价；疾病监测概念；我国主要的疾病监测方法：被动监测、主动监测、常规报告、哨点监测；我国疾病监测体系。

（2）评价对策，考核预防控制效果　评价所制定的对策是否正确，所采取的措施是否有效。一般对比采取对策、措施前后的发病率或死亡率是否有明显下降。成本效益分析是目前评价经济效益最为常用的方法。其基本思想是根据疾病和死亡的直接和间接损失费用计算，将对策、措施所需费用及其效益进行对比，效益按货币现值折算。

第八节　疾病暴发的调查和分析

一、疾病暴发的特点

疾病暴发（disease outbreak）指在局限的区域范围和短时间内突然发生许多同类病例的现象。疾病暴发调查就是要了解暴发情况，查明暴发原因以及提出和采取干预对策。疾病

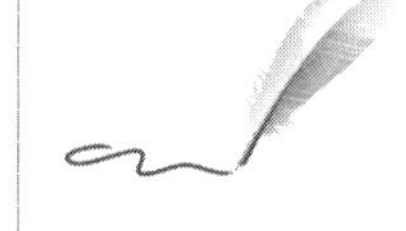

暴发的特点有：时间较短，单位集中或地区分布集中，患者相对较多，症状相似，患者的菌型一致（病原学检查发现）。

二、暴发调查的步骤和方法

暴发调查的基本思路就是核实诊断或问题并确立流行存在；描述流行的分布特征；形成并检验有关流行因素的假设；获得结论并采取进一步的控制措施。暴发调查的一般步骤，见图7－13。

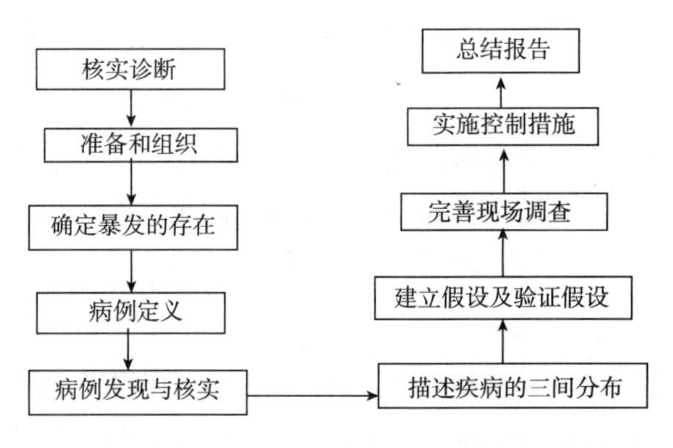

图7－13　暴发调查的一般步骤

（一）全面听取疫情汇报

迅速了解基本情况，初步确认暴发。需排除以下假象。

1. 人口增加引起病例数增加。

2. 误诊、重复报告、新诊断程序敏感性增加、漏报减少、老病例误做新病例等，使得报告病例数增加。

3. 常年水平的季节波动。

（二）核实诊断

对病例结合临床、实验室和流行病学资料进行综合分析判断，作出诊断，尤其是首例和首批病例。

1. 尽快多渠道收集信息，将不同来源的信息进行比较。

2. 及时向发病单位的卫勤领导、医务工作者等详细了解有关情况。

3. 快速的现场调查，根据临床特征、实验室证据判断暴发信息的确凿性。

确定发现病例的统一标准，使发现的病例具有同质可比性，并符合疫情调查或其他工作的要求，所以建立病例定义尤为重要。病例定义的内容包括流行病学信息（时间、地点、人群、具备危险因素或流行病学接触史等），临床信息，针对病因的实验室检测信息。在调查初期或者主要为搜索病例时，尤其是原因不明、特异性难以把握时，病例定义应强调敏感性。在病因研究中应强调特异性，提倡使用“实验室确诊病例”及“临床诊断病例”，以避免出现研究对象的错分偏倚。

（三）组织和准备

1. 区域的确定和划分。

2. 人员的选择。

3. 统一领导指令。

4. 物资筹备与后勤供应。

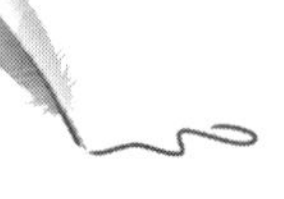

5. 实验室支持。

（四）初步调查

1. 包括首例患者、发病情况调查，标本收集、送验和保存，人口和环境情况调查。

2. 现场调查应该进行安全预防；病例发现；采集标本；个案（例）调查；探索传染源和传播途径。

个案疫源地调查是指对单个的病例及其家庭（居所）和周围环境进行现场调查并采取有关处理措施，查明病例发生的原因和疫源地的情况，以便预防续发病例和控制疫情。

（五）资料的初步分析

1. 描述疾病过程，计算疾病症状、体征的频率，计算疾病轻型、重型的比例，计算后遗症发生率和死亡率。

2. 描述三间分布；依据流行曲线确定流行类型、推算暴露日期。

3. 计算人群感染率，隐性感染和显性感染所占的比重，评价高危险人群的免疫水平。

期间绘制流行曲线需要注意：时间间隔相等，一般为1/3至1/8个平均潜伏期，病例数多时间隔可以短些；标记重要的信息，如聚餐、维修管道、暴雨、调查时间、采取的控制措施等。

（六）形成假说，进一步调查

根据初步调查结果形成假说，然后进行病例对照研究、队列研究和流行病学实验研究等，最后阐明暴发原因及流行特点和规律，以采取有效防治措施。

（七）采取措施和效果评价

1. 根据调查结论提出相应控制措施，并可对早期的应急措施做调整或补充。

2. 以日罹患率下降作为暴发得到逐步控制的指标（注意发病率的自然下降）。

3. 实施措施后，经过一个最长潜伏期，若不再发生新病例可认为防疫措施正确。

调查时候需要注意的问题有：自始至终必须同步进行暴发控制；运用法律武器，获得法律支持，接受法律的制约和限制；讲究工作方法，争取各个部门的协作，获得群众的支持；调查进行过程中，应不断向上级卫生行政和业务部门汇报疫情，以便统一指挥或调整调查策略和控制措施。

三、暴发类型和流行曲线

1. 同源流行　同源或共同来源流行（common source epidemic）指易感人群同时或先后暴露于同一感染来源所引起的流行。流行中受染者一般不再传播给其他易感者。见图7－14。

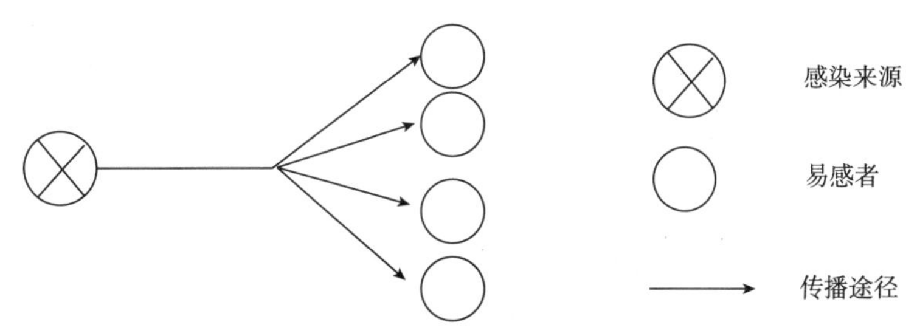

图7－14　同源流行的传播示意图

（1）点源流行　点源流行（point source epidemic）指易感人群在一个相同的短时间内暴露于同一感染来源。流行曲线呈陡峭的单个高峰，可呈对数正态分布，常见于食物中

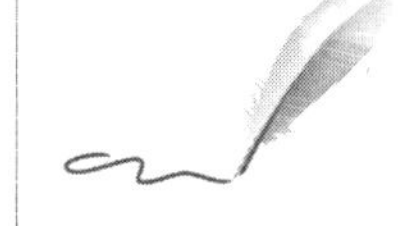

毒。见图 7 - 15。

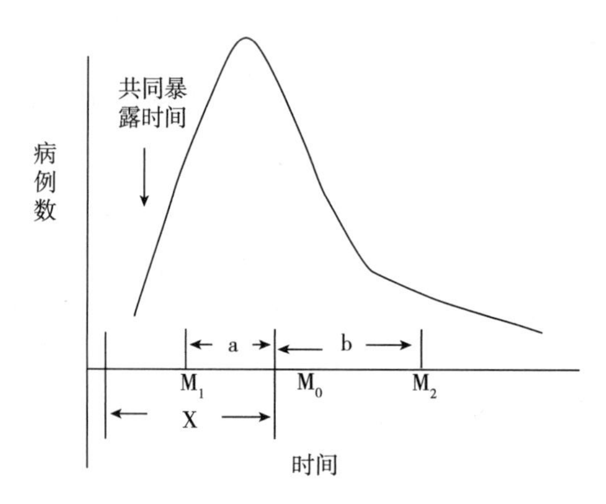

图 7 - 15　点源流行的流行曲线图

根据流行曲线从发病高峰时点向前推一个平均潜伏期，可以进行暴露时间的确定。

$$\text{平均潜伏期}(X)=\frac{(M_2-M_0)\times(M_0-M_1)}{(M_2-M_0)-(M_0-M_1)}$$

式中　M_1——病例数所占总数比例 16% 时间点

M_0——病例数所占总数比例 50% 时间点

M_2——病例数所占总数比例 84% 时间点

$$\text{暴露日期}=M_0-X$$

（2）重复暴露同源流行　易感人群在一定期间内重复（多次）暴露于共同的传播因素而引起的流行，流行曲线呈多峰或不规则形。见图 7 - 16。

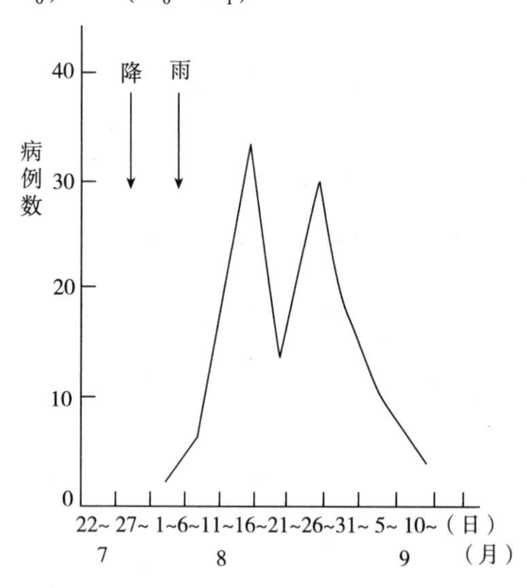

图 7 - 16　重复暴露同源流行的流行曲线图

2. 蔓延流行　蔓延流行是指通过宿主间传播或人传人所引起的流行。见图 7 - 17。

蔓延流行的特点如下。

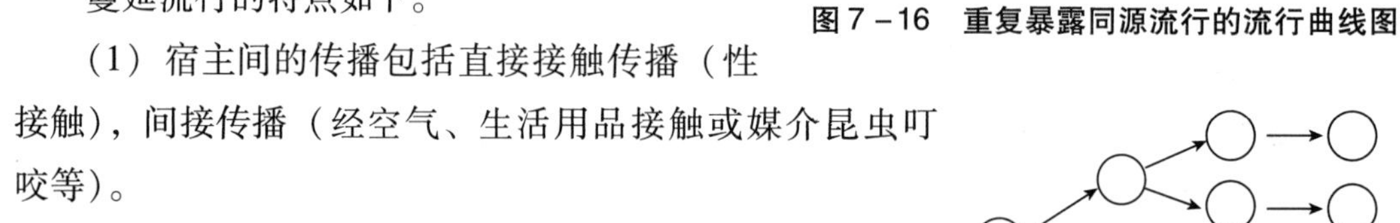

（1）宿主间的传播包括直接接触传播（性接触），间接传播（经空气、生活用品接触或媒介昆虫叮咬等）。

（2）蔓延流行从起始传染源到新的感染者，再连续传播给其他易感者，呈连锁式反应。

（3）人群免疫性产生群体免疫屏障，可降低蔓延流行。

（4）蔓延流行中有时病例可以分批（或“分代”）地出现。潜伏期变异较大时，则“分代”的区分不明显。

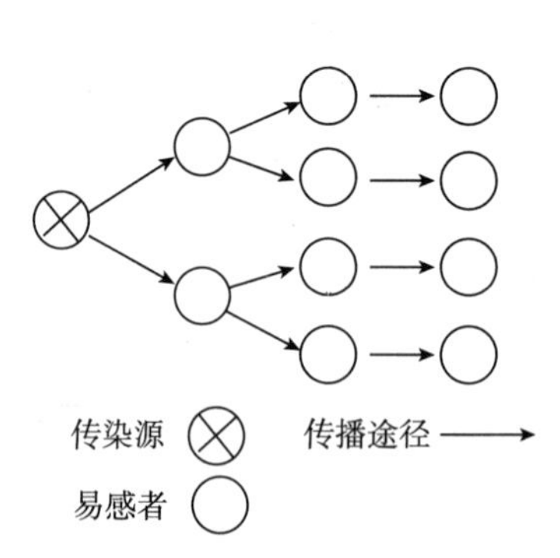

图 7 - 17　蔓延流行的传播示意图

（5）潜伏期短且容易传播的疾病，流行曲线可以呈单峰，与点源流行的曲线近似。

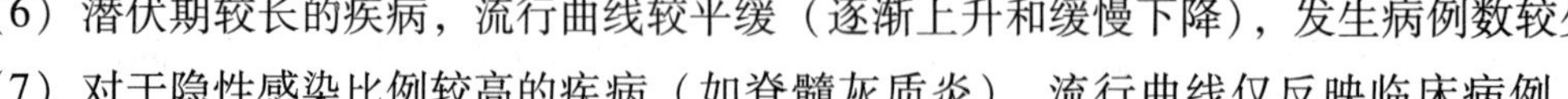

（6）潜伏期较长的疾病，流行曲线较平缓（逐渐上升和缓慢下降），发生病例数较少。

（7）对于隐性感染比例较高的疾病（如脊髓灰质炎），流行曲线仅反映临床病例，实

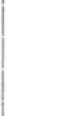

际感染的情形比流行曲线所反映的程度要严重得多。

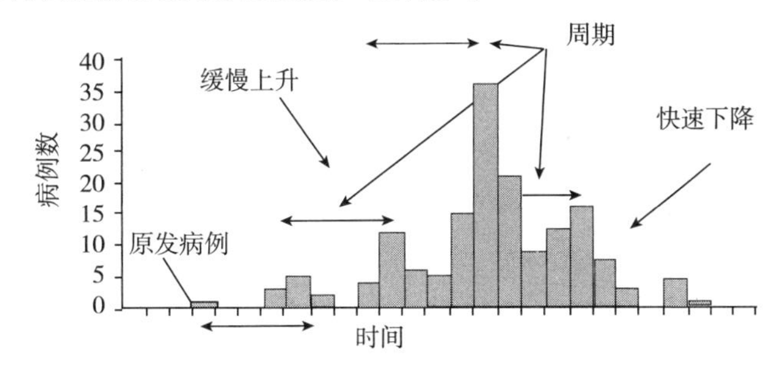

图7-18　蔓延流行的流行示意图

3. 混合型流行　混合型流行（mixed epidemic）是同源流行和蔓延流行的结合。点源流行后继发蔓延流行，其流行曲线表现为陡峭的单峰曲线（点源流行）右侧拖一长尾（蔓延流行）。例如，水型伤寒爆发（点源流行）后，常常继续发生日常生活间接接触传播，使得发病数下降缓慢，流行持续较长，后一部分形成流行曲线的“尾巴”。

本章小结

流行病学是医学研究中的一门重要方法学科。通过描述人群的疾病和健康状况分布，分析其分布规律和影响因素，为制定疾病防治、健康策略和措施提供科学依据。其研究方法包括观察法、实验法和数理法，观察法分为描述性研究和分析性研究。描述性研究是流行病学研究方法中最基本、最常用的，需要重点掌握。它不仅为疾病防控和健康促进工作提供基础资料，也为进一步调查研究提供线索，是开展分析性研究的基础，还用来确定高危人群，评价公共卫生措施的效果。分析性研究包括病例对照研究和队列研究，两者的研究原理、特点、设计类型、常见偏倚和优缺点均有不同，注意区分。实验研究常用于评价防治措施的效果，验证病因假设。筛检是早发现高危人群和患者的重要手段，它不是诊断实验，只是一个初步检查，注意其应用原则。公共卫生监测主要通过持续、系统地收集分析和解释特异的结局性数据，为决策者提供决策依据，并评价决策效果。疾病暴发调查是要了解暴发的情况，分析查明暴发的原因，提出并采取干预措施。

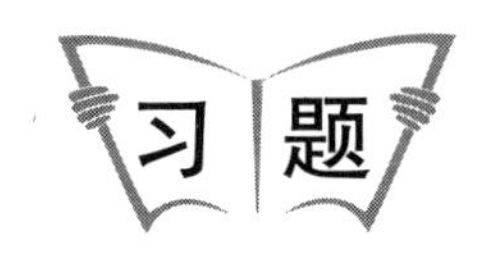

一、选择题

【A1/A2 型题】

1. 流行病学主要应用于
   A. 考核疾病的防治效果　　B. 评价人群的健康状况
   C. 研究疾病预防和控制　　D. 研究疾病的病因
   E. 以上均是
2. 以下哪一个不是流行病学的特征

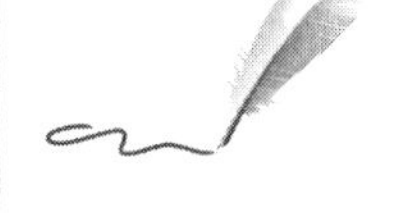

A. 群体特征
B. 以分布为起点的特征
C. 以治疗疾病为主的特征
D. 对比的特征
E. 预防为主的特征

3. 关于流行病学，下列不正确的是
A. 它是医学的基础学科
B. 它以个体为研究对象
C. 它可以评价药物或预防措施的有效性和安全性
D. 它可以研究疾病的自然史
E. 它能为卫生决策提供依据

4. 流行病学研究对象的三个层次是指
A. 疾病、伤害、健康
B. 患者、高危人群、一般人群
C. 传染病、慢性非传染性疾病、伤害
D. 死亡，患病，伤残
E. 以上均不对

5. 流行病学与临床医学的区别在于
A. 在群体水平上研究疾病现象
B. 研究疾病的病因学
C. 提供诊断依据
D. 不涉及药物治疗
E. 不研究疾病的预后

6. 对儿童进行急性呼吸道感染检测，测量疾病的频率指标应选用
A. 发病率
B. 罹患率
C. 患病率
D. 期间患病率
E. 时点患病率

7. 下列哪项因素与发病率的变化无关
A. 致病因素的作用明显加强和减弱
B. 患病率的升高或下降
C. 疾病诊断水平的提高或下降
D. 诊断标准的变化
E. 防疫措施的有效与否

8. 下列哪项因素与患病率的变化无关
A. 发病率的升高或下降
B. 病死率的升高或下降
C. 人口总数自然增加或减少
D. 治疗水平的提高或降低
E. 存活时间长短

9. 进行感染性腹泻监测时应选择的疾病频率测量指标是
A. 发病率
B. 发病专率
C. 罹患率
D. 时点患病率
E. 期间患病率

10. 疾病分布是指
A. 民族分布、性别分布、职业分布
B. 时间分布、地区分布、人群分布
C. 城乡分布、年龄分布、民族分布
D. 民族分布、年龄分布、职业分布
E. 年龄分布、城乡分布、季节分布

11. 现况研究所收集的资料具有哪方面的特点
    A. 需要通过追踪观察将来的暴露与疾病情况
    B. 特定时点或时期和特定人群的有关因素与疾病或健康状况的关系
    C. 过去的暴露史或疾病情况
    D. A 或 C
    E. 以上都不对
12. 对于病因未明的疾病，现况研究的主要任务是
    A. 确定病因　　B. 验证病因
    C. 寻找病因线索　　D. 进行病因推断
    E. 否定病因
13. 下面哪一点不属于现况研究的特点
    A. 现况研究开始时一般不设有对照组
    B. 现况研究有特定的时点或期间
    C. 现况研究在确定因果联系时受到限制
    D. 可以用现在的暴露（特征）来替代或估计过去情况
    E. 不可以作因果推论
14. 抽样误差的定义为
    A. 个体值与样本统计量间的差异　　B. 样本统计量之间的差异
    C. 样本统计量与总体参数间的差异　　D. 总体参数间的差异
    E. 个体值与样本统计量间的差异
15. 抽样的目的是
    A. 研究总体统计量　　B. 研究样本统计量
    C. 研究误差　　D. 研究典型案例
    E. 从样本推断总体参数
16. 欲了解总人群发病率中归因于暴露部分的大小时，常用的指标是
    A. 相对危险度　　B. 归因危险度
    C. 归因危险度百分比　　D. 人群归因危险度
    E. 比值比
17. 下列哪项不是队列研究的特点
    A. 属于观察法　　B. 需要设立对照组
    C. 能确证暴露与结局的因果联系　　D. 由因及果的研究方法
    E. 省时、省力、省钱
18. 下列哪项不是队列研究与实验性研究的相同点
    A. 均需给予人为的干预措施　　B. 均需设立对照组
    C. 均是由因及果的研究方法　　D. 均可能产生失访偏倚
    E. 花费较大
19. 队列研究与病例对照研究比较，错误的说法是
    A. 均是分析性研究方法
    B. 均属于观察法

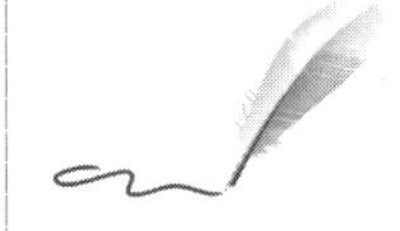

C. 均可以计算发病密度

D. 队列研究验证病因假设的能力较病例对照研究强

E. 队列研究适用于发病率较高的疾病病因的研究，而病例对照研究则可用于罕见病病因的研究

20. 有关队列研究暴露人群的选择，下列哪条是不对的

A. 职业人群
B. 特殊暴露人群
C. 一般人群
D. 有组织的人群团体
E. 患有某欲研究疾病的人群

21. 某因素和疾病间联系的最好测量是

A. 人群归因危险度
B. 全人群该病的发病率
C. 该因素的流行率
D. 相对危险度
E. 归因危险度

22. 以人年为单位计算的率为

A. 发病率
B. 发病密度
C. 病死率
D. 现患率
E. 死亡率

23. 队列研究中研究对象应选择

A. 在患某病者中选择有、无某种暴露因素的两个组

B. 在患该病者中选择有某种暴露因素的为一组，在无该病者中选择无该种暴露因素的为另一组

C. 在无该病者中选择有某种暴露因素的为一组，在有该病者中选择无该暴露因素的为另一组

D. 在无该病者中，选择有、无某种暴露因素的两个组

E. 任选有无暴露的两个组

24. 下列有关队列研究的叙述哪条是错误的

A. 属于分析性研究

B. 时间上必须是前瞻性的

C. 一般需要计算人年

D. 随访期间还需要继续收集有关暴露的资料

E. 观察终点就是观察终止时间

25. 下列哪项试验不属于实验流行病学研究

A. 观察性试验
B. 社区试验
C. 现场试验
D. 临床试验
E. 干预试验

26. 评价人群疫苗接种效果最关键的指标是

A. 安全性
B. 接种后反应率
C. 临床表现
D. 保护率
E. 抗体水平

27. 现场试验的三项原则是

A. 单盲、双盲、三盲
B. 随机、对照、盲法
C. 真实性、研究对象、研究因素
D. 研究者、研究对象、研究因素
E. 以上都不是

28. 下列哪项是实验流行病学研究的目的
A. 评价病例暴露危险因素的比例
B. 分析危险因素暴露的结局
C. 探讨病因的线索
D. 评价某种预防措施的效果
E. 筛查早期患者

29. 实验流行病学研究最主要的优点是
A. 随机化分组可提高实验组和对照组的可比性
B. 实验者可决定干预措施的方案
C. 盲法试验可提高研究对象的依从性
D. 实验流行病学研究可以提高评价、预防和治疗等方面干预措施的正确性
E. 可以控制研究过程的偏倚

30. 有关筛检，以下哪一说法不正确
A. 为了发现罕见的疾病
B. 所筛检的疾病是危害人群健康的严重疾病
C. 一旦筛检发现可疑病例，有确切的诊断手段和治疗措施
D. 对所筛检的疾病有比较全面的认识
E. 用于筛检的方法不应给群众精神与身体的伤害

31. 在糖尿病的筛检方案中，A 医师将餐后血糖水平定为 160mg/100ml，而 B 医师将餐后血糖试验定为 140mg/100ml。这就意味着
A. 前者的灵敏度比后者高
B. 前者的特异度比后者高
C. 前者的假阳性率比后者高
D. 前者的假阴性率比后者高
E. 前者的阳性预测值比后者高

32. 为了提高某筛检试验的阳性预测值，可采取
A. 增加筛检的次数
B. 减少筛检的次数
C. 选择高危人群
D. 对筛检阳性者进行更仔细的诊断
E. 与其他试验方法联合使用

33. 生长缓慢的肿瘤与生长迅速的肿瘤，对于筛检试验可能会导致
A. 领先时间偏倚
B. 病程长短偏倚
C. 选择性偏倚
D. 错误分类偏倚
E. 信息偏倚

34. 从 1990 年至 2000 年，用某筛检试验方法对某病进行筛检。在这段时间该病的患病率增加了 1 倍，试问这种筛检试验方法的哪一特征因受到患病率的影响而发生相应改变
A. 灵敏度增加
B. 特异度增加
C. 领先时间增加
D. 阳性预测值增加
E. 阴性预测值增加

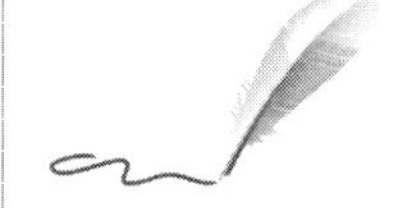

二、思考题

1. 简述流行病学的用途。
2. 简述疾病三间分布的主要内容。
3. 发病率和患病率有何区别与联系？
4. 比较现况研究、病例对照研究与队列研究三种研究方法的特点。
5. 简述暴发类型以及流行曲线。
6. 简述暴发时间的推算。

扫码“练一练”

（吴　飞）

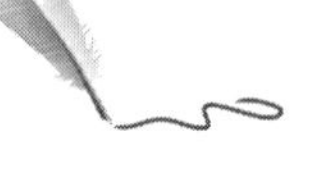

第八章　疾病的预防与控制

学习目标

1. **掌握**　传染病预防控制的策略与措施；慢性非传染性疾病的概念、特点及常见慢性病的三级预防措施；疾病管理概念；慢性病管理的原则；慢性病自我管理任务、核心技能。

2. **熟悉**　传染病流行的基本环节及慢性非传染性疾病管理步骤与内容。

3. **了解**　传染病的发生条件；影响传染病流行过程的因素；常见慢性非传染性疾病的危险因素。

4. 学会运用相关疾病的防治方法对疾病进行预防与控制。

5. 具有预防为主的思想及保护患者隐私的良好素质。

第一节　传染病的预防与控制

案例讨论

[**案例**] 2008 年 3 月 1 日至 5 月 9 日，安徽省阜阳市共报告手足口病病例 6049 例，其中 353 例重症病例，22 例死亡病例，病死率为 0.4%。

[**讨论**]

1. 为什么短时间内会出现如此多的病例？
2. 手足口病是如何传播流行的？
3. 如何预防控制手足口病？

传染病是由各种病原体引起的能在人与人、动物与动物或人与动物之间相互传播的一类疾病，故具有传染性是传染病的显著特点。WHO 曾指出，传染病是我们面临着的十分严重的疾病负担之一。20 世纪以来，随着人类社会经济的发展，医学科学技术的进步，人类传染病预防与控制工作取得了显著的成就，传染病发病水平和死亡水平都已明显下降，许多重大传染病已得到有效的控制，有些甚至已经被消灭或接近消灭。然而近年来，全球传染病疫情出现新的变化，由于生物体的变异、自然和社会环境的变化以及人们生活方式的改变等，多种传染病的总体发病水平有上升趋势，一些新的传染病如人感染高致病性禽流感、埃博拉出血热等的发生使我们重新认识到传染病对人类健康和生存的威胁，所以传染病的防治工作仍是世界各国乃至全球的重要任务。

一、传染病的流行过程

（一）传染病发生的条件

任何一种传染病的发生、发展和传播都是病原体和宿主、病原体和外界环境相互联系、相互作用和相互斗争的结果。故病原体和宿主是传染病发生的两个最基本的条件，病原体

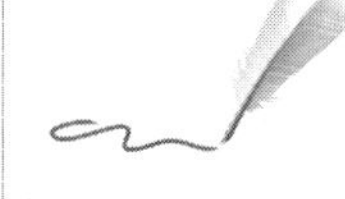

和宿主的一些生物学特征会直接影响传染病的过程和结局。

1. 病原体特性 病原体是指能够引起宿主致病的各种生物体，包括病毒、细菌、真菌和寄生虫等，病原体的特征对病原体的致病性及其表现形式具有重要意义。

（1）传染力 指病原体引起易感宿主发生感染的能力。传染力的强弱可通过易感者在暴露于病原体后发生感染的比例即续发率进行评价。病原体传染力非常强的传染病如天花、麻疹等，相对较弱的如麻风、结核等。

（2）致病力 指病原体侵入宿主后引起临床疾病的能力。致病力的大小可用感染者中发生临床病例的比例衡量。

（3）毒力 指病原体感染机体后引起疾病的严重程度。毒力的大小可以用重症病例和死亡病例占全体病例的比例进行衡量。

（4）耐药性变异 指病原体对某种抗生素从敏感变为不敏感或耐受的现象。耐药性变异可传给后代或通过微生物之间的遗传物质转移传给其他微生物。耐药性变异是多种传染病流行不能控制或复燃的重要原因。如结核病，据 WHO 估计目前全球每年新发多重耐药结核病例约 50 万例。

（5）抗原性变异 指病原体的基因突变导致病原体抗原发生改变的现象。抗原性变异易致传染病暴发性流行。例如甲型流感病毒表面抗原变异频繁，每发生一次大的变异，即形成一个流感病毒新亚型。人群因缺乏相应的免疫抗体而发生流感流行。

（6）毒力变异 指由于病原体遗传物质发生变化导致其毒力增强或减弱的现象。毒力增强则使疾病的严重程度增高，毒力减弱则是疫苗研发的重要途径和方法。

2. 宿主 宿主是指自然条件下被病原体寄生的人或动物。当宿主有较强的免疫力时，病原体难以侵入或侵入后难以在宿主体内生存、繁殖、感染及发病，否则机体易发生感染或发病。

（1）免疫力 是宿主识别和抵抗外来侵入病原体的能力，常伴有具有特异活性的抗体或细胞参与，这种抵抗力通常反映了宿主不易感染或发病的能力。

（2）免疫反应 宿主对病原体的免疫反应包括非特异性反应和特异性免疫反应。非特异性免疫反应构成人体免疫的第一道防线，协同参与特异性免疫反应。特异性免疫反应主要包括细胞免疫和体液免疫。

3. 感染过程及感染谱

（1）感染过程 也称传染过程，指病原体进入机体后，病原体与机体相互作用的过程。传染过程可以有各种不同的表现，而传染病发病只是其中的一种表现形式。

（2）感染谱 宿主感染病原体后，可以呈现为程度不同的反应，表现为隐性感染或显性感染或死亡等形式，一种传染病导致宿主不同的感染表现形式称为感染谱，也称为感染梯度。

（二）传染病流行过程的基本环节

传染病流行过程，是指病原体从已受感染者体内排出，经过一定的传播途径，侵入易感者机体而形成新的感染，并不断发生、发展的过程。传染病在人群中发生流行必须具备三个基本条件，即传染源、传播途径和易感人群，被称为流行过程的三个基本环节。这三个基本环节同时存在并相互作用时，就会造成传染病的传播和蔓延。如果其中任何一个环节缺乏或者采取措施阻断三者的相互联系，传染病的流行就不会发生或终止。

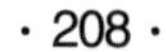

传染源排出病原体的整个时期，称为传染期。各种传染病的传染期长短各异，其变化范围从几小时到数十年不等。传染期是决定传染病病人隔离期限的重要依据。根据各种传染病的传染期严格隔离传染病病人，对于传染病的预防控制十分重要。

1. 传染源　指体内有病原体生长、繁殖并且能排出病原体的人和动物。包括病人、病原携带者和受感染的动物。

（1）病人　病人体内通常存有大量病原体，在临床症状期可通过咳嗽、腹泻等将病原体排出体外向周围环境播散，因而具有很强的传染性，是最重要的传染源，尤其对于一些没有病原携带者的传染病，病人往往成为唯一的传染源，如百日咳、麻疹、水痘等。病人作为传染源，其传染性的大小取决于其发病类型、病情轻重、病程长短、活动范围，以及排出的病原体数量和频度。病人活动范围越大，作为传染源的意义更大。

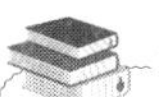
考点提示

传染源必须具备两个条件：场所、排出病原体，只能是人或动物。受到病原体污染的水、食物是传播媒介，不是传染源。

隐性感染即亚临床感染，是指当机体有较强的免疫力，或入侵的病原菌数量不多，毒力较弱时，机体通过自身免疫应答清除病原体，不出现明显的临床症状。此类感染者在人群中不易被发现，但仍可成为传染源，如流行性脑脊髓膜炎、病毒性甲型肝炎、甲型H1N1流感、传染性非典型肺炎等。

（2）病原携带者　指没有任何临床表现但能排出病原体的人。病原携带者根据其携带状态和疾病分期分为潜伏期病原携带者、恢复期携带者、健康病原携带者三类。①潜伏期病原携带者是指在潜伏期内携带并排出病原体者，如霍乱、痢疾等，都可以有潜伏期病原携带者。所谓潜伏期是指从病原体侵入机体到最早出现临床症状这一段时间。②恢复期携带者是指临床症状消失后，仍能在一定时间内排出病原体的人，包括暂时性病原携带者和慢性病原携带者。如伤寒、痢疾、白喉、流行性脑脊髓膜炎、乙型病毒性肝炎等都可以有恢复期携带者。其中临床症状消失后病原携带时间在3个月以内为暂时性病原携带者，超过3个月为慢性病原携带者。③健康病原携带者指整个感染过程中均无明显临床症状和体征而能排出病原体者。如白喉、霍乱、脊髓灰质炎、乙型病毒性肝炎等常有健康病原携带者。此类携带者多为隐性感染的结果，一般只能用实验方法证实。

病原携带者由于没有临床症状，在人群中很难被发现，因此是很重要的传染源。病原携带者作为传染源的意义主要取决于其排出病原体的数量、携带病原体的时间长短、携带者职业、社会活动范围、个人卫生习惯、环境卫生条件及卫生防疫措施等。病原携带者在传染病的传播过程中是一个不可忽视的传染源，尤其是在饮食服务行业、供水企业、托幼机构等单位工作的病原携带者对人群的威胁更大。

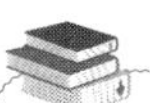
考点提示

潜伏期是确定接触者留验、检疫和医学观察期限，一般为平均潜伏期加1～2天，危害严重者为该病的最长潜伏期。确定传染病患者隔离的期限是传染期。

（3）受感染的动物　人类的某些传染病是由动物传播造成的。这些疾病的病原体在自然界的动物间传播，称为动物传染病，在一定条件下可以传染给人，所致疾病称为自然疫源性疾病或人畜共患病，如结核病、布鲁杆菌病、炭疽、狂犬病、阿米巴痢疾、血吸虫病等。受感染的动物作为传染源的意义，主要取决于人与动物接触的机会和密切程度、动物

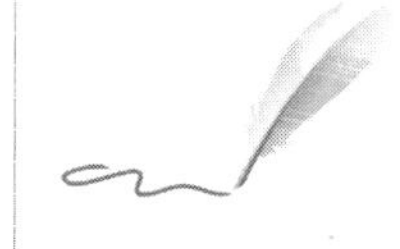

传染源的种类和密度、动物传染源是否出现症状以及环境中是否有适宜该疾病传播的条件等。

2. 传播途径 指病原体从传染源排出后，侵入新的易感宿主前，在外界环境中停留或转移所经历的全部过程。传染病可通过一种或多种途径传播。常见的传播途径有以下几种。

（1）经空气传播 呼吸系统传染病如传染性非典型肺炎、流行性感冒、麻疹、水痘、流行性腮腺炎等可通过空气传播。主要方式包括飞沫传播、飞沫核传播和尘埃传播三种。飞沫传播是指较小的飞沫在空气中飘浮，被易感者直接吸入而引起感染，例如麻疹可通过飞沫传播。飞沫核传播指在空气中悬浮的飞沫外层水分被蒸发形成有传染性的飞沫核，易感者因吸入飞沫核而感染，如白喉、结核病可通过飞沫核传播。尘埃传播指含有病原体的较大飞沫干燥后附着于尘埃上，在空气中飞扬，传播范围广，易感者吸入而感染，如结核病、炭疽病等可通过尘埃传播。

经空气传播的传染病流行特征为：①传播途径易实现，传播广泛，发病率高。②有明显的季节性，冬春季高发。③由于传播机制简单，少年儿童多见，有“儿童传染病”之称。④未免疫预防人群的发病率周期性升高。⑤受居住条件和人口密度等因素影响较大，如在人口密度高、通风不良、卫生条件差的车站候车室、车厢、电影院、商场等拥挤的公共场所中，更容易传播和蔓延，较易发生流行。

（2）经水传播 包括经饮用水传播和经疫水传播。因饮用被病原体污染的水而引起传染病的传播称为经饮用水传播，许多肠道传染病均可经饮用水传播，如伤寒、霍乱、痢疾、甲型肝炎等。易感者接触被病原体污染的疫水，病原体经过破损的皮肤、黏膜侵入机体而引起传染病的传播称为经疫水传播，某些人畜共患病和寄生虫病如血吸虫病、钩端螺旋体病等可经疫水传播。

经饮用水传播的传染病流行特征为：①有饮用同一水源史，病例分布与供水范围一致。②若水源经常受到污染，病例可长年不断。③停用污染水源或对水源消毒、净化后，暴发或流行即可平息。④除哺乳婴儿外，发病无年龄、性别、职业差别。

经疫水传播的传染病流行特征为：①病人均有疫水接触史，如在疫水中游泳、劳动。②发病有季节性、地区性和职业性。③大量易感者进入疫区接触疫水，可发生暴发或流行。④加强疫水处理或个人防护可控制病例发生。

（3）经食物传播 食物本身携带病原体，或食物在制作、储藏、运输、销售过程中被病原体污染可引起传染病的传播。所有肠道传染病、某些寄生虫病和个别呼吸道传染病如结核病，可经食物传播。

经食物传播的传染病流行特征为：①患者都有进食同一食物史，不食者不发病。②一次大量污染，可形成暴发，多发生在食品卫生状况和环境卫生较差的集体单位。③停止供应污染食物后，暴发或流行即可平息。

（4）经接触传播 包括直接接触传播和间接接触传播。直接接触传播指没有外界因素参与，传染源直接与易感者接触而引起疾病的传播，如性传播疾病、狂犬病等。间接接触传播指易感者接触了被病原体污染的日常生活用品（如衣物、毛巾、玩具等）而所造成的疾病传播，也称为日常生活接触传播。被污染的手在此传播中起重要作用。多种肠道传染病、呼吸道传染病、皮肤传染病和某些人畜共患病均可通过间接接触传播。

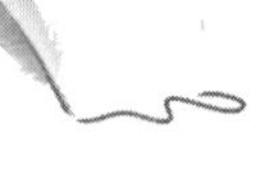

经间接接触传播的传染病流行特征为：①一般呈散发，很少造成流行。②无明显季节

性，一年四季均可发生。③卫生习惯不良、卫生条件较差的地区发病较多。

（5）经媒介节肢动物传播　指经节肢动物叮、咬、吸血或机械携带而传播。某些肠道传染病、寄生虫病和人畜共患病可通过此途径传播。如疟疾、流行性乙型脑炎、鼠疫、绦虫病等可经叮咬吸血传播，伤寒、痢疾可经节肢动物机械携带而传播。

经节肢动物传播的传染病流行特征为：①地区分布明显，仅在有传播该病的节肢动物地区发生。②有明显的季节性。③具有职业特性。④暴露机会多的人群发病率高，如青壮年。⑤一般无人与人之间的直接传染。

（6）经土壤传播　指因接触了被病原体污染的土壤导致传播的传染病，如钩虫病、蛔虫病、破伤风、炭疽等。经土壤传播病原体的意义，取决于病原体在土壤中的存活时间，人与土壤接触的机会、频度及个人卫生习惯等。

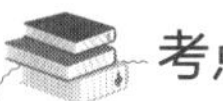
考点提示

不同传染病的传播途径不一样，常见传染病的传播途径。

（7）医源性传播　指在医疗、预防工作中，由于未能严格执行规章制度和操作规程，而人为地造成某些传染病的传播。乙型肝炎和丙型肝炎病毒、艾滋病病毒（HIV）均可通过消毒不严格的医疗器械进行医源性传播。我国就曾报道过多起医护人员职业性感染 HIV 的事例，医务人员中又以护士发生医疗锐器损伤最多。血液和生物制品被污染是造成医源性传播的另一个重要方式，故要加强血液、生物制品的检查管理。

（8）垂直传播　垂直传播是指在围生期病原体通过母体传给子代，也称为母婴传播或围生期传播。主要有三种传播方式：①经胎盘传播，指受感染孕妇体内的病原体经胎盘血液传给胎儿，引起宫内感染，常见病原体如风疹病毒、乙肝病毒、艾滋病病毒等。②上行性感染，指病原体从孕妇阴道经宫颈上行到达绒毛膜或胎盘引起胎儿感染，常见病原体如白色念珠球菌、单纯疱疹病毒等。③分娩时传播，指分娩过程中胎儿通过严重感染的产道时被感染，常见病原体如淋球菌、疱疹病毒等。

3. 易感人群　易感人群是指对某种传染病的免疫力低下或缺乏而易受感染的人群，易感者的存在是发生传染病新病例的必要条件之一。易感人群对传染病易感的程度称为人群易感性，通常通过人群中非免疫人口占全部人口的百分比来表示。人群易感性的高低是影响传染病流行的重要因素，在引起传染病流行的其他条件不变的情况下，人群易感性高，则传染病较易发生传播和流行，反之，发生流行的可能性小。因此，通过提高人群的免疫力，降低人群的易感性，是防止传染病在人群中流行的一项十分重要的措施。

（1）影响人群易感性升高的因素　主要有：①新生儿增加。②易感人口迁入。③免疫人口的免疫力自然消退。④免疫人口迁出或死亡。

（2）影响人群易感性降低的因素　主要有：①预防接种可提高人群对传染病的特异性免疫力，是降低人群易感性的最重要、最积极的措施。②传染病流行后免疫人口增加。③隐性感染后免疫人口增加。

（三）疫源地与流行过程

1. 疫源地　传染源向周围排出病原体所能波及的范围称为疫源地，即可能发生新病例或新感染的范围。每个传染源都可单独构成一个疫源地，但在一个疫源地内又可同时存在一个以上的传染源。一般将范围较小的如单个传染源所构成的疫源地称为疫点，而将较大范围的疫源地或当若干疫源地连接成片时称为疫区。疫源地范围大小取决于传染源的活动

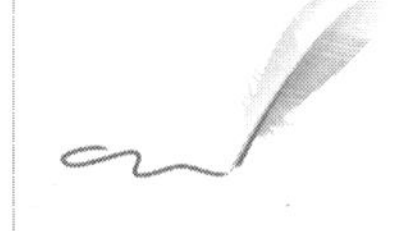

范围、传播途径的特点和周围人群的免疫状态。

2. 疫源地与流行过程 每一个疫源地都是由它前面的疫源地引起的，它本身又可以引发新的疫源地，一系列相互联系、相继发生的疫源地就构成了传染病的流行过程。疫源地是构成传染病流行过程的基本单位，疫源地被消灭，流行过程就会中断。

疫源地消灭的条件包括三方面。一是传染源已被迁走（隔离、治愈或死亡）不再排出病原体；二是传染源排出于外环境的病原体被彻底消灭；三是所有易感接触者，经过该病最长潜伏期未出现新病例或被证明未受感染。

（四）影响传染病流行过程的因素

各种社会因素和自然因素通过对传染源、传播途径和易感人群三个基本环节的作用，对传染病的流行过程发生影响。以社会因素影响较大。

1. 自然因素 包括地理环境和气候条件等，其对动物传染源的生长、繁殖、活动分布有显著影响，从而使有些传染病具有明显的地方性特点，如血吸虫病只流行在有钉螺生长的长江中下游地区，嗜盐菌食物中毒多见于沿海地区。近年来全球气候变暖，促进了媒介昆虫的繁殖生长，如蚊虫的大量滋生就可能会促进疟疾、登革热、乙型脑炎等传染病的暴发流行，同时使原局限于热带亚热带的传染病蔓延至温带。

2. 社会因素 包括社会政治经济制度、文化教育、生活方式、宗教信仰、风俗习惯等。社会因素可以阻止传染病的发生、蔓延，甚至消灭传染病，也可以促进或扩大传染病的流行。如广东省某些地区居民有吃生鱼片、生虾蟹的习惯，导致肝吸虫、肺吸虫感染率较高。另外人口的快速增长和城市化进程加快有利于一些传染病的传播流行，战争、动乱以及全球旅游业的急剧发展，航运速度的不断增快也有助于传染病在全球的蔓延。2009 年 4 月在墨西哥暴发了甲型 H1N1 流感疫情，在 3 个月时间里就蔓延到全球 170 多个国家和地区，几十万人被感染，其传播速度十分惊人。

二、传染病的预防控制措施

（一）传染病的预防控制策略

1. 预防为主 预防为主是我国的基本卫生工作方针。多年以来，我国对传染病“以预防为主，群策群力，因地制宜，发展三级保健网，采取综合性防治措施”。传染病的预防就是在疫情尚未出现时，针对可能暴露于病原体并发生传染病的易感人群或传播途径采取措施。

（1）提高人群免疫力 免疫预防是控制具有有效疫苗免疫的传染病发生的重要政策。全球消灭天花、脊髓灰质炎的基础是开展全面、有效的人群免疫。实践证明许多传染病，如麻疹、白喉、百日咳、破伤风、乙型肝炎等，都可通过大规模人群免疫接种来控制流行，或将发病率降至相当低的水平。

（2）改善卫生条件 保护水源，提供安全的饮用水，加强粪便管理和无害化处理，加强食品卫生监督和管理，改善居民的居住条件，改善环境卫生条件等，都有助于从根本上杜绝传染病的发生和传播。

（3）加强健康教育 健康教育可通过改变人们的不良习惯和行为来保护易感人群，切断传染病的传播途径。健康教育的形式多种多样，可通过大众媒体、专业讲座和各种针对性手段来使不同教育背景的人群获得有关传染病预防的知识，其效果取决于宣传方式与受众的匹配性。健康教育使传染病预防成效显著，如安全性行为知识与艾滋病预防、饭前便后洗手与肠道传染病预防、体育锻炼增强机体免疫力教育等，是一种成本低、效果好的传染病防治方法。

2. 加强传染病监测　传染病监测是疾病监测的一种，其监测内容包括传染病发病、死亡情况，病原体型别、特性、分布，媒介昆虫和动物宿主种类、分布及病原体携带状况，人群免疫水平及人口资料等。必要时还应开展对流行因素和流行规律的研究，并评价防疫措施的效果。我国的传染病监测包括常规报告和哨点监测。常规报告覆盖了甲、乙、丙三类共 39 种法定报告传染病。国家还在全国各地设立了上百个艾滋病等疾病的监测哨点。

3. 建立传染病预警制度　我国已建立了传染病预警制度，即国务院卫生行政部门和省（自治区、直辖市）人民政府根据对传染病发生、流行趋势的预测，及时发出传染病预警，根据情况予以公布。县级以上地方人民政府应当制定传染病预防、控制预案，报上一级人民政府备案。

4. 加强传染病预防控制管理　一是制定严格的标准和管理规范，对从事病原生物研究的实验室、传染病菌种和菌种库等进行监督管理。二是加强血液及血液制品、生物制品、与病原生物有关的等管理。三是加强对从事传染病相关工作人员的培训。

5. 传染病的全球化控制　传染病的全球化流行趋势日益明显，说明了传染病的全球化控制策略的重要性。继 1980 年全球宣布消灭天花后，WHO 于 1988 年启动了全球消灭脊髓灰质炎行动。1988 年，全球超过 125 个国家有脊髓灰质炎流行，每年造成 35 万多名儿童瘫痪。经过努力，全球脊髓灰质炎病例减少了 99% 以上。截至 2012 年 5 月，全球只有 55 起报告病例，有脊髓灰质炎发病的国家由 125 个降至 3 个（尼日利亚、巴基斯坦和阿富汗）。中国在 2000 年也正式被 WHO 列为无脊髓灰质炎野毒株感染的国家。

为了有效遏制全球结核病流行，在 2001 年 WHO 发起了全球“终止结核病”的一系列活动，其设立的目标为：2005 年，全球结核病感染者中的 75% 得到诊断，其中 85% 被治愈。2010 年，全球结核病负担（死亡和患病）下降 50%；2050 年，使全球结核病发病率降至 1/100 万。

此外，针对艾滋病、疟疾和麻风的全球性策略也在世界各国不同程度地开展。全球化预防传染病策略的效果正日益凸显。

（二）传染病的预防控制措施

传染病的预防控制措施是根据国家颁布的《中华人民共和国传染病防治法》《突发公共卫生事件与传染病疫情监测信息报告管理办法》进行疫情管理和对疫区采取措施，以控制传染病发生与流行的强度和范围，防止疫情蔓延。

1. 针对传染源的措施

（1）患者　应做到“五早”即早发现、早诊断、早报告、早隔离、早治疗。患者一旦诊断为传染病或疑似传染病，应当遵循疫情报告属地管理原则，按照卫生行政部门规定的内容、程序、方式和时限向疾病预防控制机构报告，并做好疫情登记。根据 2004 年第十届全国人民代表大会常务委员会第十一次会议修订公布的《中华人民共和国传染病防治法》规定，传染病分甲类、乙类和丙类，共 37 种。2008 年 5 月，卫生部将手足口病列入丙类传染病进行管理。2009 年 4 月卫生部又将甲型 H1N1 流感列入乙类传染病，并采取甲类传染病的预防、控制措施。2013 年 10 月，原国家卫生和计划生育委员会发布《关于调整部分法

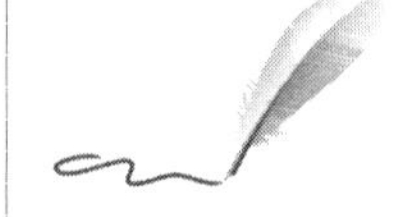

定传染病病种管理工作的通知》，将人感染 H7N9 禽流感纳入法定乙类传染病，并将甲型 H1N1 流感从乙类调整为丙类，纳入现有流行性感冒进行管理；解除对人感染高致病性禽流感采取的传染病防治法规定的甲类传染病预防、控制措施。目前法定传染病共计 39 种，其中甲类传染病 2 种，乙类传染病 26 种，丙类传染病 11 种。

甲类传染病：鼠疫、霍乱。

乙类传染病：传染性非典型肺炎、艾滋病、病毒性肝炎、脊髓灰质炎、人感染高致病性禽流感、麻疹、流行性出血热、狂犬病、流行性乙型脑炎、登革热、炭疽、细菌性和阿米巴性痢疾、肺结核、伤寒和副伤寒、流行性脑脊髓膜炎、百日咳、白喉、新生儿破伤风、猩红热、布鲁杆菌病、淋病、梅毒、钩端螺旋体病、血吸虫病、疟疾、人感染 H7N9 禽流感。

丙类传染病：流行性感冒、流行性腮腺炎、风疹、急性出血性结膜炎、麻风病、流行性和地方性斑疹伤寒、黑热病、包虫病、丝虫病，除霍乱、细菌性和阿米巴性痢疾、伤寒和副伤寒以外的感染性腹泻病、手足口病。

甲类传染病也称为强制管理传染病，对此类传染病发生后报告疫情的时限，对患者、病原携带者的隔离、治疗方式以及对疫点、疫区的处理等，均强制执行。上述乙类传染病中传染性非典型肺炎、炭疽中的肺炭疽，采取甲类传染病的预防、控制措施。乙类传染病也称为严格管理传染病，对此类传染病要严格按照有关规定和防治方案进行预防和控制。丙类传染病也称为监测管理传染病，对此类传染病要按国务院卫生行政部门规定的监测管理方法进行管理。

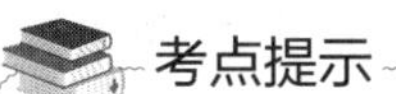

考点提示

法定传染病的种类；传染性非典型肺炎、炭疽中的肺炭疽虽然属于乙类传染病，但是按照甲类传染病预防、控制。

传染病的报告，根据《突发公共卫生事件与传染病疫情监测信息报告管理办法》规定：各级各类医疗机构、疾病预防控制机构、采供血机构均为责任报告单位；其执行职务的医疗保健人员、检疫人员、疾病预防控制人员和乡村医生、个体开业医生均为责任疫情报告人，必须按照传染病防治法的规定进行疫情报告，履行法律规定的义务。责任报告人在首次诊断传染病患者后，应立即填写传染病报告卡。

责任报告单位和责任疫情报告人发现甲类传染病和乙类传染病中的肺炭疽、传染性非典型肺炎患者或疑似患者时，或发现其他传染病和不明原因疾病暴发时，应于 2 小时内将传染病报告卡通过传染病疫情信息监测系统进行网络报告；未实行网络直报的责任报告单位应于 2 小时内以最快的通讯方式（电话、传真）向当地县级疾病预防控制机构报告，并于 2 小时内寄送出传染病报告卡。对其他乙类、丙类传染病患者、疑似患者和规定报告的传染病病原携带者在诊断后，实行网络直报的责任报告单位应于 24 小时内进行网络报告；未实行网络直报的责任报告单位应于 24 小时内寄送出传染病报告卡。

甲类传染病患者和乙类传染病中的肺炭疽、传染性非典型肺炎患者必须实施医院隔离治疗，其他乙类传染病患者，根据病情可在医院或家中隔离。隔离通常应至临床或实验室证明患者痊愈为止。传染病疑似患者必须接受医学检查、随访或隔离措施，不得拒绝。医疗机构应当实行传染病预检、分诊制度，对传染病患者、疑似传染病患者，应当引导至相对隔离的分诊点进行初诊和救治。

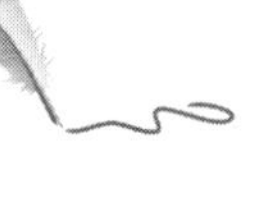

(2) 病原携带者　对病原携带者做好登记、管理、随访至其病原体检查 2 ~ 3 次阴性后。在饮食、托幼和服务行业工作的病原携带者须暂时离开工作岗位。久治不愈的伤寒或病毒性肝炎病原携带者不得从事威胁性职业。艾滋病、乙型病毒性肝炎、疟疾病原携带者严禁做献血员。

(3) 接触者　是指曾接触传染源可能受感染并处于潜伏期的人。对接触者都应进行检疫，检疫期为最后接触日至该病的最长潜伏期。具体方法有以下几种。① 留验，即隔离观察。对甲类传染病或按照甲类传染病管理的乙类传染病接触者必须在指定地点进行诊察、检验或治疗。②医学观察。对其他乙类和丙类传染病接触者可正常工作和学习，但要接受医学检查、体温测量、病原学检查和必要的卫生处理。③应急接种和药物预防。潜伏期较长的传染病，可进行被动免疫或被动自动联合免疫，如乙型病毒性肝炎密切接触者可注射乙型肝炎高效价免疫球蛋白，并同时接种乙型肝炎疫苗。对有特殊防治药物的传染病接触者，可用药物预防，如服用青霉素预防猩红热，服用多西环素预防霍乱等。

(4) 受感染的动物　对人类危害不大且有经济价值的动物传染源，应采取隔离治疗；对人类危害大且无经济价值的动物传染源应彻底消灭。对危害大的病畜和野生动物应捕杀、焚烧或深埋。此外还要做好家畜和宠物的预防接种和检疫。

2. 针对传播途径的措施　对传染源污染的环境，必须采取有效的措施，去除和杀灭病原体。各类传染病的传播途径不同，因而采取的措施也各不相同。

(1) 消毒　消毒是用化学、物理、生物的方法杀灭或消除环境中致病性微生物的一种措施。肠道传染病主要由粪便污染环境，重点控制措施是对污染的物品和环境进行消毒，同时要加强粪便的卫生管理和饮用水消毒；呼吸道传染病主要是通过空气污染环境，重点控制措施是空气消毒并且要加强通风。

消毒包括预防性消毒和疫源地消毒两种。预防性消毒是指对可能受到病原体污染的物品、场所和人体进行消毒，如公共场所消毒、饮水消毒、餐具消毒等。医院中的手术室消毒、对免疫功能受损严重的患者如骨髓移植患者进行的预防性隔离及消毒措施亦为预防性消毒。疫源地消毒是指对现有或曾有传染源存在的场所进行的消毒。疫源地消毒又分为随时消毒和终末消毒两种。随时消毒是当传染源还存在于疫源地时进行的消毒。终末消毒是指当传染源痊愈、死亡或离开后所进行的一次性彻底消毒。其目的是完全清除传染源所播散、留下的病原微生物。需要进行终末消毒的是病原体在外界环境中存活时间较长的疾病，如霍乱、鼠疫、伤寒、结核、白喉、病毒性肝炎等。

(2) 杀虫　虫媒传染病由媒介昆虫传播，重点控制措施是杀虫。常用的杀虫方法有环境预防法（消除媒介昆虫生长、繁殖和生存的环境，如排除积水、清除垃圾、粪便处理等）、物理防治法（如机械杀虫法、温热杀虫法、光波杀虫法等）、生物防治法（如利用天敌捕杀和病原微生物杀灭昆虫幼虫）和化学杀虫法（使用化学杀虫剂）等。

(3) 灭鼠　鼠是许多疾病的储存宿主，是多种传染病的传染源。灭鼠可以有效预防和控制甚至根除这些传染病。灭鼠方法有机械灭鼠法（如器械捕鼠、挖洞法、水灌法等）、化学灭鼠法（常用磷化锌、敌鼠钠盐制成鼠饵）、生物灭鼠法（如利用鼠类天敌）等。

3. 针对易感人群的措施　发生传染病时，免疫接种是保护易感人群的重要措施。疾病流行前可进行主动免疫，以获得持久的免疫力，如出生时接种卡介苗预防结核病。传染病流行时可采用被动免疫，如注射丙种球蛋白预防麻疹。药物预防在特殊条件下也可作为应

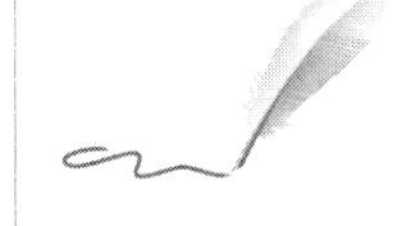

急措施。同时应针对接触传染病的医务人员、实验工作者以及有可能暴露于传染病生物传播媒介的个人进行个人防护，如穿戴个人防护用品口罩、手套、护腿、鞋套等。医护人员在传染病防治过程中，应加强对人群的健康教育，传授传染病个人防护的相关知识如勤洗手、少去人口密集的地方等对防止传染病传播也起一定作用。

三、预防接种与计划免疫

预防接种又称人工免疫，是将抗原或抗体注入机体，使人体获得对某些传染病的特异性免疫力，从而提高人群免疫水平，降低人群易感性，预防传染病的发生。

知识拓展

疫苗是指为了预防、控制传染病的发生、流行，用于人体预防接种的疫苗类预防性生物制品。是利用病原微生物及其代谢产物，经过人工减毒、灭活或基因工程等方法制成，用于预防传染病的自动免疫制剂。

根据国务院颁布的《疫苗流通和预防接种管理条例》，将疫苗分为第一类疫苗和第二类疫苗。第一类疫苗是指政府免费向公民提供，公民应当依照政府的规定受种的疫苗，包括国家免疫规划疫苗、省级人民政府在执行国家免疫规划时增加的疫苗、县级及以上人民政府或者其卫生计生行政部门组织开展的应急接种或群体性预防接种所使用的疫苗。第二类疫苗是指由公民自费并且自愿受种的其他疫苗。

（一）预防接种的种类

1. 人工自动免疫 也称为人工主动免疫，是指以免疫原性物质接种人体，使人体自行产生特异性抗体的免疫方法。免疫原性物质包括处理过的病原体或其提炼成分和类毒素等。人工自动免疫一般要求在传染病流行前数周进行接种，从而使机体有足够的时间产生免疫反应。

2. 人工被动免疫 是指将含有抗体的血清或制剂直接注入机体，使机体立即获得抵抗某种传染病的能力的免疫方法。被动免疫持续时间较短，主要在急性暴露或有疫情时使用。常用的人工被动免疫制剂有免疫血清（如白喉抗毒素、破伤风抗毒素等）和免疫球蛋白（如丙种球蛋白和胎盘球蛋白，可用于预防麻疹、甲型病毒性肝炎）两类。

3. 被动自动免疫 是用于在有疫情时，为保护婴幼儿或体弱者等易感接触者，兼用人工被动免疫和人工自动免疫的免疫方法。如在注射破伤风或白喉抗毒素实施被动免疫的同时，接种破伤风或白喉类毒素疫苗，使机体迅速获得特异性抗体，产生持久的免疫力。接种乙型病毒性肝炎疫苗同时注射乙型病毒性肝炎高效价免疫球蛋白，也是被动自动免疫。

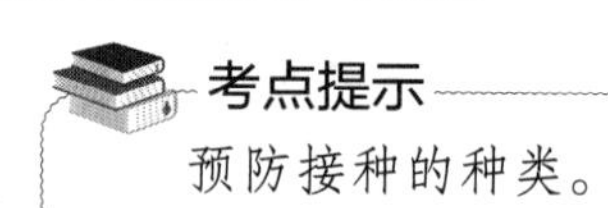

考点提示

预防接种的种类。

（二）计划免疫

计划免疫是指根据对传染病的疫情监测和人群免疫状况的分析，按照科学的免疫程序，有计划地利用疫苗进行预防接种，以提高人群的免疫力，达到控制以致最后消灭相应传染病的目的。

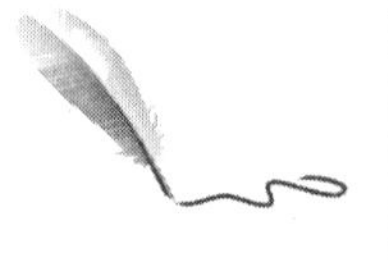

考点提示

计划免疫的定义、免疫规划程序。

1974年世界卫生组织（WHO）根据消灭天花和控制麻疹、脊髓灰质炎等传染病的经验，开展了全球扩大免疫规划活动，以预防和控制白喉、百日咳、破伤风、麻疹、脊髓灰质炎、结核病等传染病，并要求各成员国坚持实施该计划。全球扩大免疫规划是全球一项重要的公共卫生行动，计划免疫的目标为疫苗可预防疾病的控制、消除和消灭。中国于20世纪70年代明确提出计划免疫概念，制定了《全国计划免疫工作条例》，将普及儿童免疫纳入国家卫生计划。其主要内容为“四苗防六病”，并于1980年正式加入WHO的全球扩大免疫规划活动，计划免疫工作在全国取得了极大的成就。我国的计划免疫工作的主要内容是儿童基础免疫，即对6周岁及6周岁以下儿童进行疫苗接种，让其在生命早期也就是可能暴露于病原微生物之前就能获得免疫力。中国的计划免疫在控制儿童传染病中发挥了重要作用，推广新生儿乙肝疫苗接种后，小于5岁儿童乙肝表面抗原携带率从1992年的9.67%降至2014年的0.32%，因接种疫苗乙肝病毒慢性感染者减少3000多万人。

（三）预防接种常见反应及处理

接种疫苗后，机体在产生有益的免疫反应的同时或之后，发生了与免疫接种有关的对机体有损害的反应，表现出一些临床症状和体征，称为预防接种反应。根据反应的性质可分为以下几种。

1. 一般反应　在预防接种后发生的，由免疫本身所固有的特性引起的，对机体只会造成一过性生理功能障碍的反应，包括全身性一般反应和局部性一般反应。全身反应可有体温升高、头痛、头晕、乏力、全身不适等症状。局部反应为接种部位局部红、肿、痛、热炎症反应，有时有局部淋巴结肿痛，部分受种者接种含吸附剂的疫苗会出现因注射部位吸附剂未完全吸收，刺激结缔组织增生而形成硬结。

受种者发热在≤37.5℃时，应加强观察，适当休息，多饮水，防止继发其他疾病；受种者发热>37.5℃或≤37.5℃并伴有其他全身症状、异常哭闹等情况，应及时到医院诊治。红肿直径和硬结<15mm的局部反应，一般不需任何处理；红肿直径和硬结在15~30mm的局部反应，可用干净的毛巾先冷敷，出现硬结者可热敷，每日数次，每次10~15分钟；红肿和硬结直径≥30mm的局部反应，应及时到医院就诊；接种卡介苗出现的局部红肿，不能热敷。

2. 异常反应　指合格疫苗在规范接种过程中或者接种后造成受种者机体组织器官、功能损害，相关各方均无过错的药品不良反应。这些反应的发生与个体体质有关。异常反应的发生率极低，病情相对较重，多需要临床处置。近几年，我国每年预防接种大约10亿剂次，但是经过调查诊断与接种疫苗有关且较为严重的异常反应很少，发生率很低。常见的接种异常反应有以下几种。

（1）无菌性脓肿　指接种含有磷酸铝或氢氧化铝等吸附剂的疫苗后出现以下临床表现：注射局部红晕，形成硬结；局部肿胀、疼痛；轻者针眼处流脓，重者形成溃疡甚至溃烂形成脓腔，长期不愈。脓肿未破溃，可通过干热敷，促进脓肿吸收，并可用注射器抽取脓液，切忌切开排脓。脓肿破溃或空腔则切开排脓，扩创剔除坏死组织，预防和控制继发感染。

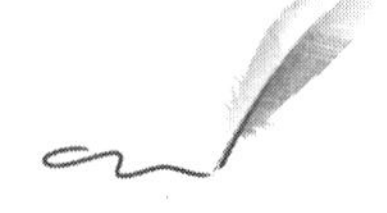

（2）晕厥（俗称晕针）　见于年轻体弱的女性或小学生，婴幼儿较少见。临床表现多

样。轻者有心悸、虚弱感，胃部不适伴轻度恶心、手足麻木等，一般短时间内可恢复正常。稍重者面色苍白、恶心、呕吐、出冷汗、四肢厥冷。严重者面色更显苍白、瞳孔缩小、呼吸缓慢、收缩压降低、舒张压无变化或略低、脉搏缓慢、心动徐缓、肌肉松弛，并失去知觉。数十秒钟至数分钟即可意识清楚，一般可在短时间内完全恢复或有 1～2 天头晕无力。晕厥一旦发生，应立刻使病人平卧、头放低、保持安静，给予热糖水喝，一般不需要特殊处理，短时休息后即可恢复。

（3）过敏反应　包括过敏性休克、过敏性皮疹、过敏性紫癜、血管性水肿、阿瑟氏反应等，其中以过敏性休克最为危急，且起病越急，反应越重，需立即抢救。抢救时使患者平卧、头位放低，注意保暖，并立即皮下或静脉注射 0.01mg/kg 或 0.3ml 1∶100 肾上腺素，肌内注射苯海拉明 1mg/kg。血压下降可用去甲肾上腺素升压，呼吸衰竭可用呼吸兴奋药。

（4）热性惊厥　指先发热，后有惊厥，体温一般在 38℃以上，惊厥多发生在发热开始 12 小时之内、体温骤升之时。90%以上儿童属于热性惊厥。发作突然，时间短暂，肌肉阵发痉挛，四肢抽动，两眼上翻，口角牵动，牙关紧闭，口吐白沫，呼吸不规则或暂停，面部与口唇发绀，可伴有短暂的意识丧失，大小便失禁。预防接种引起的惊厥，多数只发生 1 次，发作持续数分钟，很少有超过 20 分钟者。有些儿童可表现为多次短暂惊厥。无中枢神经系统病变，预后良好，不留后遗症。静卧于软床之上，用纱布缠裹的压舌板使口张开，并放在上下牙齿之间以防咬伤舌头。保持呼吸道通畅，必要时给氧。止痉，如苯巴比妥钠每次 5～8mg/kg 肌内注射，也可用 10%水合氯醛，每次 1ml 灌肠。紧急情况下也可针刺人中。可用物理降温和药物治疗退热。

以下六种情形不属于预防接种异常反应：①因疫苗本身特性引起的接种后一般反应。②因疫苗质量不合格给受种者造成的损害。③因接种单位违反预防接种工作规范、免疫程序、疫苗使用指导原则、接种方案给受种者造成的损害。④受种者在接种时正处于某种疾病的潜伏期，接种后偶合发病。⑤受种者有疫苗说明书规定的接种禁忌，在接种前受种者或者其监护人未如实提供受种者的健康状况和接种禁忌等情况，接种后受种者原有疾病急性复发或者病情加重。⑥因心理因素发生的个体或者群体的心因性反应。

知识拓展

不属于预防接种异常反应的六种情况中，偶合症是最容易出现的，也是最容易造成误解的。偶合症是指受种者正处于某种疾病的潜伏期，或者存在尚未发现的基础疾病，接种后巧合发病（复发或加重），因此偶合症的发生与疫苗本身无关。疫苗接种率越高、品种越多，发生的偶合率越大。偶合症的类型很多，最常见的是偶合急性传染病，如在冬春季最常偶合麻疹、流行性感冒、流行性乙型脑炎；在夏秋季最常偶合细菌性痢疾、病毒性肝炎等。此外，国内曾报道过婴儿接种疫苗发生猝死综合征，以及偶合神经－精神性疾病如癫痫和癔症等。

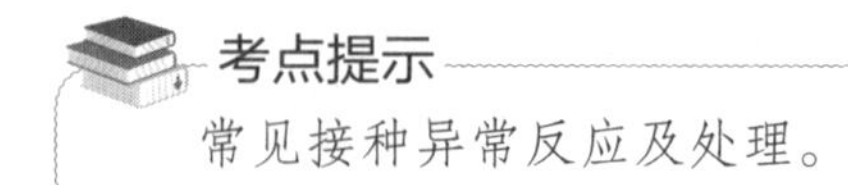

考点提示

常见接种异常反应及处理。

目前，在我国已建立了疑似预防接种异常反应（adverse event following immunization，AEFI）监测系统。对疫苗接种后出现的怀疑与预防接种有关的不

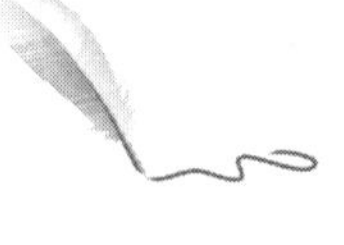

良反应均需要报告和监测，责任报告单位和报告人为各级各类医疗机构、疾病预防控制机构、接种单位、药品不良反应监测机构、疫苗生产企业及其执行职务的人员，发现疑似预防接种异常反应均要进行报告，必要时进行调查处理。责任报告单位和报告人发现 AEFI（包括接到受种者或其监护人的报告）后应当及时向受种者所在地的县级卫生计生行政部门、药品监督管理部门报告。发现怀疑与预防接种有关的死亡、严重残疾、群体性 AEFI、对社会有重大影响的 AEFI 时，责任报告单位和报告人应当在发现后 2 小时内向所在地县级卫生计生行政部门、药品监督管理部门报告；县级卫生计生行政部门在 2 小时内逐级向上一级卫生计生行政部门报告。属于突发公共卫生事件的死亡或群体性 AEFI，同时还应当按照《突发公共卫生事件应急条例》的有关规定进行报告。

第二节　慢性非传染性疾病的预防与控制

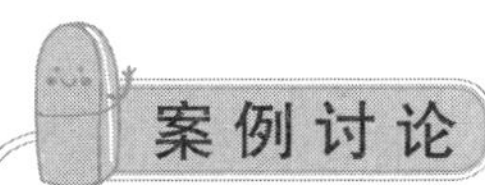

[**案例**] 62 岁的李先生在与邻居们一起打牌时突然倒在桌旁，出现神志不清，口角歪斜和昏迷。医院检查，该患者血压达 180/120mmHg，CT 诊断为高血压性脑出血。虽然挽回了生命，但一侧肢体仍行动障碍。5 年前单位体检时，发现血压偏高，但一直没有坚持服药。

李先生的哥哥和妹妹都患有高血压。李先生两年前在退休后迷上了打牌，经常玩到深夜。吸烟越来越多，每天要 1 包以上，平时的家务也都由钟点工代做。该病人成年后只看过消化内科，主要是由于胃部不适，还做了胃镜检查。在医生的记录中只注明了慢性浅表性胃炎，但未提及病人的吸烟史、家族史等问题，病史中无有关病人血压水平的记录。

[**讨论**]

1. 这个案例给你什么启示？
2. 如何防治高血压？对高血压患者如何进行管理？

一、慢性非传染性疾病概述

（一）慢性非传染性疾病的概念

慢性非传染性疾病简称慢性病，不是特指某一种疾病，而是对一组起病隐匿、病情持续时间长、发展缓慢、缺乏明确的病因证据，一旦发病即病情迁延不愈的非传染性疾病的概括性总称。常见的有肿瘤、高血压、心脏病、脑卒中、糖尿病、慢性阻塞性肺疾病、精神疾病等。慢性病多为终身性疾病，预后差，并常伴有严重的并发症，致死率、致残率非常高，是患者丧失劳动能力、降低生活质量、造成残疾和早死的重要原因。

（二）慢性非传染疾病的特点

1. 属于常见病，多发病　据 2015 年 6 月由国家卫生和计划生育委员会编写的《中国居民营养与慢性病状况报告》中显示，2012 年我国 18 岁及以上的居民高血压病、糖尿病患病率分别达到 25.2% 和 9.7%。40 岁及以上人群慢性阻塞性肺病患病率为 9.9%。2013 年全国肿瘤登记结果分析，我国癌症发病率为 235/10 万，肺癌和乳腺癌分别位居男性、女性发病首位。

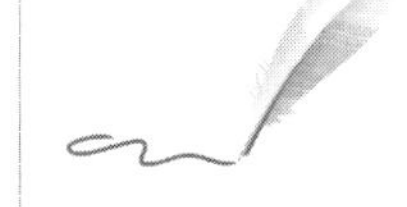

2. 起病隐匿，病程迁延持久 慢性病是致病因子长期作用的结果，常累及多个器官。因此，慢性病的起始症状往往比较轻微，大部分患者是在急性发作或者症状比较严重时才被检出疾病。

3. 病因复杂，具有个体化特点 慢性病与吸烟、饮酒、不健康饮食、静坐生活方式等多种危险因素有关，往往是“一因多果、一果多因、多因多果、互为因果”，多种因素相互关联，共同影响，个体差异较大。随着科学研究的不断深入和大量人群调查结果的公布，慢性病之间的关联性越来越多地被证实，如肥胖与胰岛素抵抗，胰岛素抵抗与糖尿病和心脑血管疾病等。疾病的控制策略由单因素控制向综合因素控制转变。

4. 危害严重，预后较差，诊疗费用较高 慢性病的危害严重，常需要不同医疗、护理或康复训练，严重影响患者的寿命和生活质量，造成早死和残疾。且并发症多，致残率和病死率高，预后较差，诊疗费用较高，造成重大的社会经济负担。据2003年统计，我国高血压病的直接医疗费用为300亿元人民币，脑血管病为263亿元，心脏病为288亿元，我国每年因心脑血管病直接和间接耗费的医疗费高达3000亿元。

5. 可以预防 慢性病的发生、发展一般依从正常人、高危人群（亚临床状态）、疾病、并发症的过程，从任何一个阶段实施干预，都将产生明显的效果，干预越早，效果越好。

（三）慢性非传染性病的流行现状

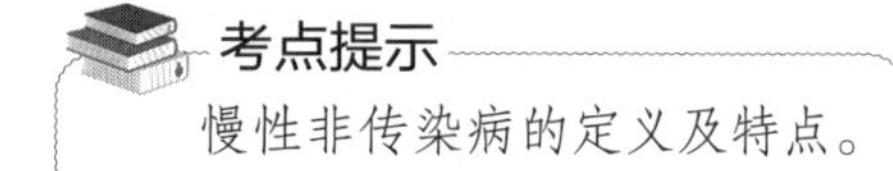

考点提示

慢性非传染病的定义及特点。

1. 全球慢性病流行现状 根据世界卫生组织2008年资料显示，全球5700万例死亡中估计有3600万例系慢性病致死，特别是心脑血管疾病、肿瘤、慢性呼吸系统疾病和糖尿病，其中约900万例是未满60岁，而这些死亡案例有近80%发生在发展中国家。纵观全球，慢性病已成为人类目前致死与致残的主要原因。前世界卫生组织总干事陈冯富珍女士提出，今天慢性病不再只是一个医学问题，也不再是一个公共卫生问题，慢性病是一个发展问题，是一个政治问题。我国原卫生部部长陈竺说，随着老龄化社会的到来，慢性病已经成为卫生界面临的主要挑战，包括心脑血管疾病、癌症、糖尿病等慢性病造成的死亡率已经达到85%以上。

2. 我国慢性病流行现状

（1）慢性病死亡人数占死亡总人数比例增加 据2015年6月国家卫生和计划生育委员会疾病预防控制局发布的《中国居民营养与慢性病状况报告》，2012年我国居民慢性病死亡率为533/10万，占总死亡人数的86.6%，心脑血管疾病、癌症和慢性呼吸系统疾病为主要死因，占总死亡的79.40%，其中心脑血管病死亡率为271.8/10万，癌症死亡率为144.3/10万，慢性呼吸系统疾病死亡率为68/10万。标化处理后，除冠心病、肺癌等少数疾病死亡率有所上升外，多数癌症、慢性阻塞性肺病、脑卒中等慢性病死亡率呈下降趋势。

（2）慢性病患病人数明显增多 我国人口基数大，随着慢性病患病率不断增加，慢性病患病人数亦有明显增加。根据我国曾进行的4次大规模高血压患病率的人群抽样调查，1958～1959年、1979～1980年、1991年及2002年患病粗率（%）分别为5.11%、7.73%、13.58%及18.80%。《中国居民营养与慢性病状况报告》显示，2012年我国18岁及以上成年人高血压患病率为25.20%。

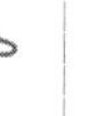

根据国际糖尿病联盟统计，在2000年全球已有糖尿病患者1.51亿，预计到2030年全球将可能有5亿糖尿病患者。糖尿病已不再是发达国家所独有的“富贵病”，亚洲包括中国

在内的发展中国家已成为糖尿病重灾区。由于中国人口众多，糖尿病人群数量占全球的1/3，使中国背负着极大的糖尿病负担。《中国居民营养与慢性病状况报告》显示，2012年我国18岁及以上成年人糖尿病患病率为9.70%。

2007年钟南山院士等在《美国呼吸与危重监护杂志》上发表了关于我国慢性阻塞性肺部疾病的流行病调查资料，显示我国的慢性阻塞性肺部疾病的发病率平均为8.2%，其中男性为12.4%，女性为5.1%。《中国居民营养与慢性病状况报告》显示，2012年我国18岁及以上成年人慢性阻塞性肺病患病率为9.90%。因此慢性阻塞性肺部疾病同样是严重危害我国人民身体健康的重要慢性呼吸系统疾病。

（3）老年人成为慢性病危害的重要群体　老年人由于组织器官机构及功能的衰退，常常一人患多病，是慢性病致死、致残及失能的主要对象，给社会、家庭造成严重的经济负担。在我国的老年人口中，有近1.5亿人为慢性病患者，失能和部分失能老人达3750万。预计到2020年，失能老年人将达4200万，80岁以上高龄老年人将达2900万，空巢和独居老人将达1.18亿；预计到2050年，老年人口总数将超过4亿人，老龄化水平达30%以上。中国老年人患病率最高的慢性病前五位（2013年）见表8-1。

表8-1　中国老年人患病率最高的前五位慢性病（2013年）

疾病名称	城市患病率（‰）	农村患病率（‰）
高血压	380.4	276.8
糖尿病	110.8	44.5
缺血性心脏病	34.2	—
脑血管病	33.5	33.3
慢性阻塞性肺疾病	21.3	28.0
类风湿关节炎	—	23.4

二、慢性非传染性疾病的防治策略与措施

慢性非传染性疾病位于死因顺位、疾病谱的前列，不仅对人类的身心健康造成巨大的危害，而且给社会经济带来沉重的负担。正如WHO所说，慢性病和传染病是新世纪人类将要在全球范围内共同对付的两类疾病。而这两类疾病中，导致人类死亡人数更多，人类社会经济负担更重的是慢性病。因此，我们必须对它采取有效的预防和控制措施，否则将严重危害人类健康。慢性非传染性疾病防治的目的是：在生命的全程预防和控制慢性非传染性疾病的发生；降低慢性病的患病、早亡及失能；提高病人及伤残者的生活质量。

结合WHO全球慢性病预防与控制策略，任何地区和国家在制定慢性病防治策略和措施时，都至少要考虑以下原则。

1. 在社区及家庭水平上降低常见慢性病的主要危险因素（吸烟、饮酒、不健康饮食、静坐生活方式），进行生命全程预防。

2. 三级预防并重，采取以健康教育、健康促进为主要手段的综合措施，把慢性病作为一类疾病来进行防治。

3. 全人群策略和高危人群策略并重。

4. 由传统保健系统服务内容、方式向包括鼓励病人共同参与，促进和支持患者自我管理，加强患者定期随访，加强与社区、家庭合作等内容的创新性慢性病保健模式发展。

5. 加强社区对高危人群的筛查与干预等防治行为。

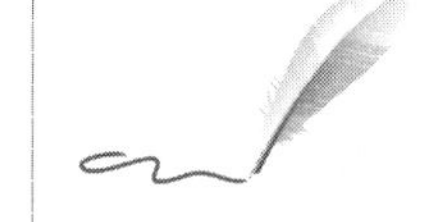

6. 以生态健康促进模式及科学的行为改变理论为指导，建立以政策及环境改变为主要策略的综合性社区行为危险因素干预项目。

（一）心脑血管疾病防治

心脑血管疾病是心血管疾病如高血压性心脏病、冠心病等和脑血管疾病如脑血管意外等的统称。目前心脑血管疾病已成为威胁我国居民健康的十分重要的一类疾病，特别是冠心病和脑血管意外，是致死的主要疾病。因此，心脑血管疾病的防治是慢性病防治的重要内容之一。

1. 心脑血管疾病的危险因素

（1）机体因素　遗传、肥胖与超重、年龄与性别等机体因素均与心脑血管疾病的发生有着密切的关系。①遗传：多项研究证实，高血压和冠心病的患病人群有明显的家族聚集性，其遗传方式表现为多基因遗传，是遗传因素与环境因素共同作用的结果。有冠心病家族史的人群，其患冠心病的危险度为一般人群的2~3倍。父母双方血压均高，其子女中有45.5%的人血压高于正常值；父母双方中一人患有高血压，其子女中有28.3%的人血压高于正常值。其他如高胆固醇血症、脑卒中的发生也都显示出一定的家族倾向。②超重与肥胖：超重和肥胖是高血压发病的危险因素，人群的体重指数（BMI）对人群的血压水平和高血压患病率有显著影响。如我国人群的血压水平和高血压患病率北方高南方低，地区差异明显，与人群体重指数的差异相平行。超重和肥胖者的氧消耗量、心输出量、循环量均增加，血管弹性减弱、阻力增高，促进了高血压的发生，同时超重和肥胖者多伴有血脂异常，易发生动脉粥样硬化，故也是冠心病和脑卒中发病的独立危险因素。国外研究显示，体重增加10%，血压平均增加0.86kPa（6.5mmHg），血清胆固醇平均增加0.48mmol/L，其发生冠心病的危险性为正常体重者的1.3~3.4倍。③年龄与性别：心脑血管疾病发病的共同基础是动脉硬化，其形成是逐渐进展的过程。男性40岁以后，冠心病的发病率随年龄的增长而升高，平均每增长10岁，冠心病发病率可升高1倍。女性因受雌激素保护，其冠心病的发病年龄平均较男性晚10年，绝经后的女性冠心病患病率则与男性无明显差别。

（2）疾病因素　高血压、高脂血症、糖尿病、心脏病、短暂性脑缺血发作等疾病，有的本身是心脑血管疾病，但又可成为其他心脑血管疾病的危险因素。①高血压：高血压是心脑血管疾病最重要的危险因素。且患高血压的年龄愈早，其患冠心病的危险性愈大。若人群高血压患病率增高1倍，患心血管疾病的危险则增加3~4倍。同时，血压升高对于心血管疾病发病的相对危险是连续的，从血压很低水平开始，随血压水平的增加，患冠心病和脑卒中的危险程度不断升高。②高脂血症：研究表明，总胆固醇和低密度脂蛋白胆固醇（LDL-c）水平增加与冠心病的发生呈正相关，因为LDL-c将胆固醇从肝脏运送到全身组织，过量的胆固醇会逐渐沉积在动脉壁上，形成动脉粥样硬化的基础，而HDL-c将各组织合成的胆固醇运送回肝脏代谢，是冠心病的保护因素，故高密度脂蛋白胆固醇（HDL-c）与冠心病的发生呈负相关。③糖尿病或糖耐量异常：在糖尿病的自然病程中，早在糖尿病发生之前的糖耐量受损和空腹血糖受损阶段，除存在胰岛素抵抗外，多也同时伴有其他心血管疾病的危险因素如高血压、高LDL-c水平、低HDL-c水平等。在糖尿病发生之后，心血管病变的危险性进一步增加。④心脏病：各种心脏损害可以直接或间接地引起脑血管意外的发生。左心室肥大或肥厚也是非高血压患者独立的心血管疾病发病和死亡的危险因子，对逆转左心室肥大或肥厚具有独立的预后价值，不依赖于何种治疗或血压情况。

⑤短暂性脑缺血发作（TIA）：指因颅内血管病变引起的24小时内可完全恢复的急性局灶型脑神经功能障碍。TIA是各型脑卒中，特别是缺血性脑卒中的重要危险因素，曾发生TIA者患脑卒中的危险性比正常人高6倍以上。也有资料指出，首次发生TIA后3年内有30%的病人发生脑卒中。

（3）行为生活方式因素 心脑血管疾病的发生与许多不良行为和生活习惯关系密切，包括吸烟、饮酒、不合理膳食及缺乏体力活动等。①吸烟：吸烟已被公认为是心脑血管疾病最主要的危险因素之一，且二者呈剂量－反应关系。吸烟的支数愈多、吸烟年限愈长、开始吸烟年龄愈早，发生心脑血管疾病的危险性愈高。即使非吸烟者也可因被动吸烟而使患病风险增高，如家庭中被动吸烟会增加患急性心肌梗死的危险性。②酗酒：过量饮酒导致高血压、冠心病的发病率升高，因为大量酒精能使交感神经兴奋性增加，心率增快，血压升高，长期过量饮酒还能直接损害心肌，造成心肌能量代谢障碍，增加肝脏负担，使血脂升高。同时，慢性酒精中毒是引起扩张性心肌病的主要原因之一，也使心律失常的危险性增加。饮酒量越高，血压也越高。当饮酒量减少或戒酒后，血压可下降。大量饮酒还可诱使高血压患者发生脑卒中。③膳食因素：高盐饮食与血压升高有关，可增加高血压的患病率。高热量、高脂肪、高胆固醇膳食是导致动脉粥样硬化的重要因素，可使心脑血管疾病的患病率明显上升。水质硬度低的软水地区居民的冠心病患病率和死亡率明显高于水质硬度高的硬水地区。这是因为硬水中含有较多的钙、镁离子，对高血压的预防有积极作用，此外其还可与消化道中的脂肪酸盐类物质结合，形成的不溶性脂肪酸盐类不能被人体吸收而排出体外，从而减少高脂血症的发生。④体力活动：随着现代生活方式的改变，体力活动减少，静坐生活方式使心血管代偿功能减退，促进动脉粥样硬化的形成，冠心病的危险度增加。流行病学研究提示，适量的有氧运动能扩张血管，改善血管内皮功能，有利于控制血压，还可降低血脂水平。

（4）社会心理因素 社会心理因素对心脑血管疾病的影响日益受到人们的重视。精神紧张、焦虑、注意力高度集中等可使血压、血脂升高，从而导致冠心病和脑卒中的危险性增高。研究显示，A型性格者血液中的甘油三酯浓度升高，可使冠心病的危险性增高，为非A型性格者的2倍，复发心肌梗死的危险性增加5倍。无论是否具有年龄、吸烟等冠心病传统危险因素，伴抑郁症或有抑郁症状的人群的冠心病发病率较无症状者可增加约3倍。

（5）多因素联合作用 心脑血管疾病的发病受多种因素影响，而当这些因素同时存在时，可产生联合作用，使致病作用增强，危险因素越多，心脑血管疾病的患病危险越高。与高胆固醇血症、高血压和吸烟这些危险因素分别单独存在时相比，若同时合并高血压和高胆固醇血症者其冠心病患病率可上升3倍，若三者并存患病率可上升4倍以上。WHO的2002年世界卫生保健报告显示，全球83%～89%的冠心病和70%～76%的脑卒中可归因于高血压、肥胖、蔬菜水果摄入不足、缺乏运动和吸烟等危险因素的作用。

2. 心脑血管疾病的防治措施

心脑血管疾病的防治通过三级预防来实现。第一级预防为病因预防，即通过群体性策略，针对危险因素积极采取综合性措施，包括改变社会经济因素、行为及生活方式因素等。第二级预防为高危人群策略，即对具有危险因素的高危个体采取预防措施，包括筛检、控制和治疗各种危险因素。第三级预防为防止病情发展，避免复发和康复医疗等。

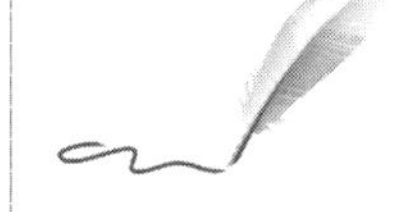

（1）第一级预防 主要措施如下。①健康教育：健康教育是一级预防的重要措施。医

护人员应根据人群的不同特点和需要，积极开展有关预防心脑血管疾病知识的健康教育，以提高人们的自我保健意识和能力，养成良好的生活方式，达到降低危险因素水平，促进健康的目的。实践证明，心脑血管疾病有关的危险因素和病理变化如动脉粥样硬化等，在青少年时期即已存在，因此，健康教育应从儿童时期开始，将预防心脑血管疾病知识纳入学校健康教育的内容。社区健康教育在心脑血管疾病一级预防中占有十分重要的地位，如医护工作者在病人就诊时进行口头教育、发放宣传手册，或集中进行专题讲座、播放录像，以及定期置办宣传栏和义诊、健康咨询等。②养成良好的行为生活方式：大力倡导“少吃盐、禁烟限酒、合理膳食，适量运动”的健康生活方式。限制食盐摄入量：限盐补钾，每人每日食盐摄入量应控制在6g以下。戒烟限酒：动员社区力量如街道、学校、企事业单位、社会团体，充分利用大众媒体如广播、电视、网络，采用多种形式教育人们禁烟或主动戒烟；倡导节制饮酒的良好风尚，控制饮酒量。合理膳食：控制总热量的摄入，以维持理想体重的需要为准，多摄入富含维生素和微量元素的蔬菜水果，避免过多摄入脂肪和胆固醇，饱和脂肪酸摄入不超过总热量的10%。加强体育锻炼：加强体育锻炼能增强心血管功能，延缓动脉粥样硬化，改善呼吸功能，减轻体重，对预防心脑血管疾病有重要意义。应教育人们根据自身特点，开展各种形式的体育活动，以有氧运动为宜。③预防超重和肥胖：超重和肥胖是心脑血管疾病的危险因素之一，预防超重和肥胖，保持正常体重，对预防心脑血管疾病的发生十分重要。保持正常体重的关键是控制总热能的摄入和增加能量的消耗，主要是通过合理饮食和体育运动来实现。④心理健康指导：开展心理咨询和辅导，帮助人们正确对待各种社会、家庭、工作、学习问题，学会心理调整，提高对社会应激的承受能力。

（2）第二级预防　二级预防是做到早发现、早诊断和早治疗，控制危险因素，以防止心脑血管疾病病情的加重和并发症的发生。主要措施如下。①高危人群筛检：高血压早期无明显症状，患者一般不主动就医，因此，对于35岁以上的首诊病人应常规测量血压，以早期发现病人。对有冠心病或动脉粥样硬化家族史者，以及患有高血压、糖尿病、肥胖症者，应定期检查心电图和检测血清胆固醇，以发现早期冠状动脉硬化。②控制危险因素：对于心脑血管疾病的危险因素，应根据具体情况控制血压、血脂、血糖，积极运动，保持乐观稳定的情绪，戒烟限酒，降低体重，合理膳食等。③药物治疗：可靠持续的药物治疗，如应用阿司匹林抗血小板凝聚和释放，改善前列腺素与血栓素 A_2 的平衡，预防血栓的形成，降低心肌梗死、脑卒中的发病及死亡风险。

（3）第三级预防　三级预防是指促进病人康复，防治并发症和降低复发率及病死率。心脑血管疾病为慢性病，在积极治疗的基础上，应进行心理和功能上的康复治疗，并定期随访，预防并发症的发生。努力做到使患者病而不残、残而不障，鼓励其参加社会活动，延长寿命，提高生命质量。

（二）糖尿病防治

糖尿病是由于胰岛素分泌不足或（和）胰岛素的作用不足（靶细胞对胰岛素敏感性降低）引起的以高血糖为主要特点的全身代谢紊乱性疾病。截至2015年，中国人群的糖尿病患病率已高达9.7%，患病人口数超过1亿。临床上分为4型，其中2型糖尿病占糖尿病患者的90%以上，是预防与健康教育的重点。

1. 糖尿病的危险因素

（1）遗传因素　1型糖尿病具有遗传易感性。研究显示，2型糖尿病也有很强的家族聚集性。据国外调查统计，约 35% 的 2 型糖尿病患者的双亲有一方或双方都患有糖尿病。

（2）病毒感染　其一直被认为是可能引发糖尿病发生的启动因子。已知与糖尿病有关的病毒有柯萨奇病毒、腮腺炎病毒、风疹病毒、巨细胞病毒等。

（3）超重与肥胖　是 2 型糖尿病重要的危险因素。2 型糖尿病病人中约 60% 体重超重或肥胖。研究表明，向心性肥胖（腹型肥胖）患者发生糖尿病的危险性最高。若肥胖与家族史结合起来，则协同增加患 2 型糖尿病的危险性。我国 11 省市调查发现，体重指数≥25 的超重和肥胖者患糖尿病的概率是正常体重者的 2.6 倍。

（4）饮食结构不合理，体力活动不足　高能量饮食、脂肪摄入过多、缺少膳食纤维等可增加糖尿病的发病危险性。缺乏体力活动容易使脂肪在体内积累，也可降低外周组织对胰岛素的敏感性，损害葡萄糖耐量而直接导致糖尿病。

（5）社会经济状况　社会经济状况是 2 型糖尿病发生的一个综合危险因素。发达国家的糖尿病患病率高于发展中国家，即使在不发达的国家，富裕阶层的患病率也明显高于贫穷阶层。

（6）妊娠　有研究表明，患妊娠糖尿病的妇女以后发生显性糖尿病的比例相当高，某 15 年随访研究结果显示，其累积发病率为 35% ~40%，且妊娠糖尿病与后代患 2 型糖尿病也有关。

（7）其他　自身免疫，缺乏体力活动，长期的过度紧张以及影响糖代谢的药物如利尿剂、糖皮质激素、类固醇口服避孕药的使用等，也是糖尿病的危险因素。

2. 糖尿病的防治措施

（1）第一级预防　糖尿病的一级预防主要通过健康教育普及糖尿病预防知识，改变人们的不良行为生活方式来实现。①健康教育：世界卫生组织糖尿病专家委员会第二次报告中指出“教育是有效的治疗和医学预防的基础。有效治疗的目的在于争取糖尿病患者短期和长期的身体健康，并有益于医院病床的有效使用和卫生经济的改进。”在人群中开展多种形式的健康教育是糖尿病预防的重要措施。糖尿病教育的内容包括糖尿病基础知识、饮食控制、体育锻炼、降糖药物的使用、低血糖的预防与处理、尿糖和血糖的自我监测等。②保持健康的心理和生活方式：积极参加有益健康的社交活动，保持乐观稳定的情绪，克服各种心理紧张和压力，保持有利于健康的生活方式，戒烟、戒酒，防止和纠正肥胖等。③合理营养与膳食指导：膳食结构要合理，以植物性食物为主，动物性食物为辅；能量来源以粮食为主，避免能量摄入过多，维持理想体重；食物多样，粗细粮搭配，多吃富含膳食纤维的食物；保证蛋白质、碳水化合物、维生素和无机盐的摄入，少吃高脂防、高糖和高胆固醇食物。④参加适当的体育锻炼：参加适当的体育活动，有助于减肥，降低血糖，提高胰岛素的敏感性，增强器官功能，在心理、生活上有充实感和快乐感。⑤控制高血压及注意药物的使用：对有高血压、高血脂的个体，在控制体重的同时，注意治疗高血压，纠正血脂异常，膳食中特别要注意控制脂肪和食盐的摄入量。

（2）第二级预防　通过体检、医院门诊检查等方式对高危人群进行筛查，及早发现无症状糖尿病患者，及早进行诊断和治疗，以减少和延缓糖尿病的发生。

（3）第三级预防　对已确诊糖尿病的患者应进行综合性治疗，以减少或延缓糖尿病并发症的发生和发展，降低病死率和死亡率，提高患者的生活质量。

（三）恶性肿瘤防治

恶性肿瘤，一般统称为癌症。癌症不是一种单一的疾病，而是一大类多种不同部位的

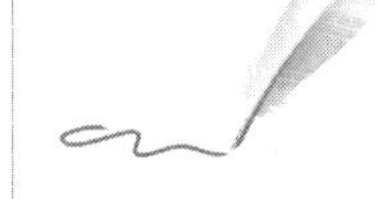

肿瘤的总称。20 世纪下半叶以来，世界恶性肿瘤发病率与死亡率均呈上升趋势。恶性肿瘤已经成为当前严重威胁人类健康与生命的常见病、多发病，它给国家、社会和个人带来难以估量的损失。2015 年中国肿瘤登记年报显示，全国共有新发肿瘤病例 429 万，死亡肿瘤病例 281 万。因此，恶性肿瘤的防治是关系到人类保护生命、提高素质、增进健康的重要工作，是预防医学面临的重要课题。

1. 恶性肿瘤的危险因素 恶性肿瘤是多因素、多阶段、多基因的致病结果，其病因至今尚未完全阐明，但有许多证据表明，恶性肿瘤的发生与一些危险因素有密切关系，主要来自环境和宿主两个方面。

（1）环境因素 环境中的致癌因素主要包括自然环境的物理、化学和生物因素，其中最主要的是化学因素。①化学因素：化学致癌物是指具有诱发肿瘤形成能力的化学物。人类肿瘤的 80% ~85% 是由化学致癌物所致。这些致癌物可来自工业、交通和生活污染，也可以来自烟草、食品、药物、饮用水等，不仅种类和数量多，而且人们接触机会多、时间长，与癌症关系密切。② 物理因素：与肿瘤发生有关的最主要因素是电离辐射（X 线、γ 射线）。电离辐射的来源有宇宙射线、土壤、建筑装修材料、核武器以及医用放射线接触等。电离辐射可引起人类多种癌症，如白血病、恶性淋巴瘤、多发性骨髓瘤等。紫外线的过度照射可引起皮肤癌。慢性机械性刺激和外伤性刺激可致组织慢性炎症和非典型增生而诱发组织癌变，如锐齿、龋齿、错颌牙长期刺激，可发生黏膜白斑、溃疡乃至癌变。③生物因素：恶性肿瘤与病毒、寄生虫等生物因素有关。已证实乙型肝炎病毒和丙型肝炎病毒与肝癌发生有关，人乳头瘤病毒与子宫颈癌发生有关，EB 病毒与鼻咽癌有关，血吸虫与大肠癌有关。细菌致癌的较少，目前确认的主要是幽门螺旋杆菌与胃癌发生有关。

（2）生活行为方式因素 ①吸烟：吸烟与肿瘤的关系早已得到确认，吸烟可导致肺癌、口腔癌、舌癌、唇癌、鼻咽癌、喉癌、食道癌、胃癌、膀胱癌、肾癌、子宫颈癌等的发病率升高。吸烟与肺癌关系最为密切，吸烟量、吸烟时间、开始吸烟的年龄和戒烟的年限等与肺癌都有明显的剂量 - 反应关系。开始吸烟年龄越小，吸烟量越大，发生肺癌的危险性越大，戒烟后肺癌危险度逐渐下降。②饮酒：2% ~4% 的恶性肿瘤死亡与酗酒有关。酒中含有亚硝胺和多环芳烃等致癌物，长期嗜酒与口腔癌、咽癌、喉瘤、食管癌、胃癌和直肠癌有关。若饮酒的同时吸烟，彼此间会有很强的协同作用，使致癌危险大大增加。③饮食：饮食结构不合理和营养失调是引起恶性肿瘤的主要原因。高脂肪、高热量饮食与乳腺癌发生呈正相关，食物中缺乏膳食纤维可使肠癌患病增加。腌制食品及储存过久的蔬菜水果中含大量亚硝酸盐，在人体胃内可与胺类形成致癌物亚硝胺；食品在煎炸、烟熏、烘烤等烹调过程中会产生大量的多环芳烃化合物，其中含有苯并（a）芘等强致癌物质，都是导致胃癌发生的危险因素。粮油类食物受霉菌污染产生的黄曲霉毒素使肝癌的发病率明显升高。

（3）社会心理因素 社会心理因素与癌症的发生或死亡密切相关，精神刺激和心理紧张因素在恶性肿瘤的发生中起着不可忽视的促进作用。人们在遭受负性生活事件打击后，往往会产生不良情绪如焦虑、抑郁、悲观、失望等，导致大脑功能失调，免疫系统功能减低，恶性肿瘤发生的危险性增高。C 型性格者较其他性格的人群容易发生肿瘤，他们过分谨慎、忍让、追求完美，不善于疏泄负性情绪，往往在相同的生活环境中更容易遭受负性生活事件的打击，遭受打击后也更容易产生各种不良情绪反应，从而成为恶性肿瘤的高发人群。

（4）遗传因素 遗传因素在恶性肿瘤的发生过程中起着重要的作用。在接触同一危险因素的人群中，只有一部分人会发病，这与机体的遗传易感性有密切的关系，包括机体代谢和转化外源性化学致癌物的能力、修复 DNA 损伤的能力、免疫系统的状况以及是否存在某种特定的遗传缺陷等。与遗传因素有密切关系的恶性肿瘤主要有肠癌、乳腺癌、视网膜母细胞瘤、子宫颈癌等，因而这些肿瘤都表现出一定的家族聚集倾向。如我国鼻咽癌的遗传倾向比较明显，欧美国家妇女中常见的乳腺癌约 30% 的病例具有遗传倾向。

2. 恶性肿瘤的防治措施　WHO 发表的癌症控制方案提出，有 1/3 的癌症是可以预防的；通过早发现、早诊断和早治疗，有 1/3 的癌症是可以治愈的；还有 1/3 的癌症可以通过各种方法减轻痛苦。因此，对肿瘤的防治措施主要是一级预防和二级预防。

（1）第一级预防　一级预防是在人群中开展健康教育，加强环境保护，提倡合理膳食，改变人们不良的行为生活方式等，以预防肿瘤的发生。①加强立法，保护环境：加强劳动保护、环境保护和食品卫生等立法可减少或消除环境中的致癌因素。在政府领导下，通过多个部门合作和社会广泛参与，建立和完善肿瘤信息监测和登记系统，开展环境保护和公共卫生工作。②健康教育，保持健康的生活行为方式：通过多种形式实施健康教育和健康干预，使人们能知晓有关防癌知识，尽量减少接触各种致癌物或致癌前体物，自觉改变不良生活行为方式，如戒烟、限酒；合理膳食，保持营养素摄入均衡，不吃过硬、过烫、发霉的食物，少吃煎炸、烧烤类食物；坚持体育锻炼，增强机体免疫力；保持心理平衡，以积极乐观的心态面对各种生活事件，养成心胸开阔、不斤斤计较、不生闷气的性格；合理使用药物，减少不必要的放射性接触，避免过度日晒和过度劳累等。WHO 提出，通过合理饮食预防癌症的 5 条建议是：避免动物脂肪，增加粗纤维，减少肉食，增加新鲜水果和蔬菜，避免肥胖。③疫苗接种和化学预防：疫苗接种可防止生物因素引起的致癌效应。乙型肝炎病毒感染与肝癌的发生有十分密切的关系，在人群中广泛开展乙肝疫苗的接种，可以有效预防肝癌的发生。宫颈癌疫苗，又称为 HPV 疫苗，通过预防 HPV 病毒感染，进而有效预防了宫颈癌的发病，可防止人体感染疫苗所涵盖的人乳头瘤病毒亚型变异。化学预防可降低致癌物的作用剂量和减少作用时间，阻止致癌化合物形成和吸收，从而防止肿瘤的发生。化学预防剂有维生素类的叶酸及维生素 A、C、E 等，矿物质如硒、钼、钙等。

（2）第二级预防　①癌症自我监护：常见肿瘤的十大前驱症状包括：身体任何部位如乳腺、颈部或腹部的肿块，尤其是逐渐增大的无痛性肿块；身体任何部位如舌、颊、皮肤等处非外伤性溃疡，特别是经久不愈的；不正常的出血或分泌物，如中年以上妇女出现不规则阴道流血或分泌物增多；进食时胸骨后闷胀、灼痛、异物感或进行性吞咽困难；久治不愈的干咳，声音嘶哑或痰中带血；长期消化不良、进行性食欲减退、消瘦，又未找出明确原因的；大便习惯改变或有便血；鼻塞、鼻出血、单侧头痛或伴有复视者；赘生物或黑痣突然增大或有破溃、出血，或原有的毛发脱落者；无痛性血尿。上述症状可能是癌症的早期危险信号，一旦出现，应及时就医，做进一步检查。②癌症筛查：对无症状人群进行普查和对高危人群进行筛检，是恶性肿瘤二级预防的有效手段。20 岁以上妇女应推行乳房自我检测，40 岁以上应每年进行 1 次临床检查，45 岁以上应每年进行 1 次 X 线钼靶检查是乳腺癌筛查的重要方法。宫颈脱落细胞涂片检查是筛查宫颈癌的主要方法，有性生活的女性每年做 1 次宫颈脱落细胞涂片检查，连续检查 3 次正常后，由医生酌情决定减少检查频度。40 岁以上的人群应每年进行 1 次直肠指检，50 岁以上人群，特别有家族肿瘤史、家族

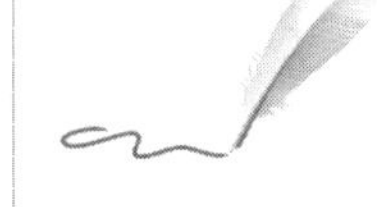

息肉史、息肉溃疡史及结肠直肠癌病史者，每年进行1次大便潜血试验，每隔3~5年做1次乙状结肠镜检查是早期发现结肠癌、直肠癌的有效方法。③高危人群的监测：对高危人群如癌症高发地区人群、有明显家族史者、有职业接触史者及有癌前病变者，可通过定期检测达到早期发现的目的。如乙型、丙型肝炎患者及肝硬化患者是肝癌的高危人群，应定期进行B超检查或甲胎蛋白检验，尽早发现癌变和癌前病变。

（3）第三级预防　采用传统和现代医学相结合、心理和营养疗法等综合手段积极治疗已发生的肿瘤，防止手术后残疾和肿瘤细胞的转移，并尽可能减轻病人痛苦，延长患者寿命。注意肿瘤病人的饮食搭配，营养均衡，给予一定的心理辅导，帮助调整心态，减少焦虑、抑郁等负性情绪，鼓励合理锻炼，促进恢复。同时，积极开展肿瘤病人的社区康复工作，使更多的病人获得康复医疗服务。注意临终关怀，提高晚期癌症病人的生存质量。

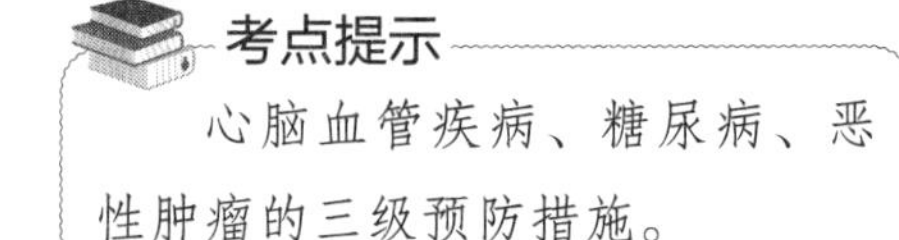
考点提示

心脑血管疾病、糖尿病、恶性肿瘤的三级预防措施。

（四）慢性阻塞性肺疾病

慢性阻塞性肺疾病（COPD）简称慢阻肺，是以气流受限为特征的慢性呼吸系统疾病，主要包括慢性阻塞性支气管炎和慢性阻塞性肺气肿。随着人口老龄化、吸烟人数的增加以及大气污染，COPD的发病率也逐年增加。慢阻肺其气流受限不完全可逆、呈进行性发展，与肺脏对吸入烟草、烟雾等有害气体或颗粒的异常炎症反应有关。慢阻肺主要累及肺脏，但也可引起全身（或称肺外）的不良效应。慢阻肺可存在多种合并症。急性加重和合并症影响病人整体疾病的严重程度。

1. 危险因素　COPD的病因比较复杂，目前认为主要的危险因素包括吸烟、空气污染、职业接触粉尘和化学物质、儿童时期频发严重的呼吸系统感染、先天对哮喘易感人群及α-抗胰蛋白酶缺乏。其中，80%~90%的COPD因吸烟所致（包括主动吸烟和被动吸烟），吸烟量越大、吸烟时间越长、吸烟时烟雾吸入气道内越深、开始吸烟的年龄越早，患COPD的危险性越大。除上述因素外，气候变化特别是寒冷空气，自主神经功能失调，老年人性腺及肾上腺功能衰退，维生素缺乏等，对COPD的发病也有一定影响。

慢性阻塞性肺疾病的防治包括早期干预、稳定期治疗、急性加重期治疗与呼吸衰竭的抢救，应加强药物、教育、康复等全面医疗。

2. 预防措施

（1）第一级预防　针对高危人群，采取针对性干预，减少和消除COPD的危险因素，降低COPD的发生率。对高危人群强化COPD防控知识宣教，提高对该病的知晓率。戒烟是预防COPD最重要、最简单易行的手段，可进行临床劝诫、宣传，获得治疗外的社会支持，针对香烟依赖进行治疗。预防和控制职业因素，改善环境卫生，处理工业和生活“三废”，消除大气污染，以降低发病率。积极防治婴幼儿和儿童时期的呼吸系统感染，可能有助于减少成年后COPD的发生。加强体育锻炼，增强体质，提高机体的免疫力，可帮助改善机体的一般状况，减少感染的发生，从而降低COPD的发生率。

（2）第二级预防　COPD的早期发现和早期干预重于治疗。应定期进行肺功能监测，在无症状的COPD高危人群中定期进行普查，以尽可能早期发现患者并及时予以干预。

（3）第三级预防　利用健康教育提高病人应付疾病的能力和技巧。疾病稳定期采取药物治疗、氧疗、呼吸康复和肺部手术治疗等措施改善症状和（或）减少并发症。对于有症状的患者，支气管扩张剂是重要治疗药物。增强体质，提高抗病能力和预防复发。急性加重期及呼吸衰竭的治疗应根据急性加重程度，结合患者 COPD 的严重程度、合并症情况进行针对性治疗。应以控制感染和祛痰镇咳为主，伴发喘息时，加用解痉平喘药物。

知识链接

中国防治慢性病中长期规划（2017—2025 年）

健康教育与健康促进项目

1. 全民健康生活方式行动　“三减三健”（减盐、减油、减糖、健康口腔、健康体重、健康骨骼）等专项行动。

2. 健康教育　全民健康素养促进行动、健康中国行活动、健康家庭行动。

慢性病筛查干预与健康管理项目

1. 早期发现和干预　癌症早诊早治，脑卒中、心血管病、慢性呼吸系统疾病筛查干预，高血压、糖尿病高危人群健康干预，重点人群口腔疾病综合干预。

2. 健康管理　居民健康档案、健康教育、慢性病（高血压、糖尿病等）患者健康管理、老年人健康管理、中医药健康管理。

三、慢性非传染性疾病的管理

（一）概述

美国疾病管理协会（Disease Management Association of America，DMAA）对疾病管理的定义是：“疾病管理是一个协调医疗保健干预和与病人沟通的系统，它强调病人自我保健的重要性。疾病管理支撑医患关系和保健计划，强调运用循证医学和增强个人能力的策略来预防疾病的恶化，它以持续性地改善个体或全体健康为基准来评估临床、人文和经济方面的效果”。疾病管理是指针对疾病发生、发展的各个阶段来采取不同措施，提供不同服务，即对疾病采取“全程的管理”，以提升人群的健康水平和指数，并从根本上控制医疗保健的成本节约有限的卫生资源。

慢性非传染性疾病的管理主要依托社区，通过社区医护工作者以生物－心理－社会医学模式为指导，对慢性病患者采取有计划的个性化指导干预，从而延缓慢性病进程、减少并发症、降低伤残率、延长寿命、提高生活质量、同时降低医疗费用的一种健康管理方法。并发挥中医药在改善临床症状、提高生活质量、防治并发症中的特色和作用，积极应用中医药方法开展各种慢性病患者健康管理服务。同时应加强宣传，使更多的患者愿意接受慢性病管理服务，提高各种慢性病治疗率，延长慢性病患者带病生存时间。

（二）慢性病管理的原则

慢性病管理原则包括以下几方面。以循证为基础；以健康为主导；以人为中心，个体、家庭和群体相结合；以预防保健为重点，防治结合；持续性、综合性的医疗照顾；重视社区参与和自我管理；低成本高效益。

（三）慢性病管理的基本步骤和内容

1. 确定管理对象　主要是检出和发现高血压、糖尿病、COPD、肿瘤患者，纳入慢性病管理范畴。常用途径有以下几种。

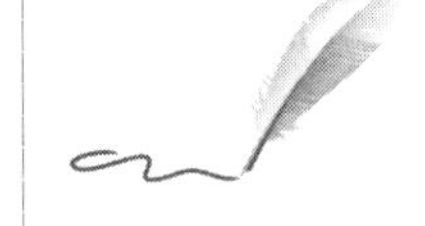

（1）门诊筛查　如对辖区内35岁及以上常住居民，每年为其免费测量1次血压（非同日3次测量）；对高血压高危人群建议每半年至少测量1次血压。2型糖尿病高危人群建议每年至少测量1次空腹血糖。

（2）社区卫生调查或进行专项慢性病筛查　如农村妇女乳腺癌、宫颈癌专项筛查发现的乳腺癌、宫颈癌患者。

（3）周期性健康体检　如定期或不定期的从业人员健康体检，检出COPD患者，特别是无症状COPD患者。

2. 建立健康档案　对确诊的慢性病患者应及时建立健康档案，健康档案的内容除一般性项目外，还应针对慢性病的具体病种设定相应的监测项目。主要内容包括：患者的基本信息、现病史、家族史、既往史、用药情况、生活行为（饮食、运动、吸烟、饮酒）等；体检记录、辅助检查、诊断和治疗情况（饮食、运动、药物处方）；随访管理计划及随访记录等。

3. 随访　慢性病随访的内容包括：了解患者病情，评估治疗情况；了解慢性病治疗的效果，包括非药物治疗和药物治疗的执行情况；相关指标的检查和监测；健康教育和患者自我管理指导；高危人群定期体检，及早发现患者。随访复查计划应根据患者病情个体化，同时要取得亲属及家庭的支持与配合。具体随访方式可采取门诊预约、电话联系、家庭访视、集体座谈等多种形式，保证个体化随访的及时性和连续性。

对确诊的2型糖尿病患者，每年提供4次免费空腹血糖检测，至少进行4次面对面随访。对原发性高血压患者，每年要提供至少4次面对面的随访。随访内容包括：测量空腹血糖和血压，并评估是否存在危急情况，如出现危急情况或存在不能处理的其他疾病时，须在处理后紧急转诊。对于紧急转诊者，乡镇卫生院、村卫生室、社区卫生服务中心（站）应在2周内主动随访转诊情况；若不需紧急转诊，询问上次随访到此次随访期间的症状；测量体重、心率，计算体重指数（BMI），检查足背动脉搏动；询问患者疾病情况和生活方式，包括心脑血管疾病、吸烟、饮酒、运动、主食摄入情况等；了解患者服药情况。

4. 转诊　在慢性病随访中应根据患者的情况及时转诊，需要及时转诊上级医疗机构的情况有：需要获得专科、专用设备的诊断治疗；并发症的出现使诊断和治疗变得复杂化，需要进一步明确诊断和确定治疗方案；缺乏相应治疗药物；缺乏实验室或仪器设备检查；出于患者或家属的焦虑或压力，到相应专家处证实全科医生的诊断和治疗方案；借专家之口向不遵医嘱的患者施加权威影响，使其配合治疗。稳定期COPD的防治立足于社区医院，对急性发作、病情严重的COPD患者，应由社区医院将患者转诊到相应的三级医院。经治疗病情稳定后再转到社区医院，继续进行治疗、康复、管理。

5. 分类干预　对慢性病进行分类干预，是慢性病管理的重要内容之一。例如高血压和糖尿病分类干预如下。

（1）高血压分类干预　①对血压控制满意（一般高血压患者血压降至140/90 mmHg以下；≥65岁老年高血压患者的血压降至150/90 mmHg以下，如果能耐受，可进一步降至140/90 mmHg以下；一般糖尿病或慢性肾脏病患者的血压目标可以在140/90 mmHg基础上再适当降低）、无药物不良反应、无新发并发症或原有并发症无加重的患者，预约下一次随访时间。②对第一次出现血压控制不满意，或出现药物不良反应的患者，结合其服药依从性，必要时增加现用药物剂量、更换或增加不同类的降压药物，2周内随访。③对连续两次出现血压控制不满意或药物不良反应难以控制以及出现新的并发症或原有并发症加重的患者，建议其转诊到上级医院，2 周内主动随访转诊情况。④对所有患者进行有针对性的健康教育，与患者一起制定生活方式改进目标并在下一次随访时评估进展。告诉患者出现哪些异常时应立即就诊。

（2）糖尿病分类干预　①对血糖控制满意（空腹血糖值 <7.0mmol/L），无药物不良反应、无新发并发症或原有并发症无加重的患者，预约下一次随访。②对第一次出现空腹血糖控制不满意（空腹血糖值≥7.0mmol/L）或药物不良反应的患者，结合其服药依从情况进行指导，必要时增加现有药物剂量、更换或增加不同类的降糖药物，2 周时随访。③对连续两次出现空腹血糖控制不满意或药物不良反应难以控制以及出现新的并发症或原有并发症加重的患者，建议其转诊到上级医院，2 周内主动随访转诊情况。④对所有的患者进行针对性的健康教育，与患者一起制定生活方式改进目标并在下一次随访时评估进展。告诉患者出现哪些异常时应立即就诊。

6. 健康体检　对已经管理的慢性病患者进行全身健康体检个性化指导。如对原发性高血压患者以及确诊的 2 型糖尿病患者，每年进行 1 次较全面的健康检查，可与随访相结合。内容包括体温、脉搏、呼吸、血压、身高、体重、腰围、皮肤、浅表淋巴结、心脏、肺部、腹部等常规体格检查，并对口腔、视力、听力和运动功能等进行判断。糖尿病患者增加空腹血糖检查。

（四）慢性病患者的自我管理

1. 概念　慢性病患者自我管理是指通过系列健康教育课程教给患者自我管理所需知识、技能以及和医生交流的技巧，帮助慢性病患者在得到医生更有效的支持下，主要依靠自己解决慢性病给日常生活带来的各种躯体和情绪方面的问题。因为慢性病患者长期与疾病作斗争，熟悉疾病的诊疗、自我保健等全过程，决定了他们自己才是慢性病控制与管理的最佳人选。

慢性病患者自我管理健康教育内容包括疾病基本知识，自我管理行为如自测血糖、血压、胰岛素注射、服药及合理膳食、不吸烟、体育锻炼等，提升自信心、心理调节技能。近期达到血糖、血压、血脂、体重控制，看病次数减少的目的。长期效果为预防并发症、减少死亡、提高生活质量。

2. 慢性病患者自我管理的理论基础　慢性病患者自我管理的理论基础是自我效能理论。自我效能指个体对自己执行某一特定行为的能力的主观判断，即个体对自己执行某一特定行为并达到预期结果的能力的自信心。自我效能是人类行为动机、健康和个体成就的基础。由于绝大多数慢性病都无法通过临床治疗而治愈，需要患者长期承担对自己所患慢性病的自我管理、自我保健任务。患者要能较好地完成此任务，必须首先掌握自我管理的知识、技能和信心，三者缺一不可。

3. 慢性病患者自我管理的三大任务

（1）医疗或行为管理　照顾自己的健康问题。定期服药或医学检查、锻炼、改变膳食和其他高危行为、使用一些辅助装置等。

（2）角色管理　建立和保持在社会、工作、家庭和朋友中的新角色，从而继续履行自己的责任和义务，正常参加工作、与家人朋友相处等。

（3）情绪管理　处理和应对疾病所带来的各种情绪，妥善处理情绪的变化，如抑郁、

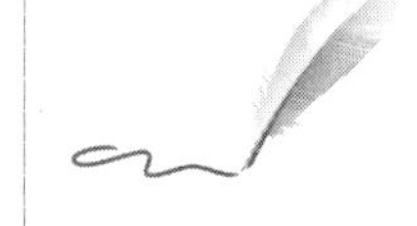

焦虑以及恐惧等。

4. 慢性病患者自我管理的五项核心技能

（1）解决问题的技能　在管理疾病的过程中，患者能够认识自身问题所在，能与他人一起找到解决问题的方法，采用适合自己的方法积极尝试解决自身问题并能够帮助他人；并评估用该方法是否有效。

（2）制订决策的技能　学会与医护人员一起制订适合自己的、切实可行的目标、措施和行动计划。

（3）获取和利用资源的技能　知道如何从医疗机构或社区卫生服务机构、图书馆、互联网、家人朋友等渠道，获取和利用有利于自我管理的支持和帮助。

> **考点提示**
> 慢性病患者自我管理的定义、任务及核心技能。

（4）与卫生服务提供者建立伙伴关系　学会与卫生服务提供者交流沟通、相互理解和尊重、加强联系。最终建立起伙伴关系，共同管理疾病。

（5）目标设定及采取行动的技能　学习如何改变个人的行为，制订行动计划并付诸实施，确保对行动的信心和决心，对采取的行动进行评估，完善自己的行动计划使得更易于实施。

本章小结

传染病流行的基本环节包括传染源、传播途径和易感人群。因此，预防和控制传染病针对这三个环节采取措施。控制传染源主要是针对患者，做好“五早”（早发现、早诊断、早报告、早隔离、早治疗）；切断传播途径包括改善环境卫生，消毒、杀虫、灭鼠等；保护易感人群主要是通过预防接种提高人群对传染病的特异性免疫力，我国还通过实行计划免疫来保护儿童等易感人群。

慢性非传染性疾病简称慢性病，位于死因顺位、疾病谱的前列，不仅对人类的身心健康产生巨大的危害，而且给社会经济带来沉重的负担。最为常见的慢性病为心脑血管疾病、恶性肿瘤、慢性阻塞性肺疾病和糖尿病。慢性病与吸烟、饮酒、不健康饮食、静坐生活方式等几种共同的危险因素有关，防治慢性病坚持“三级预防”原则。慢性病健康管理包括确定管理对象、建立健康档案、随访、转诊、分类管理、健康检查等几个内容。慢性病患者长期与疾病作斗争，熟悉疾病的诊疗、自我保健等全过程，故慢性病患者自我管理尤其重要。慢性病病人自我管理通过慢性病患者健康教育，明确“三大任务”，学会“五项核心技能”。

一、选择题

【A1/A2 型题】

1. 关于病原携带者的论述，正确的是

　A. 所有的传染病均有病原携带者

　B. 病原携带者不是重要的传染源

　C. 发生于临床症状之前者称为健康携带者

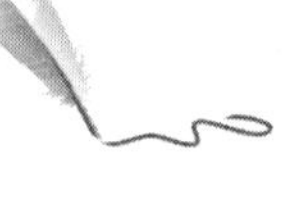

D. 病原携带者不显出临床症状而能排出病原体

E. 处于潜伏性感染状者就是病原携带者

2. 根据《传染病防治法》，至 2013 年我国规定的传染病有三类多少种

A. 35　　B. 37　　C. 38　　D. 39　　E. 41

3. 下列哪个是乙类传染病且按甲类管理

A. 鼠疫　　B. 传染性非典型肺炎

C. 脊髓灰质炎　　D. 流行性出血热

E. 甲肝

4. 下列各项措施中，属于保护传染病易感人群的是

A. 给儿童接种卡介苗　　B. 清扫居民楼内的垃圾

C. 给医疗仪器消毒　　D. 给儿童注射青霉素

E. 对已婚妇女进行宫颈刮片检查

5. 根据我国传染病防治法及其细则规定，下列疾病不属于乙类传染病是

A. 病毒性肝炎　　B. 登革热

C. 炭疽　　D. 艾滋病

E. 手足口病

6. 传染病流行必需的 3 个环节是

A. 病原体、人体和其所处的环境

B. 病原体、自然因素、社会因素

C. 病原体毒力、数量及适当的入侵门户

D. 病原体、传播途径、易感人群

E. 传染源、传播途径、易感人群

7. 艾滋病主要传播途径是

A. 经空气、飞沫、尘埃传播　　B. 经水、食物、苍蝇传播

C. 经吸血节肢动物传播　　D. 经血液、体液、血液制品传播

E. 土壤传播

8. 关于人工主动免疫，正确的是

A. 将免疫血清注入人体

B. 常用制剂有抗毒血清

C. 是控制以至最终消灭某种传染病的重要措施

D. 主要用于治疗或对接触者的紧急预防

E. 使人体迅速获得免疫力

9. 对于消化道传染病，起主导作用的预防措施是

A. 隔离治疗病人　　B. 隔离治疗带菌者

C. 切断传播途径　　D. 疫苗接种

E. 接触者预防用药

10. 我国法定的甲类传染病包括

A. 鼠疫、霍乱　　B. 鼠疫、霍乱、天花

C. 鼠疫、霍乱、艾滋病　　D. 天花、霍乱

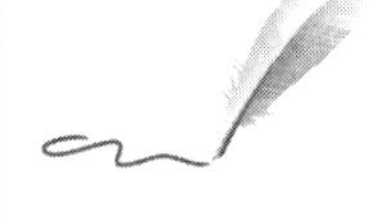

E. 鼠疫、霍乱、天花、艾滋病

11. 对传染源正确的描述是

A. 病原体已在体内繁殖并能将其排出体外的患者

B. 病原体已在体内生长繁殖并能将其排出体外的潜伏性感染者

C. 病原体已在体内生长繁殖并能将其排出体外的携带者

D. 病原体已在体内生长繁殖并能将其排出体外的隐性感染者

E. 病原体已在体内生长繁殖并能将其排出体外的人和动物

12. 患者，男，41 岁，农民。已诊断晚期血吸虫病，肝硬化巨脾 3 年。以下哪项是血吸虫病传播途径

A. 经空气传播　　B. 经水传播

C. 经食物传播　　D. 医源性传播

E. 垂直传播

13. 患者在一次体检中发现血中乙型肝炎表面抗原阳性已半年，但其他无任何不适感觉，其他各项体检及化验均正常。该患者属于

A. 显性感染　　B. 潜伏性感染

C. 隐性感染　　D. 病原携带状态

E. 病原体被清除

14. 某小学发现一例流脑患者，经对该校师生检查发现，有 19 人咽拭子培养发现有脑膜炎双球菌生长，这 19 位师生属于

A. 病人　　B. 病原携带状态

C. 隐性感染　　D. 潜伏性感染

E. 显形感染

15. 我国免疫规划乙肝疫苗的接种月龄分别是

A. 1、2、3　　B. 1、3、5　　C. 0、1、6　　D. 0、2、4　　E. 2、5、7

16. 乙肝疫苗接种属于

A. 第一级预防　　B. 第二级预防

C. 第三级预防　　D. 三早预防

E. 临床预防

17. 慢性病健康管理的核心是

A. 健康教育　　B. 健康促进

C. 健康评估　　D. 危险因素的监测和干预

E. 建立健康的行为和生活方式

18. 预防心脑血管疾病食盐摄入量应低于

A. 6 克　　B. 10 克　　C. 15 克　　D. 20 克　　E. 25 克

【A3/A4 型题】

（19～20 题共用题干）

患者，女，23 岁。不洁食物后出现眼黄、尿黄、乏力、食欲减退，如考虑急性甲型肝炎的诊断，现在对其进行隔离治疗。

19. 则对其进行隔离的期限为

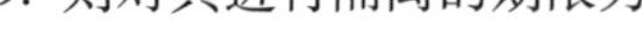

A. 最长潜伏期　　B. 最短潜伏期
C. 平均潜伏期　　D. 传染期
E. 症状明显期

20. 对其进行隔离属于
A. 第一级预防　　B. 第二级预防
C. 第三级预防　　D. 临床预防
E. 病因预防

（21 ~ 22 题共用题干）

患者，女，35 岁。怀孕 39 周顺产，检查发现婴儿乙肝表面抗原阳性，产妇乙肝表面抗原也为阳性。既往孕前健康检查乙肝两对半全阴性，在怀孕初期曾因车祸失血较多，进行了输血治疗。

21. 该女性感染乙型肝炎的最可能的传播方式是
A. 虫媒传播　　B. 接触传播
C. 经食物传播　　D. 医源性传播
E. 垂直传播

22. 该婴儿感染乙型肝炎的最可能的传播方式是
A. 经血液传播　　B. 接触传播
C. 虫媒传播　　D. 医源性传播
E. 垂直传播

二、思考题

患者，男，21 岁。7 月 28 日入院，发热、畏寒、头痛、全身肌肉酸痛 6 天，尿色深黄、眼睛黄染 2 天。查体：神志清，皮肤及巩膜轻度黄染，眼结膜充血，双侧腹股沟及腋下触及肿大淋巴结，肝肋下触及 2.0cm，脾未触及。血常规：WBC $13.8 \times 10^9/L$，NE78%。尿常规：蛋白（+），红细胞 5 ~ 6 个/HP，白细胞 3 ~ 4 个/HP。显微凝集试验阳性。初步诊断为钩端螺旋体病。

1. 简述钩端螺旋体病的传染源、传播途径、易感人群。
2. 简述钩端螺旋体病的防治方法。

（江秀娟）

扫码“练一练”

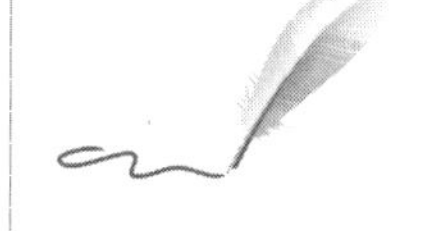

第九章　突发公共卫生事件及其应急策略

学习目标

1. **掌握**　突发公共卫生事件的概念及分类；突发公共卫生事件的报告、应急处理原则。
2. **熟悉**　突发公共卫生事件的特征与危害、应急预案内容。
3. **了解**　突发公共卫生事件的分级与应急处理程序。
4. 学会对突发公共卫生事件进行识别及应急处理的能力。
5. 具有实事求是，勇于奉献的职业态度。

突发公共卫生事件不仅直接威胁公众身心健康，而且还会极大地危及社会经济发展和社会的安定，已日益成为社会普遍关注的热点问题。建立和完善突发公共卫生事件应急机制，制定、宣传和落实针对性的突发公共卫生事件应急预案，是保障人民群众健康和社会安定的重要手段。

第一节　突发公共卫生事件概述

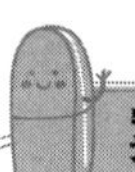

案例讨论

[案例] 2003年12月23日22时，重庆市开县（今开州区）高桥镇境内的中石油川东气矿罗家16号井在起钻时突然发生井喷，富含硫化氢（高于正常值6000倍）和二氧化碳的天然气喷至30米高。23时30分，高桥镇政府获知，开始组织疏散井场外围人员及周边群众，事发地方圆5公里内的4.1万多名群众被疏散到安全地带。25日19时10分左右，国家安全生产监督管理局组成的调查组抵达开县进行现场处置。本次事故死亡243人，6000多人中毒，近10万人受灾。

[讨论]

1. 这起事件有什么特点？
2. 在此类事件中，医疗卫生机构和医护工作者应做哪些工作？

2003年5月7日国务院公布施行《突发公共卫生事件应急条例》，标志着我国突发公共卫生事件应急处理工作纳入法制化轨道。突发公共卫生事件是指突然发生，造成或者可能造成社会公众健康严重损害的重大传染病疫情、群体性不明原因疾病、重大食物和职业中毒以及其他严重影响公众健康的事件。

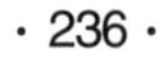

一、突发公共卫生事件的特征与危害

（一）突发公共卫生事件的特征

1. 突发性　突发公共卫生事件都是突然发生、突如其来的。一般来讲，突发公共卫生事件的发生是不易预测的，但突发公共卫生事件的发生和转归也具有一定的规律性。如传染性非典型肺炎。

2. 公共属性　突发公共卫生事件所危及的对象，不是特定的人，而是不特定的社会群体。所有事件发生时在事件影响范围内的人都有可能受到伤害。

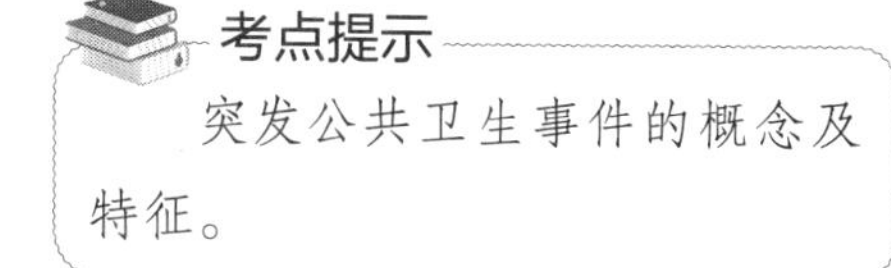

突发公共卫生事件的概念及特征。

3. 危害的严重性　突发公共卫生事件可能对公众健康和生命安全、社会经济发展、生态环境等造成不同程度的危害，这种危害既可以是对社会造成的即时性严重损害，也可以是从发展趋势看对社会造成严重影响的事件。

4. 复杂性　事件的性质和原因有时难以立刻判别，而且常与违法行为、违章操作、责任心不强等有直接关系。

5. 处理的综合性和系统性　许多突发公共卫生事件不仅仅是一个公共卫生的问题，还是一个社会问题，需要各有关部门共同努力，甚至全社会都要动员起来参与这项工作。突发公共卫生事件的处理涉及多系统、多部门，政策性很强，因此，必须在政府的领导下，才能最终恰当应对，将其危害降低到最低程度。

（二）突发公共卫生事件的危害

1. 直接危及公众健康和生命安全　发生在1918年的“西班牙流感”，致使数千万人在流感中死亡，受这次流感的影响，美国人的平均寿命下降了10岁。

2. 对公众心理产生负面影响　突发公共卫生事件发生突然，危害重大，常常超出人们正常的心理准备，容易造成强烈刺激，引起焦虑、神经症、忧郁、恐慌等严重心理问题。如2008年四川汶川地震造成周围一些地区人群的恐慌。

3. 影响经济发展和国家安全　突发公共卫生事件不仅仅是一个公共卫生领域的问题，而且是一个社会问题。突发公共卫生事件的影响涉及交通运输、教育秩序、商品销售、旅游、餐饮服务等领域，同时，政府能否及时有效地控制突发公共卫生事件，也关系到政府的国际形象甚至影响国家安全。如2003年在抗击传染性非典型肺炎的战斗中，我国旅游业遭受重创。据估计，传染性非典型肺炎流行给香港造成10亿美元的损失。

知识链接

美国纽约医学会研究发现：9.7%的纽约人在“9.11”事件后的1~2个月内表现出临床抑郁症状，7.5%的人经历了创伤后应激障碍，预示大约100万纽约人在恐怖袭击后数周内表现了精神障碍。

精神病医师们称：在每年9月，他们将为更多的焦虑、抑郁和滥用药品的人提供精神心理治疗。这是历史上规模最大的“群体性突发心理疾病”。

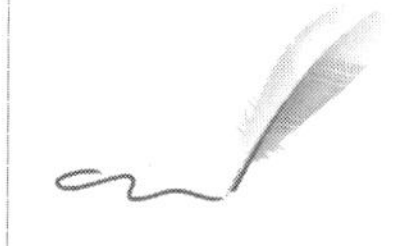

二、突发公共卫生事件的分类与分级

（一）突发公共卫生事件的分类

1. 重大传染病疫情 是指传染病在集中的时间、地点发生，导致大量的传染病患者出现，其发病率远远超过平常的发病水平。这些传染病包括《传染病防治法》规定的3类39种法定传染病；卫生部根据需要决定并公布列入乙类、丙类传染病的其他传染病；省、自治区、直辖市人民政府决定并公布的按照乙类、丙类传染病管理的其他传染病。比如，1988年，在上海发生的甲型肝炎暴发；2004年青海发生的鼠疫疫情等。

2. 群体性不明原因疾病 是指在一定时间内，某个相对集中的区域内同时或者相继出现多个共同临床表现患者，又暂时不能明确诊断的疾病。这种疾病可能是传染病，可能是群体性癔症，也可能是某种中毒。典型案例如传染性非典型肺炎疫情发生之初，对其病原、发病机制、诊断标准、流行途径等认识不清，随着科学研究的深入，才逐步认识到其病原体是由冠状病毒的一种变种所引起。

3. 重大食物和职业中毒事件 中毒人数超过30人或出现死亡1例以上的食物和饮水中毒；短期内3人以上或死亡1例以上的职业中毒。如2002年9月南京市汤山镇发生一起特大投毒案，造成395人中毒，死亡42人。

4. 其他严重影响公众健康的事件 如新发传染性疾病；自然灾害、药品或免疫接种引起的群体性反应或死亡事件；严重威胁公众健康的水、环境、食品污染和放射性、有毒有害化学性物质丢失、泄漏等；生物、化学、核辐射等恐怖袭击事件；有潜在威胁的传染病动物宿主、媒介生物发生异常；学生因意外事故自杀或他杀出现1例以上的死亡以及上级卫生行政部门临时规定的其他重大公共卫生事件。如2005年11月吉林省吉林市中国石油天然气股份有限公司吉林石化分公司双苯厂（101厂）的一化工车间发生爆炸致5人死亡1人失踪，70人受伤。

（二）突发公共卫生事件的分级

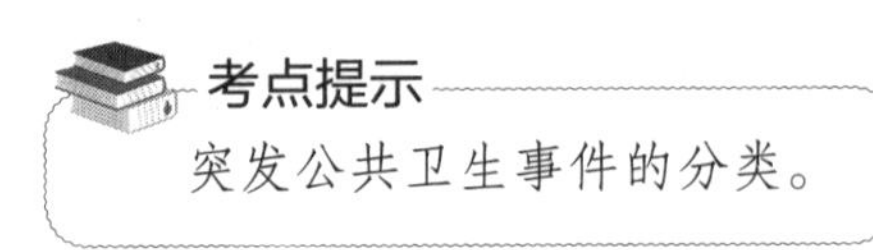

根据突发公共卫生事件性质、危害程度、涉及范围，在2006年的《国家突发公共卫生事件应急预案》中将之划分为特别重大（Ⅰ级）、重大（Ⅱ级）、较大（Ⅲ级）和一般（Ⅳ级）四级，依次用红色、橙色、黄色和蓝色进行预警。

1. 特别重大突发公共卫生事件（Ⅰ级） 有下列情形之一的为特别重大突发公共卫生事件（Ⅰ级）。

（1）肺鼠疫、肺炭疽在大、中城市发生并有扩散趋势，或肺鼠疫、肺炭疽疫情波及2个以上的省份，并有进一步扩散趋势。

（2）发生传染性非典型肺炎、人感染高致病性禽流感病例，并有扩散趋势。

（3）涉及多个省份的群体性不明原因疾病，并有扩散趋势。

（4）发生新传染病或我国尚未发现的传染病发生或传入，并有扩散趋势，或发现我国已消灭的传染病重新流行。

（5）发生烈性病菌株、毒株、致病因子等丢失事件。

（6）周边以及与我国通航的国家和地区发生特大传染病疫情，并出现输入性病例，严重危及我国公共卫生安全的事件。

（7）国务院卫生行政部门认定的其他特别重大突发公共卫生事件。

2. 重大突发公共卫生事件（Ⅱ级）　有下列情形之一的为重大突发公共卫生事件（Ⅱ级）。

（1）在一个县（市）行政区域内，一个平均潜伏期内（6 天）发生 5 例以上肺鼠疫、肺炭疽病例；或者相关联的疫情波及 2 个以上的县（市）。

（2）发生传染性非典型肺炎、人感染高致病性禽流感疑似病例。

（3）腺鼠疫发生流行，在一个市（地）行政区域内，一个平均潜伏期内多点连续发病 20 例以上，或流行范围波及 2 个以上市（地）。

（4）霍乱在一个市（地）行政区域内流行，1 周内发病 30 例以上，或波及 2 个以上市（地），有扩散趋势。

（5）乙类、丙类传染病波及 2 个以上县（市），1 周内发病水平超过前 5 年同期平均发病水平 2 倍以上。

（6）我国尚未发现的传染病发生或传入，尚未造成扩散。

（7）发生群体性不明原因疾病，扩散到县（市）以外的地区。

（8）发生重大医源性感染事件。

（9）预防接种或群体预防性服药出现人员死亡。

（10）一次食物中毒人数超过 100 人并出现死亡病例，或出现 10 例以上死亡病例。

（11）一次发生急性职业中毒 50 人以上，或死亡 5 人以上。

（12）境内外隐匿运输、邮寄烈性生物病原体、生物毒素造成我境内人员感染或死亡的。

（13）省级以上人民政府卫生行政部门认定的其他重大突发公共卫生事件。

3. 较大突发公共卫生事件（Ⅲ级）　有下列情形之一的为较大突发公共卫生事件（Ⅲ级）。

（1）发生肺鼠疫、肺炭疽病例，一个平均潜伏期内病例数未超过 5 例，流行范围在一个县（市）行政区域以内。

（2）腺鼠疫发生流行，在一个县（市）行政区域内，一个平均潜伏期内连续发病 10 例以上，或波及 2 个以上县（市）。

（3）霍乱在一个县（市）行政区域内发生，1 周内发病 10 ~ 29 例，或波及 2 个以上县（市），或市（地）级以上城市的市区首次发生。

（4）1 周内在一个县（市）行政区域内，乙、丙类传染病发病水平超过前 5 年同期平均发病水平 1 倍以上。

（5）在一个县（市）行政区域内发现群体性不明原因疾病。

（6）一次食物中毒人数超过 100 人，或出现死亡病例。

（7）预防接种或群体预防性服药出现群体心因性反应或不良反应。

（8）一次发生急性职业中毒 10 ~ 49 人，或死亡 4 人以下。

（9）市（地）级以上人民政府卫生行政部门认定的其他较大突发公共卫生事件。

4. 一般突发公共卫生事件（Ⅳ级）　有下列情形之一的为一般突发公共卫生事件（Ⅳ级）。

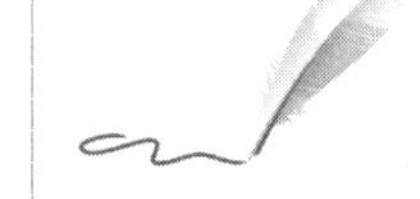

（1）腺鼠疫在一个县（市）行政区域内发生，一个平均潜伏期内病例数未超过10例。

（2）霍乱在一个县（市）行政区域内发生，1周内发病9例以下。

（3）一次食物中毒人数30～99人，未出现死亡病例。

（4）一次发生急性职业中毒9人以下，未出现死亡病例。

（5）县级以上人民政府卫生行政部门认定的其他一般突发公共卫生事件。

三、突发公共卫生事件的应急预案

国务院卫生行政主管部门按照分类指导、快速反应的要求，制定全国突发公共卫生事件应急预案，报请国务院批准。省、自治区、直辖市人民政府根据全国突发公共卫生事件应急预案，结合本地实际情况，制定本行政区域的突发公共卫生事件应急预案。全国突发公共卫生事件应急预案应当包括以下主要内容。

1. 突发公共卫生事件应急处理指挥部的组成和相关部门的职责。

2. 突发公共卫生事件的监测与预警。

3. 突发公共卫生事件信息的收集、分析、报告、通报制度。

> 考点提示
>
> 突发公共卫生事件的应急预案。

4. 突发公共卫生事件应急处理技术和监测机构及其任务。

5. 突发公共卫生事件的分级和应急处理工作方案。

6. 突发公共卫生事件预防、现场控制，应急设施、设备、救治药品和医疗器械以及其他物资和技术的储备与调度。

7. 突发公共卫生事件应急处理专业队伍的建设和培训。

第二节　突发公共卫生事件的报告与应急处理

一、突发公共卫生事件的报告

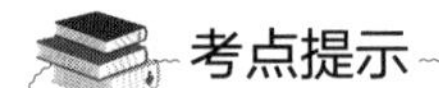

> 考点提示
>
> 突发公共卫生事件责任报告单位、责任报告人、报告方式及报告时限。

（一）责任报告单位和责任报告人

1. 责任报告单位　包括县以上各级人民政府卫生行政部门指定的突发公共卫生事件监测机构；各级、各类医疗卫生机构；卫生行政部门；县级以上地方人民政府；其他有关单位，主要包括发生突发公共卫生事件的单位、与群众健康和卫生保健工作密切相关的机构，如检验检疫机构、食品药品监督管理机构、环境保护监测机构、教育机构等。

2. 责任报告人　包括执行职务的各级、各类医疗卫生机构的工作人员和个体开业医生。

（二）报告内容

1. 事件信息　信息报告主要内容包括：事件名称、事件类别、发生时间、地点、涉及的地域范围、人数、主要症状与体征、可能的原因、已经采取的措施、事件的发展趋势、下步工作计划等。具体内容见《突发公共卫生事件相关信息报告卡》。

2. 事件发生、发展、控制过程信息　分为初次报告、进程报告、结案报告。

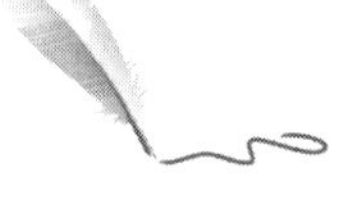

（三）报告方式、时限和程序

获得突发公共卫生事件相关信息的责任报告单位和责任报告人，应当在2小时内以电话或传真等方式向属地卫生行政部门指定的专业机构报告，具备网络直报条件的同时进行网络直报，直报的信息由指定的专业机构审核后进入国家数据库。不具备网络直报条件的责任报告单位和责任报告人，应采用最快的通讯方式将《突发公共卫生事件相关信息报告卡》报送属地卫生行政部门指定的专业机构，接到《突发公共卫生事件相关信息报告卡》的专业机构，应对信息进行审核，确定真实性，2小时内进行网络直报，同时以电话或传真等方式报告同级卫生行政部门。

接到突发公共卫生事件相关信息报告的卫生行政部门应当尽快组织有关专家进行现场调查，如确认为实际发生突发公共卫生事件，应根据不同的级别，及时组织采取相应的措施，并在2小时内向本级人民政府报告，同时向上一级人民政府卫生行政部门报告。如尚未达到突发公共卫生事件标准的，由专业防治机构密切跟踪事态发展，随时报告事态变化情况。

二、突发公共卫生事件的应急处理原则

突发公共卫生事件应急处置工作，是运用“三级预防”的理念，通过有组织地实施预防控制策略，有效地防止突发公共卫生事件的发生和发展，防患于未然，以减少或消除其危害程度，保障公众健康。应急处理原则如下。

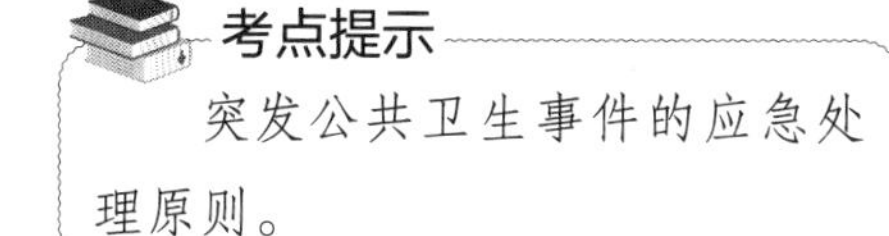

1. 预防为主，常备不懈　提高全社会对突发公共卫生事件的防范意识，落实各项防范措施，做好人员、技术、物资和设备的应急储备工作。对各类可能引发突发公共卫生事件的情况要及时进行分析、预警，做到早发现、早报告、早处理。

2. 统一领导，分级负责　根据突发公共卫生事件的范围、性质和危害程度，对突发公共卫生事件实行分级管理。各级人民政府负责突发公共卫生事件应急处理的统一领导和指挥，各有关部门按照预案规定，在各自的职责范围内做好突发公共卫生事件应急处理的有关工作。

3. 依法规范，措施果断　地方各级人民政府和卫生行政部门要按照相关法律、法规和规章的规定，完善突发公共卫生事件应急体系，建立健全系统规范的突发公共卫生事件应急处理工作制度，对突发公共卫生事件和可能发生的公共卫生事件做出快速反应，及时、有效开展监测、报告和处理工作。

4. 依靠科学，加强合作　突发公共卫生事件应急工作要充分尊重和依靠科学，要重视开展防范和处理突发公共卫生事件的科研和培训，为突发公共卫生事件应急处理提供科技保障。各有关部门和单位要通力合作、资源共享，广泛组织、动员公众参与突发公共卫生事件的应急处理，有效应对突发公共卫生事件。

三、突发公共卫生事件的应急处理程序

突发公共卫生事件应急处理方式是“边调查、边处理、边抢救、边核实”，确保有效控制事态发展。一旦发生突发公共卫生事件，应按如下流程开展工作进行应对。

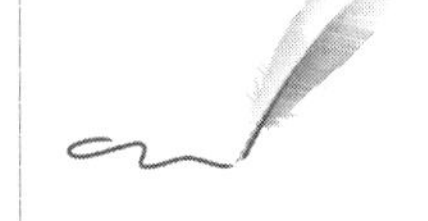

（一）应急指挥机构的建立

突发事件发生后，国务院设立全国突发事件应急处理指挥部，由国务院有关部门和军队有关部门组成，国务院主管领导人担任总指挥，负责对全国突发事件应急处理的统一领导、统一指挥。

突发事件发生后，省、自治区、直辖市人民政府成立地方突发事件应急处理指挥部，省、自治区、直辖市人民政府主要领导人担任总指挥，负责领导、指挥本行政区域内突发事件应急处理工作。县级以上地方人民政府卫生行政主管部门，具体负责组织突发事件的调查、控制和医疗救治工作。

（二）应急预案的启动

突发事件发生后，卫生行政主管部门应当组织专家对突发事件进行综合评估，初步判断突发事件的类型，提出是否启动突发事件应急预案的建议。在全国范围内或者跨省、自治区、直辖市范围内启动全国突发事件应急预案，由国务院卫生行政主管部门报国务院批准后实施。省、自治区、直辖市启动突发事件应急预案，由省、自治区、直辖市人民政府决定，并向国务院报告。

（三）各医疗卫生机构分工合作

突发公共卫生事件发生后，各级医疗卫生机构分工合作，把突发事件带来的健康损害降到最低。主要工作职责包括开展患者接诊、收治和转运工作，实行重症和普通患者分开管理，对疑似患者及时排除或确诊；协助疾控机构人员开展标本的采集、流行病学调查工作；做好医院内现场控制、消毒隔离、个人防护、医疗垃圾和污水处理工作，防止院内交叉感染和污染，并做好传染病和中毒患者的报告；对群体性不明原因疾病和新发传染病做好病例分析与总结，积累诊断治疗的经验；重大中毒事件，按照现场救援、患者转运、后续治疗相结合的原则进行处置；开展科研与国际交流：开展与突发事件相关的诊断试剂、药品、防护用品等方面的研究，开展国际合作，加快病源查询和病因诊断。对因突发公共卫生事件而引起身体伤害的患者，任何医疗机构不得拒绝接诊。

知识拓展

《突发公共卫生事件应急条例》中医疗机构法律责任

医疗卫生机构有下列行为之一的，由卫生行政主管部门责令改正、通报批评、给予警告；情节严重的，吊销《医疗机构执业许可证》；对主要负责人、负有责任的主管人员和其他直接责任人员依法给予降级或者撤职的纪律处分；造成传染病传播、流行或者对社会公众健康造成其他严重危害后果，构成犯罪的，依法追究刑事责任。

1. 未依照本条例的规定履行报告职责，隐瞒、缓报或者谎报的。
2. 未依照本条例的规定及时采取控制措施的。
3. 未依照本条例的规定履行突发事件监测职责的。
4. 拒绝接诊病人的。
5. 拒不服从突发事件应急处理指挥部调度的。

（四）现场控制与调查处理

1. 现场标识和现场分区 在突发事件现场，常会根据实际情况设置现场标识和划分不同功能区域。现场标识包括临时警示线和警示标识。根据引起突发事件的危害源性质、现场周边环境、气象条件及人口分布等因素，事件现场危险区域一般可分为热区、温区和冷区三类。

2. 现场医疗救援　突发事件发生后常有大批伤病员需立即进行救治，最先到达现场的医护人员及急救车应立即自动担负起早期医疗救治任务，并协助指挥，尽快设法启动当地救援医疗系统（EMS），待当地医疗应急指挥或卫生主管部门负责人员到达后，最先到达的医护人员应主动向他们报告事件情况、伤病员的伤情并服从他们的统一指挥。事故现场高效、正确的指挥及有条不紊的抢救秩序比少数医护人员埋头治疗个别伤病员更为重要。

现场专业医疗救援的任务主要有三条。

（1）迅速对伤病员进行检伤分类，找出生命受到威胁的危重伤病员并紧急处置其致命伤。

（2）保持危重伤病员的气道通畅、供氧、维持其血液循环，满足基本生命需要。

（3）迅速安全地将所有伤病员疏散、转运到具有救治能力的医院。围绕上述三项救援任务，根据事件情况、伤病员的伤情及现场可利用的医疗资源，紧急制订现场救援方案，并在现场医疗指挥监督下严格执行，这是救援成功的前提保证。

3. 现场调查与处理　是指针对疾病暴发或流行等突发公共卫生事件所开展的流行病学或卫生学调查。根据现场调查结果如疾病的传染源或危害源、传播或危害途径以及疾病特征，及时确定应采取的针对性预防控制措施，包括消除传染源或危害源、减少与暴露因素的接触、防止进一步暴露、保护易感或高危人群，最终达到控制、终止暴发或流行的目的。

现场调查和处理方法主要包括组织准备、建立病例定义、核实病例诊断、核实病例数、确定暴发或流行的存在、描述性“三间分布”、建立假设并验证假设、采取控制措施、完善现场调查和书面报告等步骤。

（五）应急反应的终止及善后处理

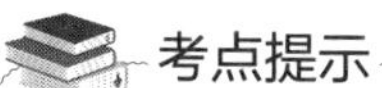

考点提示

突发公共卫生事件的应急处理主要包括应急指挥机构的建立、应急预案的启动、各医疗卫生机构分工合作、现场控制与调查、应急反应的终止等。

突发公共卫生事件应急反应的终止需符合以下条件：突发公共卫生事件隐患或相关危险因素消除，或末例传染病病例发生后经过最长潜伏期无新的病例出现。

特别重大突发公共卫生事件由国务院卫生行政部门组织有关专家进行分析论证，提出终止应急反应的建议，报国务院或全国突发公共卫生事件应急指挥部批准后实施。特别重大以下突发公共卫生事件由地方各级人民政府卫生行政部门组织专家进行分析论证，提出终止应急反应的建议，报本级人民政府批准后实施，并向上一级人民政府卫生行政部门报告。上级人民政府卫生行政部门要根据下级人民政府卫生行政部门的请求，及时组织专家对突发公共卫生事件应急反应的终止的分析论证提供技术指导和支持。

突发公共卫生事件应急反应结束后，根据突发公共卫生事件性质及工作需要，参与事件处置的医疗卫生应急机构和政府有关职能部门，应及时在本级人民政府的领导下，组织有关人员对突发公共卫生事件的处理情况进行评估，并完成责任追究、奖励、抚恤和补助、征用物资、劳务的补偿等善后处理工作。

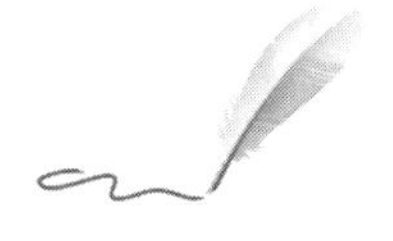

本章小结

突发公共卫生事件是指突然发生，造成或者可能造成社会公众健康严重损害的重大传染病疫情、群体性不明原因疾病、重大食物和职业中毒以及其他严重影响公众健康的事件。其具有突发性、公共属性、危害的严重性等特征。根据其性质、危害程度、范围，可以将突发公共卫生事件划分为特别重大（Ⅰ级）、重大（Ⅱ级）、较大（Ⅲ级）和一般（Ⅳ级）四级。我国实行突发公共卫生事件的监测和预警制度，并制定突发公共卫生事件应急预案，以尽量减少突发公共卫生事件带来的损失和危害。我国以法律形式规定了突发公共卫生事件报告制度，包括报告的内容、方式、时限、程序等。突发公共卫生事件的应急处理主要包括应急指挥机构的建立、应急预案的启动、各医疗卫生机构分工合作、现场控制与调查、应急反应的终止等。

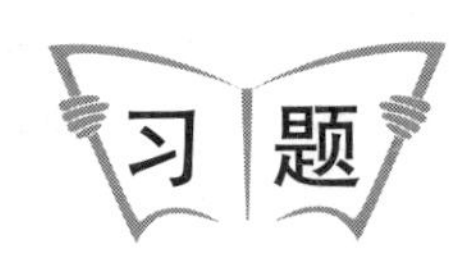

一、选择题

【A1/A2 型题】

1. 在突发公共卫生事件的范围中，应除外
   A. 重大食物中毒　　B. 重大职业中毒
   C. 重大传染病疫情　　D. 重大非传染性疾病
   E. 群体性不明原因疾病
2. 突发公共卫生事件分为几级
   A. 1　　B. 2　　C. 3　　D. 4　　E. 5
3. 不属于突发公共卫生事件特征的是
   A. 个体性　　B. 突发性
   C. 社会危害严重性　　D. 公共属性
   E. 意外性
4. 下列属于通常所指的突发公共卫生事件范畴的是
   A. 自然灾害
   B. 有害因素污染造成的群体急性中毒
   C. 人为因素造成的伤亡
   D. 恐怖活动
   E. 环境污染引起的慢性损害
5. 突发公共卫生事件应急处理方式是
   A. 边调查、边处理、边上报、边抢救
   B. 边抢救、边处理、边上报、边核实
   C. 边调查、边处理、边抢救、边核实

D. 边调查、边核实、边上报、边抢救

E. 边处理、边上报、边调查、边核实

6. 目前我国突发公共卫生事件监测与报告信息管理的常用方式是

A. 监测报告　B. 信息管理　C. 网络直报　D. 信息报告　E. 电话报告

7. 进行突发公共卫生事件现场调查时首先要做的工作是

A. 核实诊断　B. 开展实地调查

C. 结论报告　D. 现场预防

E. 现场讨论

8. 发生群体不明原因疾病的责任报告单位和报告人应在多长时间内报告

A. 2 小时　B. 6 小时　C. 12 小时　D. 24 小时　E. 48 小时

9. 尚未明确是否具有传染性的群体不明原因疾病处置方式中，应先按何种疾病进行救治

A. 传染病　B. 感染病

C. 食物中毒　D. 急性化学中毒

E. 一般事故

10. 下列哪项不属于突发公共卫生事件

A. 重大传染病疫情　B. 群体性不明原因疾病

C. 重大食物中毒事件　D. 重大职业中毒事件

E. 重大交通事故

11. 1988 年长江三角洲发生食用污染毛蚶引发的疾病属于

A. 食物中毒

B. 有毒有害因素污染造成的群体中毒

C. 意外事故引起的群体发病

D. 不明原因引起的群体发病

E. 生物病原体所致疾病

二、思考题

1. 简述突发公共卫生事件的应急处理原则。
2. 简述突发公共卫生事件的应急处理流程。
3. 简述突发公共卫生事件的定义和特点。
4. 简述突发公共卫生事件的危害。

扫码“练一练”

（江秀娟）

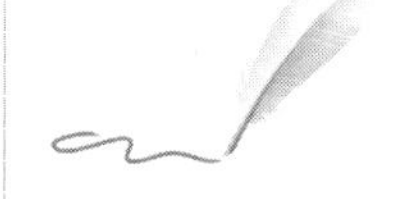

附录　常用统计数据表

附表1　标准正态分布曲线下的面积，$\Phi\ (-u)$ 值

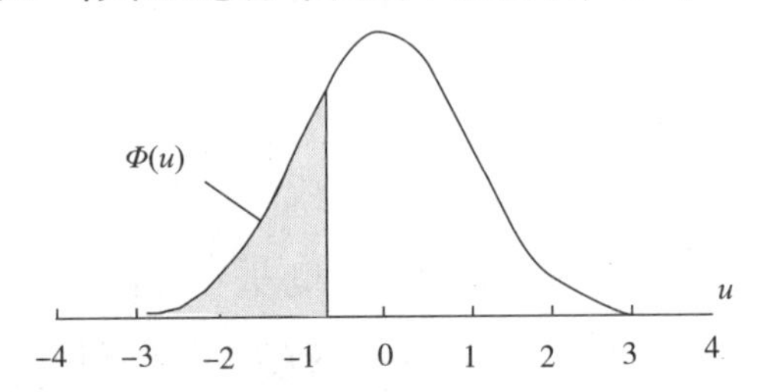

u	0.00	0.01	0.02	0.03	0.04.	0.05	0.06	0.07	0.08	0.09
−3.0	0.0013	0.0013	0.0013	0.0012	0.0012	0.0011	0.0011	0.0011	0.0010	0.0010
−2.9	0.0019	0.0018	0.0018	0.0017	0.0016	0.0016	0.0015	0.0015	0.0014	0.0014
−2.8	0.0026	0.0025	0.0024	0.0023	0.0023	0.0022	0.0021	0.0021	0.0020	0.0019
−2.7	0.0035	0.0034	0.0033	0.0032	0.0031	0.0030	0.0029	0.0028	0.0027	0.0026
−2.6	0.0047	0.0045	0.0044	0.0043	0.0041	0.0040	0.0039	0.0038	0.0037	0.0036
−2.5	0.0062	0.0060	0.0059	0.0057	0.0055	0.0054	0.0052	0.0051	0.0049	0.0048
−2.4	0.0082	0.0080	0.0078	0.0075	0.0073	0.0071	0.0069	0.0068	0.0066	0.0064
−2.3	0.0107	0.0104	0.0102	0.0099	0.0096	0.0094	0.0091	0.0089	0.0087	0.0084
−2.2	0.0139	0.0136	0.0132	0.0129	0.0125	0.0122	0.0119	0.0116	0.0113	0.0110
−2.1	0.0179	0.0174	0.0170	0.0166	0.0162	0.0158	0.0154	0.0150	0.0146	0.0143
−2.0	0.0228	0.0222	0.0217	0.0212	0.0207	0.0202	0.0197	0.0192	0.0188	0.0183
−1.9	0.0287	0.0281	0.0274	0.0268	0.0262	0.0256	0.0250	0.0244	0.0239	0.0233
−1.8	0.0359	0.0351	0.0344	0.0336	0.0329	0.0322	0.0314	0.0307	0.0301	0.0294
−1.7	0.0446	0.0436	0.0427	0.0418	0.0409	0.0401	0.0392	0.0384	0.0375	0.0367
−1.6	0.0548	0.0537	0.0526	0.0516	0.0505	0.0495	0.0485	0.0475	0.0465	0.0455
−1.5	0.0668	0.0655	0.0643	0.0630	0.0618	0.0606	0.0594	0.0582	0.0571	0.0559
−1.4	0.0808	0.0793	0.0778	0.0764	0.0749	0.0735	0.0721	0.0708	0.0694	0.0681
−1.3	0.0968	0.0951	0.0934	0.0918	0.0901	0.0885	0.0869	0.0853	0.0838	0.0823
−1.2	0.1151	0.1131	0.1112	0.1093	0.1075	0.1056	0.1038	0.1020	0.1003	0.0985
−1.1	0.1357	0.1335	0.1314	0.1292	0.1271	0.1251	0.1230	0.1210	0.1190	0.1170
−1.0	0.1587	0.1562	0.1539	0.1515	0.1492	0.1469	0.1446	0.1423	0.1401	0.1379
−0.9	0.1841	0.1814	0.1788	0.1762	0.1736	0.1711	0.1685	0.1660	0.1635	0.1611
−0.8	0.2119	0.2090	0.2061	0.2033	0.2005	0.1977	0.1949	0.1922	0.1894	0.1867
−0.7	0.2420	0.2389	0.2358	0.2327	0.2296	0.2266	0.2236	0.2206	0.2177	0.2148
−0.6	0.2743	0.2709	0.2676	0.2643	0.2611	0.2578	0.2546	0.2514	0.2483	0.2451
−0.5	0.3085	0.3050	0.3015	0.2981	0.2946	0.2912	0.2877	0.2843	0.2810	0.2776
−0.4	0.3446	0.3409	0.3372	0.3336	0.3300	0.3264	0.3228	0.3192	0.3156	0.3121
−0.3	0.3821	0.3783	0.3745	0.3707	0.3669	0.3632	0.3594	0.3557	0.3520	0.3483
−0.2	0.4207	0.4186	0.4129	0.4090	0.4052	0.4013	0.3974	0.3936	0.3897	0.3859
−0.1	0.4602	0.4562	0.4522	0.4483	0.4443	0.4404	0.4364	0.4325	0.4286	0.4247
−0.0	0.5000	0.4960	0.4920	0.4880	0.4840	0.4801	0.4761	0.4721	0.4681	0.4641

注：$\Phi(u) = 1 - \Phi(-u)$

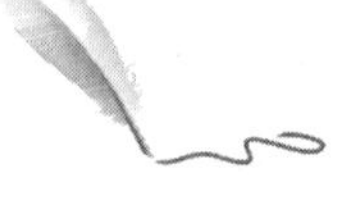

附表2　*t*值表

自由度 v	概率，P									
	双侧：	0.50	0.20	0.10	0.05	0.02	0.01	0.005	0.002	0.001
	单侧：	0.25	0.10	0.05	0.025	0.01	0.005	0.0025	0.001	0.0005
1		1.000	3.078	6.314	12.706	31.821	63.657	127.321	318.309	636.619
2		0.816	1.886	2.920	4.303	6.965	9.925	14.089	22.327	31.599
3		0.765	1.638	2.353	3.182	4.541	5.841	7.453	10.215	12.924
4		0.741	1.533	2.132	2.776	3.747	4.604	5.598	7.173	8.610
5		0.727	1.476	2.015	2.571	3.365	4.032	4.773	5.893	6.869
6		0.718	1.440	1.943	2.447	3.143	3.707	4.317	5.208	5.959
7		0.711	1.415	1.895	2.365	2.998	3.499	4.029	4.785	5.408
8		0.706	1.397	1.860	2.306	2.896	3.355	3.833	4.501	5.041
9		0.703	1.383	1.833	2.262	2.821	3.250	3.690	4.297	4.781
10		0.700	1.372	1.812	2.228	2.764	3.169	3.581	4.144	4.587
11		0.697	1.363	1.796	2.201	2.718	3.106	3.497	4.025	4.437
12		0.695	1.356	1.782	2.179	2.681	3.055	3.428	3.930	4.318
13		0.694	1.350	1.771	2.160	2.650	3.012	3.372	3.852	4.221
14		0.692	1.345	1.761	2.145	2.624	2.977	3.326	3.787	4.140
15		0.691	1.341	1.753	2.131	2.602	2.947	3.286	3.733	4.073
16		0.690	1.337	1.746	2.120	2.583	2.921	3.252	3.686	4.015
17		0.689	1.333	1.740	2.110	2.567	2.898	3.222	3.646	3.965
18		0.688	1.330	1.734	2.101	2.552	2.878	3.197	3.610	3.922
19		0.688	1.328	1.729	2.093	2.539	2.861	3.174	3.579	3.883
20		0.687	1.325	1.725	2.086	2.528	2.845	3.153	3.552	3.850
21		0.686	1.323	1.721	2.080	2.518	2.831	3.135	3.527	3.819
22		0.686	1.321	1.717	2.074	2.508	2.819	3.119	3.505	3.792
23		0.685	1.319	1.714	2.069	2.500	2.807	3.104	3.485	3.768
24		0.685	1.318	1.711	2.064	2.492	2.797	3.091	3.467	3.745
25		0.684	1.316	1.708	2.060	2.485	2.787	3.078	3.450	3.725
26		0.684	1.315	1.706	2.056	2.479	2.779	3.067	3.435	3.707
27		0.684	1.314	1.703	2.052	2.473	2.771	3.057	3.421	3.690
28		0.683	1.313	1.701	2.048	2.467	2.763	3.047	3.408	3.674
29		0.683	1.311	1.699	2.045	2.462	2.756	3.038	3.396	3.659
30		0.683	1.310	1.697	2.042	2.457	2.750	3.030	3.385	3.646
31		0.682	1.309	1.696	2.040	2.453	2.744	3.022	3.375	3.633
32		0.682	1.309	1.694	2.037	2.449	2.738	3.015	3.365	3.622
33		0.682	1.308	1.692	2.035	2.445	2.733	3.008	3.356	3.611
34		0.682	1.307	1.091	2.032	2.441	2.728	3.002	3.348	3.601
35		0.682	1.306	1.690	2.030	2.438	2.724	2.996	3.340	3.591
36		0.681	1.306	1.688	2.028	2.434	2.719	2.990	3.333	3.582
37		0.681	1.305	1.687	2.026	2.431	2.715	2.985	3.326	3.574
38		0.681	1.304	1.686	2.024	2.429	2.712	2.980	3.319	3.566

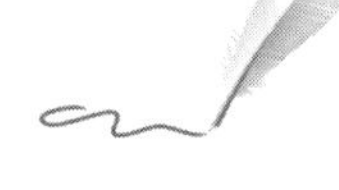

续表

自由度 v	概率，P									
	双侧：	0.50	0.20	0.10	0.05	0.02	0.01	0.005	0.002	0.001
	单侧：	0.25	0.10	0.05	0.025	0.01	0.005	0.0025	0.001	0.0005
39		0.681	1.304	1.685	2.023	2.426	2.708	2.976	3.313	3.558
40		0.681	1.303	1.684	2.021	2.423	2.704	2.971	3.307	3.551
50		0.679	1.299	1.676	2.009	2.403	2.678	2.937	3.261	3.496
60		0.679	1.296	1.671	2.000	2.390	2.660	2.915	3.232	3.460
70		0.678	1.294	1.667	1.994	2.381	2.648	2.899	3.211	3.436
80		0.678	1.292	1.664	1.990	2.374	2.639	2.887	3.195	3.416
90		0.677	1.291	1.662	1.987	2.368	2.632	2.878	3.183	3.402
100		0.677	1.290	1.660	1.984	2.364	2.626	2.871	3.174	3.390
200		0.676	1.286	1.653	1.972	2.345	2.601	2.839	3.131	3.340
500		0.675	1.283	1.648	1.965	2.334	2.586	2.820	3.107	3.310
1000		0.675	1.282	1.646	1.962	2.330	2.581	2.813	3.098	3.300
∞		0.6745	1.2816	1.6449	1.9600	2.3263	2.5758	2.8070	3.0902	3.2905

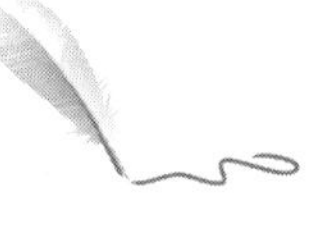

附表 3　百分率的可信区间

上行：95% 可信区间　下行：99% 可信区间

n	X													
	0	1	2	3	4	5	6	7	8	9	10	11	12	13
1	0 - 98													
	0 - 100													
2	0 - 84	1 - 99												
	0 - 93	0 - 100												
3	0 - 71	1 - 91	9 - 99											
	0 - 83	0 - 96	4 - 100											
4	0 - 60	1 - 81	7 - 93											
	0 - 73	0 - 89	3 - 97											
5	0 - 52	1 - 72	5 - 85	15 - 95										
	0 - 65	0 - 81	2 - 92	8 - 98										
6	0 - 46	0 - 64	4 - 78	12 - 88										
	0 - 59	0 - 75	2 - 86	7 - 93										
7	0 - 41	0 - 58	4 - 71	10 - 82	18 - 90									
	0 - 53	0 - 68	2 - 80	6 - 88	12 - 94									
8	0 - 37	0 - 53	3 - 65	9 - 76	16 - 84									
	0 - 48	0 - 63	1 - 74	5 - 83	10 - 90									
9	0 - 34	0 - 48	3 - 60	7 - 70	14 - 79	21 - 86								
	0 - 45	0 - 59	1 - 69	4 - 78	9 - 85	15 - 91								
10	0 - 31	0 - 45	3 - 56	7 - 65	12 - 74	19 - 81								
	0 - 41	0 - 54	1 - 65	4 - 74	8 - 81	13 - 87								
11	0 - 28	0 - 41	2 - 52	6 - 61	11 - 69	17 - 77	23 - 83							
	0 - 38	0 - 51	1 - 61	3 - 69	7 - 77	11 - 83	17 - 89							
12	0 - 26	0 - 38	2 - 48	5 - 57	10 - 65	15 - 72	21 - 79							
	0 - 36	0 - 48	1 - 57	3 - 66	6 - 73	10 - 79	15 - 85							
13	0 - 25	0 - 36	2 - 45	5 - 54	9 - 61	14 - 68	19 - 75	25 - 81						
	0 - 34	0 - 45	1 - 54	3 - 62	6 - 69	9 - 76	14 - 81	19 - 86						
14	0 - 23	0 - 34	2 - 43	5 - 51	8 - 58	13 - 65	18 - 71	23 - 77						
	0 - 32	0 - 42	1 - 51	3 - 59	5 - 66	9 - 72	13 - 78	17 - 83						
15	0 - 22	0 - 32	2 - 41	4 - 48	8 - 55	12 - 62	16 - 68	21 - 73	27 - 79					
	0 - 30	0 - 40	1 - 49	2 - 56	5 - 63	8 - 69	12 - 74	16 - 79	21 - 84					
16	0 - 21	0 - 30	2 - 38	4 - 46	7 - 52	11 - 59	15 - 65	20 - 70	25 - 75					
	0 - 28	0 - 38	1 - 46	2 - 53	5 - 60	8 - 66	11 - 71	15 - 76	19 - 81					
17	0 - 20	0 - 29	2 - 36	4 - 43	7 - 50	10 - 56	14 - 62	18 - 67	23 - 72	28 - 77				
	0 - 27	0 - 36	1 - 44	2 - 51	4 - 57	7 - 63	10 - 69	14 - 74	18 - 78	22 - 82				
18	0 - 19	0 - 27	1 - 35	4 - 41	6 - 48	10 - 54	13 - 59	17 - 64	22 - 69	26 - 74				
	0 - 26	0 - 35	1 - 42	2 - 49	4 - 55	7 - 61	10 - 66	13 - 71	17 - 75	21 - 79				
19	0 - 18	0 - 26	1 - 33	3 - 40	6 - 46	9 - 51	13 - 57	16 - 62	20 - 67	24 - 71	29 - 76			
	0 - 24	0 - 33	1 - 40	2 - 47	4 - 53	6 - 58	9 - 63	12 - 68	16 - 73	19 - 77	23 - 81			

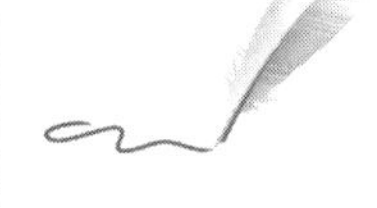

续表

n	X													
	0	1	2	3	4	5	6	7	8	9	10	11	12	13
20	0-17	0-25	1-32	3-38	6-44	9-49	12-54	15-59	19-64	23-69	27-73			
	0-23	0-32	1-39	2-45	4-51	6-56	9-61	11-66	15-70	18-74	22-78			
21	0-16	0-24	1-30	3-36	5-42	8-47	11-52	15-57	18-62	22-66	26-70	30-74		
	0-22	0-30	1-37	2-43	3-49	6-54	8-59	11-63	14-68	17-71	21-76	24-80		
22	0-15	0-23	1-29	3-35	5-40	8-45	11-50	14-55	17-59	21-64	24-68	28-72		
	0-21	0-29	1-36	2-42	3-47	5-52	8-57	10-61	13-66	16-70	20-73	23-77		
23	0-15	0-22	1-28	3-34	5-39	8-44	10-48	13-53	16-57	20-62	23-66	27-69	31-73	
	0-21	0-28	1-35	2-40	3-45	5-50	7-55	10-59	13-63	15-67	19-71	22-75	25-78	
24	0-14	0-21	1-27	3-32	5-37	7-42	10-47	13-51	16-55	19-59	22-63	26-67	29-71	
	0-20	0-27	0-33	2-39	3-44	5-49	7-53	9-57	12-61	15-65	18-69	21-73	24-76	
25	0-14	0-20	1-26	3-31	5-36	7-41	9-45	12-49	15-54	18-58	21-61	24-65	28-69	31-72
	0-19	0-26	0-32	1-37	3-42	5-47	7-51	9-56	11-60	14-63	17-67	20-71	23-74	26-77
26	0-13	0-20	1-25	2-30	4-35	7-39	9-41	12-48	14-52	17-56	20-60	23-63	27-67	30-70
	0-18	0-25	0-31	1-36	3-41	4-46	6-50	9-54	11-58	13-62	16-65	19-69	22-72	25-75
27	0-13	0-19	1-24	2-29	4-34	6-38	9-42	11-46	14-50	17-54	19-58	22-61	26-65	29-68
	0-18	0-25	0-30	1-35	3-40	4-44	6-48	8-52	10-56	13-60	15-63	18-67	21-70	24-73
28	0-12	0-18	1-24	2-28	4-33	6-37	8-41	11-45	13-49	16-52	19-56	22-59	25-63	28-66
	0-17	0-24	0-29	1-34	3-39	4-43	6-47	8-51	10-55	12-58	15-62	17-65	20-68	23-71
29	0-12	0-18	1-23	2-27	4-32	6-36	8-40	10-44	13-47	15-51	18-54	21-58	24-61	26-64
	0-17	0-23	0-28	1-33	2-37	4-42	6-46	8-49	10-53	12-57	14-60	17-63	19-66	22-70
30	0-12	0-17	1-22	2-27	4-31	6-35	8-39	10-42	12-46	15-49	17-53	20-56	23-59	26-63
	0-16	0-22	0-27	1-32	2-36	4-40	5-44	7-48	9-52	11-55	14-58	16-62	19-65	21-68
31	0-11	0-17	1-22	2-26	4-30	6-34	8-38	10-41	12-45	14-48	17-51	19-55	22-58	25-61
	0-16	0-22	0-27	1-31	2-35	4-39	5-43	7-47	9-50	11-54	13-57	16-60	18-63	20-66
32	0-11	0-16	1-21	2-25	4-29	5-33	7-36	9-40	12-43	14-47	16-50	19-53	21-56	24-59
	0-15	0-21	0-26	1-30	2-34	4-38	5-42	7-46	9-49	11-52	13-56	15-59	17-62	20-65
33	0-11	0-15	1-20	2-24	3-28	5-32	7-36	9-39	11-42	13-46	16-49	18-52	20-55	23-58
	0-15	0-20	0-25	1-30	2-34	3-37	5-41	7-44	8-48	10-51	12-54	14-57	17-60	19-63
34	0-10	0-15	1-19	2-23	3-28	5-31	7-35	9-38	11-41	13-44	15-48	17-51	20-54	22-56
	0-14	0-20	0-25	1-29	2-33	3-36	5-40	6-43	8-47	10-50	12-53	14-56	16-59	18-62
35	0-10	0-15	1-19	2-23	3-27	5-30	7-34	8-37	10-40	13-43	15-46	17-49	19-52	22-55
	0-14	0-20	0-24	1-28	2-32	3-35	5-39	6-42	8-45	10-49	12-52	14-55	16-57	18-60
36	0-10	0-15	1-18	2-22	3-26	5-29	6-33	8-36	10-39	12-42	14-45	16-48	19-51	21-54
	0-14	0-19	0-23	1-27	2-31	3-35	5-38	6-41	8-44	9-47	11-50	13-53	15-56	17-59
37	0-10	0-14	1-18	2-22	3-25	5-28	6-32	8-35	10-38	12-41	14-44	16-47	18-50	20-53
	0-13	0-18	0-23	1-27	2-30	3-34	4-37	6-40	7-43	9-46	11-49	13-52	15-55	17-58
38	0-10	0-14	1-18	2-21	3-25	5-28	6-32	8-34	10-37	11-40	13-43	15-46	18-49	20-51
	0-13	0-18	0-22	1-26	2-30	3-33	4-36	6-39	7-42	9-45	11-48	12-51	14-54	16-56
39	0-9	0-14	1-17	2-21	3-24	4-27	6-31	8-33	9-36	11-39	13-42	15-45	17-48	19-50
	0-13	0-18	0-21	1-25	2-29	3-32	4-35	6-38	7-41	9-44	10-47	12-50	14-53	16-55

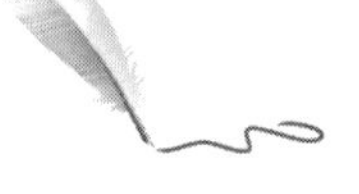

续表

n	X													
	0	1	2	3	4	5	6	7	8	9	10	11	12	13
40	0－9	0－13	1－17	2－21	3－24	4－27	6－30	8－33	9－35	11－38	13－41	15－44	17－47	19－49
	0－12	0－17	0－21	1－25	2－28	3－32	4－35	6－38	7－40	9－43	10－46	12－49	13－52	15－54
41	0－9	0－13	1－17	2－20	3－23	4－26	6－29	7－32	9－35	11－37	12－40	14－43	16－46	18－48
	0－12	0－17	0－21	1－24	2－28	3－31	4－34	5－37	7－40	8－42	10－45	11－48	13－50	15－53
42	0－9	0－13	1－16	2－20	3－23	4－26	6－28	7－31	9－34	10－37	12－39	14－42	16－45	18－47
	0－12	0－17	0－20	1－24	2－27	3－30	4－33	5－36	7－39	8－42	9－44	11－47	13－49	15－52
43	0－9	0－12	1－16	2－19	3－23	4－25	5－28	7－31	8－33	10－36	12－39	14－41	15－44	17－46
	0－12	0－16	0－20	1－23	2－26	3－30	4－33	5－35	6－38	8－41	9－43	11－46	13－49	14－51
44	0－9	0－12	1－15	2－19	3－22	4－25	5－28	7－30	8－33	10－35	11－38	13－40	15－43	17－45
	0－11	0－16	0－19	1－23	2－26	3－29	4－32	5－35	6－37	8－40	9－42	11－45	12－47	14－50
45	0－8	0－12	1－15	2－18	3－21	4－24	5－27	7－30	8－32	9－34	11－37	13－39	15－42	16－44
	0－11	0－15	0－19	1－22	2－25	3－28	4－31	5－34	6－37	8－39	9－42	10－44	12－47	14－49
46	0－8	0－12	1－15	2－18	3－21	4－24	5－26	7－29	8－31	9－34	11－36	13－39	14－41	16－43
	0－11	0－15	0－19	1－22	2－25	3－28	4－31	5－33	6－36	7－39	9－41	10－43	12－46	13－48
47	0－8	0－12	1－15	2－17	3－20	4－23	5－26	6－28	8－31	9－34	11－36	12－38	14－40	16－43
	0－11	0－15	0－18	1－21	2－24	2－27	3－30	5－33	6－35	7－38	9－40	10－42	11－45	13－47
48	0－8	0－11	1－14	2－17	3－20	4－22	5－25	6－28	8－30	9－33	11－35	12－37	14－39	15－42
	0－10	0－14	0－18	1－21	2－24	2－27	3－29	5－32	6－35	7－37	8－40	10－42	11－44	13－47
49	0－8	0－11	1－14	2－17	2－20	4－22	5－25	6－27	7－30	9－32	10－35	12－37	13－39	15－41
	0－10	0－14	0－17	1－20	1－24	2－26	3－29	4－32	6－34	7－36	8－39	9－41	11－44	12－46
50	0－7	0－11	1－14	2－17	2－19	3－22	5－24	6－26	7－29	9－31	10－34	11－36	13－38	15－41
	0－10	0－14	0－17	1－20	1－23	2－26	3－28	4－31	5－33	7－36	8－38	9－40	11－43	12－45

n	X													
	14	15	16	17	18	19	20	21	22	23	24	25	26	27
27	32－71													
	27－76													
28	31－69													
	26－74													
29	30－68	33－71												
	25－72	28－75												
30	28－66	31－69												
	24－71	27－74												
31	27－64	30－67	33－70											
	23－69	26－72	28－75											
32	26－62	29－65	32－68											
	22－67	25－70	27－73											
33	26－61	28－64	31－67	34－69										
	21－66	24－69	26－71	29－74										
34	25－59	27－62	30－65	32－68										

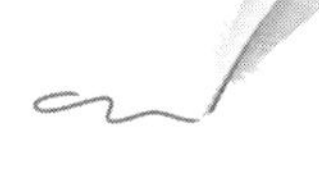

续表

n	X													
	14	15	16	17	18	19	20	21	22	23	24	25	26	27
	21 - 64	23 - 67	25 - 70	28 - 72										
35	24 - 58	26 - 61	29 - 63	31 - 66	34 - 69									
	20 - 63	22 - 66	24 - 68	27 - 71	29 - 73									
36	23 - 57	26 - 59	28 - 62	30 - 65	33 - 67									
	19 - 62	22 - 64	23 - 67	26 - 69	28 - 72									
37	23 - 55	25 - 58	27 - 61	30 - 63	32 - 66	34 - 68								
	19 - 60	21 - 63	23 - 65	25 - 68	28 - 70	30 - 73								
38	22 - 54	24 - 57	26 - 59	29 - 62	31 - 64	33 - 67								
	18 - 59	20 - 61	22 - 64	25 - 66	27 - 69	29 - 71								
39	21 - 53	23 - 55	26 - 58	28 - 60	30 - 63	32 - 65	35 - 68							
	18 - 58	20 - 60	22 - 63	24 - 65	26 - 68	28 - 70	30 - 72							
40	21 - 52	23 - 54	25 - 57	27 - 59	29 - 62	32 - 64	34 - 66							
	17 - 57	19 - 59	21 - 61	23 - 64	25 - 66	27 - 68	30 - 71							
41	20 - 51	22 - 53	24 - 56	26 - 58	29 - 60	31 - 63	33 - 65	35 - 67						
	17 - 55	19 - 58	21 - 60	23 - 63	25 - 65	27 - 67	29 - 69	31 - 71						
42	20 - 50	22 - 52	24 - 54	26 - 57	28 - 59	30 - 61	32 - 64	34 - 66						
	16 - 54	18 - 57	20 - 59	22 - 61	24 - 64	26 - 66	28 - 67	30 - 70						
43	19 - 49	21 - 51	23 - 53	25 - 56	27 - 58	29 - 60	31 - 62	33 - 65	36 - 67					
	16 - 53	18 - 56	19 - 58	21 - 60	23 - 62	25 - 65	27 - 66	29 - 69	31 - 71					
44	19 - 48	21 - 50	22 - 52	24 - 55	26 - 57	28 - 59	30 - 61	33 - 63	35 - 65					
	15 - 52	17 - 55	19 - 57	21 - 59	23 - 61	25 - 63	26 - 65	28 - 68	30 - 70					
45	18 - 47	20 - 49	22 - 51	24 - 54	26 - 56	28 - 58	30 - 60	32 - 62	34 - 64	36 - 66				
	15 - 51	17 - 54	19 - 56	20 - 58	22 - 60	24 - 62	26 - 64	28 - 66	30 - 68	32 - 70				
46	18 - 46	20 - 48	21 - 50	23 - 53	25 - 55	27 - 57	29 - 59	31 - 61	33 - 63	35 - 65				
	15 - 50	16 - 53	18 - 55	20 - 57	22 - 59	23 - 61	25 - 63	27 - 65	29 - 67	31 - 69				
47	18 - 45	19 - 47	21 - 49	23 - 52	25 - 54	26 - 56	28 - 58	30 - 60	32 - 62	34 - 64	36 - 66			
	14 - 19	16 - 52	18 - 54	19 - 56	21 - 58	23 - 60	25 - 62	26 - 64	28 - 66	30 - 68	32 - 70			
48	17 - 44	19 - 46	21 - 48	22 - 51	24 - 53	26 - 55	28 - 57	30 - 59	31 - 61	33 - 63	35 - 65			
	14 - 49	16 - 51	17 - 53	19 - 55	21 - 57	22 - 59	24 - 61	26 - 63	28 - 65	29 - 67	31 - 69			
49	17 - 43	18 - 45	20 - 47	22 - 50	24 - 52	25 - 54	27 - 56	29 - 58	31 - 60	33 - 62	34 - 64	36 - 66		
	14 - 48	15 - 50	17 - 52	19 - 54	20 - 56	22 - 58	23 - 60	25 - 62	27 - 64	29 - 66	31 - 68	32 - 70		
50	16 - 43	18 - 45	20 - 47	21 - 49	23 - 51	25 - 53	26 - 55	28 - 57	30 - 59	32 - 61	34 - 63	36 - 65		
	14 - 47	15 - 49	17 - 51	18 - 53	20 - 55	21 - 57	23 - 59	25 - 61	26 - 63	28 - 65	30 - 67	32 - 68		

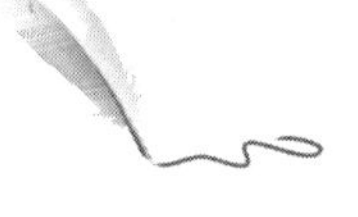

附表4 χ^2 界值表

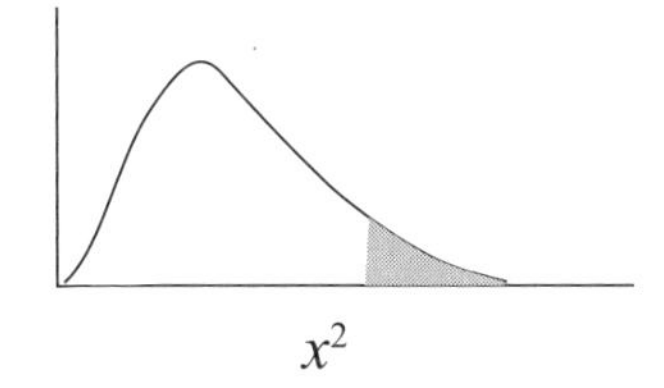

自由度	概率, P（右侧尾部面积）												
ν	0.995	0.990	0.975	0.950	0.900	0.750	0.500	0.250	0.100	0.050	0.025	0.010	0.005
1	…	…	…	…	0.02	0.10	0.45	1.32	2.71	3.84	5.02	6.63	7.88
2	0.01	0.02	0.02	0.10	0.21	0.58	1.39	2.77	4.61	5.99	7.38	9.21	10.60
3	0.07	0.11	0.22	0.35	0.58	1.21	2.37	4.11	6.25	7.81	9.35	11.34	12.84
4	0.21	0.30	0.48	0.71	1.06	1.92	3.36	5.39	7.78	9.49	11.14	13.28	14.86
5	0.41	0.55	0.83	1.15	1.61	2.67	4.35	6.63	9.24	11.07	12.83	15.09	16.75
6	0.68	0.87	1.24	1.64	2.20	3.45	5.35	7.84	10.64	12.59	14.45	16.81	18.55
7	0.99	1.24	1.69	2.17	2.83	4.25	6.35	9.04	12.02	14.07	16.01	18.48	20.28
8	1.34	1.65	2.18	2.73	3.40	5.07	7.34	10.22	13.36	15.51	17.53	20.09	21.96
9	1.73	2.09	2.70	3.33	4.17	5.90	8.34	11.39	14.68	16.92	19.02	21.67	23.59
10	2.16	2.56	3.25	3.94	4.87	6.74	9.34	12.55	15.99	18.31	20.48	23.21	25.19
11	2.60	3.05	3.82	4.57	5.58	7.58	10.34	13.70	17.28	19.68	21.92	24.72	26.76
12	3.07	3.57	4.40	5.23	6.30	8.44	11.34	14.85	18.55	21.03	23.34	26.22	28.30
13	3.57	4.11	5.01	5.89	7.04	9.30	12.34	15.98	19.81	22.36	24.74	27.69	29.82
14	4.07	4.66	5.63	6.57	7.79	10.17	13.34	17.12	21.06	23.68	26.12	29.14	31.32
15	4.60	5.23	6.27	7.26	8.55	11.04	14.34	18.25	22.31	25.00	27.49	30.58	32.80
16	5.14	5.81	6.91	7.96	9.31	11.91	15.34	19.37	23.54	26.30	28.85	32.00	34.27
17	5.70	6.41	7.56	8.67	10.09	12.79	16.34	20.49	24.77	27.59	30.19	33.41	35.72
18	6.26	7.01	8.23	9.39	10.86	13.68	17.34	21.60	25.99	28.87	31.53	34.81	37.16
19	6.84	7.63	8.91	10.12	11.65	14.56	18.34	22.72	27.20	30.14	32.85	36.19	38.58
20	7.43	8.26	9.59	10.85	12.44	15.45	19.34	23.83	28.41	31.41	34.17	37.57	40.00
21	8.03	8.90	10.28	11.59	13.24	16.34	20.34	24.93	29.62	32.67	35.48	38.93	41.40
22	8.64	9.54	10.98	12.34	14.04	17.24	21.34	26.04	30.81	33.92	36.78	40.29	42.80
23	9.26	10.20	11.69	13.09	14.85	18.14	22.34	27.14	32.01	35.17	38.08	41.64	44.18
24	9.89	10.86	12.40	13.85	15.66	19.04	23.34	28.24	33.20	36.42	39.36	42.98	45.56
25	10.52	11.52	13.12	14.61	16.47	19.94	24.34	29.34	34.38	37.65	40.65	44.31	46.93
26	11.16	12.20	13.84	15.38	17.29	20.84	25.34	30.43	35.56	38.89	41.92	45.64	48.29
27	11.81	12.88	14.57	16.15	18.11	21.75	26.34	31.53	36.74	40.11	43.19	46.96	49.64
28	12.46	13.56	15.31	16.93	18.94	22.66	27.34	32.62	37.92	41.34	44.46	48.28	50.99
29	13.12	14.26	16.05	17.71	19.77	23.57	28.34	33.71	39.09	42.56	45.72	49.59	52.34
30	13.79	14.95	16.79	18.49	20.60	24.48	29.34	34.80	40.26	43.77	46.98	50.89	53.67
40	20.71	22.16	24.43	26.51	29.05	33.66	39.34	45.62	51.80	55.76	59.34	63.69	66.77
50	27.99	29.71	32.36	34.76	37.69	42.94	49.33	56.33	63.17	67.50	71.42	76.15	79.49
60	35.53	37.48	40.48	43.19	46.46	52.29	59.33	66.98	74.40	79.08	83.30	88.38	91.95
70	43.28	45.44	48.76	51.74	55.33	61.70	69.33	77.58	85.53	90.53	95.02	100.42	104.22

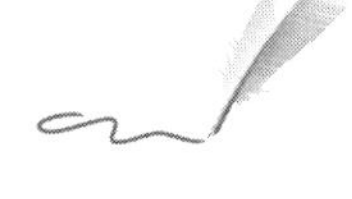

续表

自由度	概率，P（右侧尾部面积）												
ν	0.995	0.990	0.975	0.950	0.900	0.750	0.500	0.250	0.100	0.050	0.025	0.010	0.005
80	51.17	53.54	57.15	60.39	64.28	71.14	79.33	88.13	96.58	101.88	106.63	112.33	116.32
90	59.20	61.75	65.65	69.13	73.29	80.62	89.33	98.64	107.56	113.14	118.14	124.12	128.30
100	67.33	70.06	74.22	77.93	82.36	90.13	99.33	109.14	118.50	124.34	129.56	135.81	140.17

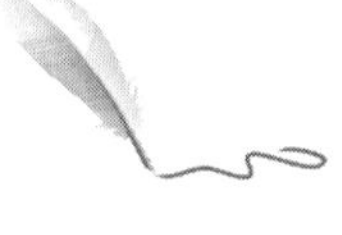

参考答案

第一章

1. D	2. E	3. D	4. A	5. A	6. D	7. D

第二章

1. A	2. C	3. A	4. A	5. B	6. A	7. A	8. C	9. B	10. D
11. A	12. B	13. B	14. C	15. E	16. B	17. D	18. D	19. E	20. C

第三章

1. B	2. D	3. B	4. D	5. D	6. C	7. B	8. A	9. C	10. C
11. A	12. C	13. C	14. D	15. C	16. A	17. C	18. D	19. B	20. C
21. B	22. D	23. B	24. D	25. C					

第四章

1. A	2. C	3. A	4. D	5. C	6. C	7. E	8. A	9. B	10. C
11. D	12. D	13. D	14. B	15. D	16. D	17. B			

第五章

1. B	2. B	3. C	4. C	5. A	6. B	7. A	8. C	9. A	10. D
11. B	12. B	13. D	14. A						

第六章

1. C	2. E	3. B	4. D	5. A	6. A	7. C	8. A	9. E	10. E
11. B	12. D	13. A	14. E	15. B	16. E	17. A	18. D	19. D	20. D
21. E	22. E	23. B	24. C	25. E	26. E	27. B	28. D	29. A	30. D
31. A	32. B	33. E	34. C	35. A					

第七章

1. E	2. C	3. B	4. A	5. A	6. A	7. B	8. C	9. A	10. B
11. B	12. C	13. E	14. C	15. E	16. D	17. E	18. A	19. C	20. E
21. D	22. B	23. D	24. B	25. A	26. D	27. B	28. D	29. D	30. A
31. B	32. C	33. B	34. D						

第八章

1. D	2. D	3. B	4. A	5. E	6. E	7. D	8. C	9. C	10. A
11. E	12. B	13. D	14. B	15. C	16. A	17. E	18. A	19. D	20. B
21. D	22. E								

第九章

1. D	2. D	3. A	4. B	5. C	6. C	7. A	8. A	9. A	10. E
11. E									

参考文献

［1］李新，赵淑华．预防医学基础［M］．武汉：华中科技大学出版社，2016.
［2］史周华，毛淑芳．预防医学［M］．北京：中国中医药出版社，2016.
［3］傅华．预防医学［M］．6版．北京：人民卫生出版社，2013.
［4］黄吉武．预防医学［M］．3版．北京：人民卫生出版社，2007.
［5］刘明清，王万荣．预防医学［M］．5版．北京：人民卫生出版社，2014.
［6］杨克敌．环境卫生学［M］．7版．北京：人民卫生出版社，2016.
［7］杨柳清．预防医学［M］．北京：中国中医药出版社，2015.
［8］李立明．流行病学［M］．6版．北京：人民卫生出版社，2007.
［9］国家卫生和计划生育委员会．国家基本公共卫生服务规范．3版．2017.
［10］孙长颢．营养与食品卫生学［M］．7版．北京：人民卫生出版社，2012.
［11］方积乾．卫生统计学［M］．7版．北京：人民卫生出版社，2012.
［12］周海婴，刘更新．预防医学［M］．西安：第四军医大学出版社，2007.
［13］金泰廙．职业卫生与职业医学［M］．6版．北京：人民卫生出版社，2007.